上肢運動器疾患の診かた・考えかた

関節機能解剖学的リハビリテーション・アプローチ

編集　中図 健
田辺メディカルリハビリテーション部・部長
（前：石切生喜病院リハビリテーションセンター作業療法部門・主任）

医学書院

上肢運動器疾患の診かた・考えかた
―関節機能解剖学的リハビリテーション・アプローチ

発　行　2011年 5月15日　第1版第1刷 ©
　　　　2017年 4月 1日　第1版第5刷

編　集　中図　健
　　　　なかず　けん

発行者　株式会社　医学書院
　　　　代表取締役　金原　優
　　　　〒113-8719　東京都文京区本郷 1-28-23
　　　　電話　03-3817-5600(社内案内)

印刷・製本　三美印刷

本書の複製権・翻訳権・上映権・譲渡権・貸与権・公衆送信権(送信可能化権を含む)は株式会社医学書院が保有します．

ISBN978-4-260-01198-3

本書を無断で複製する行為(複写，スキャン，デジタルデータ化など)は，「私的使用のための複製」など著作権法上の限られた例外を除き禁じられています．大学，病院，診療所，企業などにおいて，業務上使用する目的(診療，研究活動を含む)で上記の行為を行うことは，その使用範囲が内部的であっても，私的使用には該当せず，違法です．また私的使用に該当する場合であっても，代行業者等の第三者に依頼して上記の行為を行うことは違法となります．

JCOPY　〈出版者著作権管理機構　委託出版物〉
本書の無断複製は著作権法上での例外を除き禁じられています．複製される場合は，そのつど事前に，出版者著作権管理機構(電話 03-3513-6969，FAX 03-3513-6979，info@jcopy.or.jp)の許諾を得てください．

執筆者一覧

編集・執筆

中図　健　　一般社団法人 療創会 通所介護 なかずリハビリテーションセンター・代表理事
　　　　　　（元：石切生喜病院リハビリテーションセンター作業療法部門・主任）

執筆

阿部友和　　株式会社フィジカルイノベーションズ・代表
石田匡章　　一般社団法人 ASRIN
小田千里　　医療法人阪本医院 介護老人保健施設 悠久会
中村秀恒　　医療法人社団整志会・沢田記念高岡整志会病院リハビリテーション科・主任
（五十音順）

序

　早いもので，私が臨床の場に携わって12年が過ぎました．多くの整形外科疾患に携わるなかで，挫折・失敗を繰り返しながらではありましたが，2つの答えを導きだすことができました．

　まずひとつは「適切な時期に適切な治療を行う」ことです．当たり前のように思えますが，実践するのは意外と難しいものです．

　術後や受傷後，障害された組織の修復過程に応じて生じるであろう病態をなるべく回避し，機能を再獲得していく治療がわれわれの理想とするものではないでしょうか？　その意味で，術後の固定肢位・無駄な腫れを長期化させない術後管理が何より重要であると思います．しかし，早期運動療法は非常に高いリスク下での治療となりますので，医師との信頼関係もしっかりと築いておく必要があります．では，①信頼関係の基盤となるもの，②病態を的確に把握し治療していくのに必要なものは何でしょうか？　これらの答えは同じだと思います．それは，機能解剖学・生理学の知識を基とした治療技術だと私は確信しています．

　われわれセラピスト（療法士）は，外科医と違い，手術や注射による直視下での治療は行えません．体表から患者さんの状態を把握し，腫れ・痛み・可動域制限の原因を探っていかなければいけません．それを可能にしてくれるのは，機能解剖学・生理学の知識でしょうし，その知識があれば，今ある病態像だけでなく，今後生じるであろう病態像を予測したうえでの治療が可能になることでしょう．つまり，幅広く応用が効くということになりますし，医師からの信頼を得るには十分な材料であると思います．

　もうひとつは「セラピストの質は日々の臨床努力により向上する」ということです．これも当たり前に聞こえますが，読者の皆様はどう考えますか？　センスがある人のみが伸びていくと思いますか？　答えは完全に"No"です．

　たとえば先輩の行っている臨床場面で，「なぜ次にそこの可動性をみるのか？」「なぜ次にその所見をとるのか？」などの疑問を持ったことがないでしょうか？　それは日々症例を診ていくなかで，最短で患者さんの状態を把握し，治療へ繋げていくプロセスが頭のなかででき上がっているからだといえます．それはセンスだけでは絶対に真似できないことです．日々，真剣に患者さんと向き合っているからこそ可能な技術だといえます．日々の臨床で「自分はなぜ，次にこの所見を取りたいのか？」「なぜそうだと考えたのか？」といったことを常に自問自答していれば，年数を重ねながら自分だけのプロセスができ上がってくると思います．

　したがって，日々の臨床を大切に，一例一例ごとに頭を悩ませながら治療していくことが，セラピストとしての質を向上させる一番の近道なのではないでしょうか．

　以上2点が，私が導きだした答えです．基本的なことですが，基本ほど大切なことはないと思いながら本書を臨床に生かして頂ければ幸いです．

最後になりましたが，お忙しいなか本書の制作に携わっていただいた医学書院編集担当 北條立人様，制作担当 吉冨俊平様，そして，私よりもはるかに忙しい仕事をしながら，支えてくれた最愛の妻 香陽子，息子 拓未に感謝します．

　2011年3月

中図　健

目　次

Ⅰ．頚椎　　1

A．基本構造　　1
1. 脊柱の骨格 …………………………………………………………………中図　健　　1
2. 頚椎を構成する骨格の特徴 …………………………………………………………　1
3. 頚椎の構造 ……………………………………………………………………………　3
4. 頚椎のバイオメカニズム ……………………………………………阿部友和　　7
5. 頚椎に生じる変性変化 ………………………………………………中図　健　　9
6. 脊髄神経 ………………………………………………………………小田千里　10

B．おさえておくべき疾患　　13
1. 頚椎症性脊髄症 ………………………………………………………中図　健　13
2. 頚椎症性神経根症 ……………………………………………………………………17
3. 胸郭出口症候群 ………………………………………………………小田千里　20

C．臨床症状の診かた・考えかた　　23
1. 初診による臨床症状の捉えかた ……………………………………中図　健　23
2. 椎間関節由来の痛みの解釈 …………………………………………………………24
3. 軸性疼痛 ………………………………………………………………阿部友和　27
4. 椎間関節にストレスを与える要因 …………………………………中図　健　29

D．治療方法とそのポイント　　中図　健　32
1. 頚椎症状へのアプローチ方法 ………………………………………………………32

E．ケーススタディ　　中図　健　36
1. 頚椎椎間板ヘルニアにより頚椎症性神経根症を呈した症例 ………………………36
2. 椎間孔拡大術後，過外転症候群を呈した症例 ………………………………………37

■文献　　39

II. 肩関節　　41

A. 基本構造　　41
1. 肩関節の骨格　　中図　健　41
2. 肩関節を連結する関節構造　　43
3. 肩関節を構成する筋群　　49
4. 肩関節のバイオメカニズム　　中村秀恒　51

B. おさえておくべき疾患　　54
1. インピンジメント症候群　　中村秀恒　54
2. 脳血管障害後に生じる肩関節痛　　中図　健　57
3. 上腕骨頚部骨折　　60
4. 肩関節脱臼　　中村秀恒　60
5. 上腕骨骨幹部骨折　　中図　健　65

C. 臨床症状の診かた・考えかた　　中図　健　67
1. 疼痛・可動域制限の解釈　　67
2. 経過から診る問題点の違い　　73
3. 通過障害の解釈　　74

D. 治療方法とそのポイント　　中図　健　82
1. 肩関節障害へのアプローチ方法　　82

E. ケーススタディ　　中図　健　86
1. 交通事故により肩関節脱臼を呈した症例　　86
2. 事故により鎖骨骨折を呈した症例　　87

■ 文献　89

III. 肘関節　　93

A. 基本構造　　93
1. 肘関節の骨格　　中図　健　93
2. 肘関節を連結する関節構造　　93
3. 肘関節を構成する筋群　　101
4. 肘関節のバイオメカニズム　　石田匡章　101
5. 加齢に伴う変性変化　　102

B. おさえておくべき疾患　102

1. 肘頭骨折　石田匡章　102
2. 肘関節脱臼　小田千里　105
3. 上腕骨外側上顆炎　石田匡章　107
4. 肘関節後外側部痛　中図　健　108
5. 上腕骨顆上骨折(成人)　小田千里　111

C. 臨床症状の診かた・考えかた　114

1. 肘関節浮腫の解釈　小田千里　114
2. 可動域拡大を考える際の留意点　中図　健　116
3. 肘関節横断面からみた可動域制限因子　122

D. 治療方法とそのポイント　中図　健　123

1. 肘関節可動域制限へのアプローチ方法　123
2. スプリント療法　128

E. ケーススタディ　中図　健　132

1. 事故により上腕骨顆上骨折を呈した症例　132
2. スノーボードにより鉤状突起骨折を呈した症例　133

■文献　135

IV. 前腕　中図　健　137

A. 基本構造　137

1. 前腕の骨格　137
2. 前腕を連結する関節構造　138
3. 回旋運動に関与する筋群　140
4. 回旋運動　141
5. 前腕骨骨折の分類　143

B. おさえておくべき疾患　144

1. 橈尺骨骨幹部骨折　144
2. 橈骨頭骨折　147

C. 臨床症状の診かた・考えかた　150

1. 回旋障害を生じる要因　150

2. 回旋軸・治療軸と筋横断面との関係 ………………………………………………… 154

D. 治療方法とそのポイント　　156
　　　1. 回旋障害へのアプローチ方法 ………………………………………………………… 156
　　　2. スプリント療法 ………………………………………………………………………… 163

E. ケーススタディ　　168
　　　1. 橈尺骨骨幹部開放骨折に橈骨神経麻痺を合併した症例 …………………………… 168
　　　2. 転倒により橈骨頭骨折を呈した症例 ………………………………………………… 169

■文献　　171

V. 手関節　　中図　健　　173

A. 基本構造　　173
　　　1. 手関節の骨格 …………………………………………………………………………… 173
　　　2. 手関節を連結する関節構造 …………………………………………………………… 176
　　　3. 手関節を構成する筋群 ………………………………………………………………… 179
　　　4. 手関節のバイオメカニズム …………………………………………………………… 179

B. おさえておくべき疾患　　182
　　　1. 橈骨遠位端骨折 ………………………………………………………………………… 182
　　　2. TFCC 損傷 ……………………………………………………………………………… 188
　　　3. キーンベック病 ………………………………………………………………………… 193
　　　4. 舟状骨骨折 ……………………………………………………………………………… 195

C. 臨床症状の診かた・考えかた　　197
　　　1. 浮腫の解釈 ……………………………………………………………………………… 197
　　　2. 手関節可動域制限を生じる要因 ……………………………………………………… 200
　　　3. 手関節横断面からみた障害発生要因 ………………………………………………… 203

D. 治療方法とそのポイント　　207
　　　1. 手関節障害へのアプローチ方法 ……………………………………………………… 207

E. ケーススタディ　　214
　　　1. 橈骨遠位端骨折後，創外固定が行われた症例 ……………………………………… 214
　　　2. 手関節捻挫により手関節回旋時痛を呈した症例 …………………………………… 215

■ 文献　217

VI. 指関節 　219

A. 基本構造　　中図　健　219
1. 指関節の骨格 …………………………………………………………………… 219
2. 指関節を連結する関節構造 …………………………………………………… 220
3. 指関節を構成する筋群 ………………………………………………………… 224
4. 指関節運動 ……………………………………………………………………… 226

B. おさえておくべき疾患　　229
1. 中手骨骨折 ………………………………………………………………中図　健　229
2. 基節骨骨折 ……………………………………………………………………… 231
3. ド・ケルヴァン病 ……………………………………………………………… 233
4. Guyon 管症候群 ………………………………………………………………… 234
5. 手根管症候群 …………………………………………………………………… 237
6. バネ指 …………………………………………………………………………… 241
7. 母指 CM 関節症 …………………………………………………………小田千里　243

C. 臨床症状の診かた・考えかた　244
1. 浮腫の解釈 ………………………………………………………………小田千里　244
2. 手のアーチ構造に関与する組織の解釈 ………………………………中図　健　245
3. 手指拘縮原因の分別方法 ……………………………………………………… 246

D. 治療方法とそのポイント　　中図　健　249
1. 指関節可動域制限へのアプローチ方法 ……………………………………… 249

E. ケーススタディ　　中図　健　255
1. 中手骨骨折後，伸筋腱癒着を呈した症例 …………………………………… 255
2. 手根管症候群により母指対立再建術が行われた症例 ……………………… 257

■ 文献　258

■ 索引　259

頚　椎

A 基本構造

1 脊柱の骨格(図1)

脊柱(vertebral column)は32〜35個の椎骨により構成され，7個の頚椎，12個の胸椎，各5個の腰椎・仙椎，3〜6個の尾椎に分けられる。

矢状面で，頚椎・腰椎は生理的前弯を呈し，胸椎・仙椎は後弯を呈することにより，脊柱は全体的にS字型を描く形態を持つ。

2 頚椎を構成する骨格の特徴

第1・2頚椎〔環椎(atlas)・軸椎(axis)〕は特殊な形態を持ち異なる特徴を有するが，第3頚椎以下はおおむね同じ形態・特徴を有する。まず，一般的な椎骨(第3〜第7頚椎)の特徴を述べ，その後，環椎・軸椎の特徴について述べることとする(図2)。

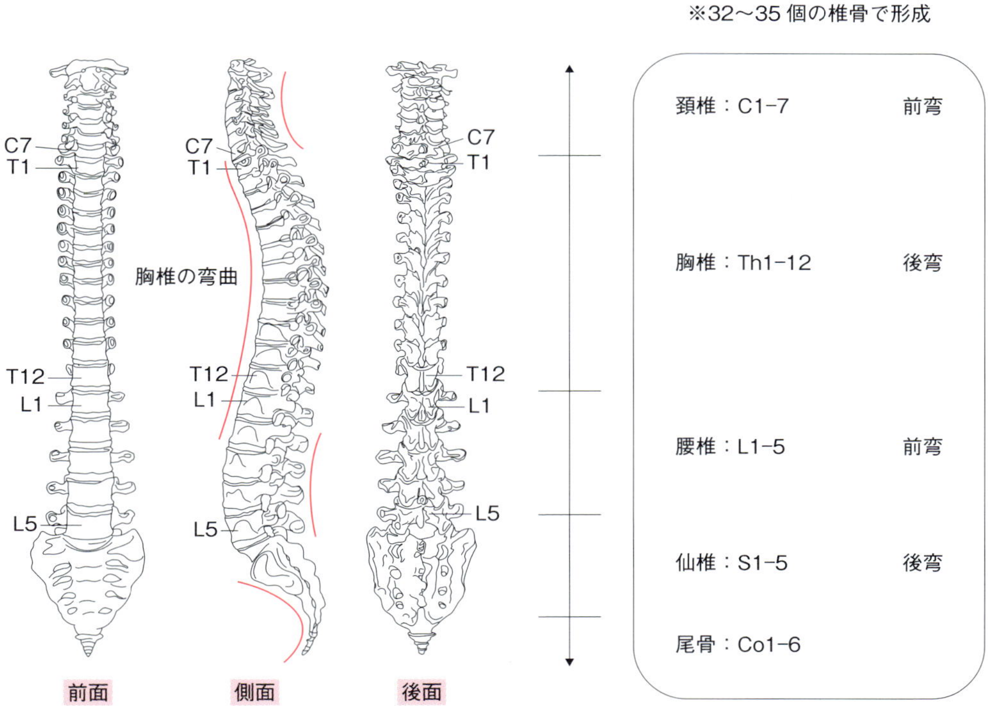

※32〜35個の椎骨で形成

頚椎：C1-7	前弯
胸椎：Th1-12	後弯
腰椎：L1-5	前弯
仙椎：S1-5	後弯
尾骨：Co1-6	

図1　脊柱

2　Ⅰ　頚椎

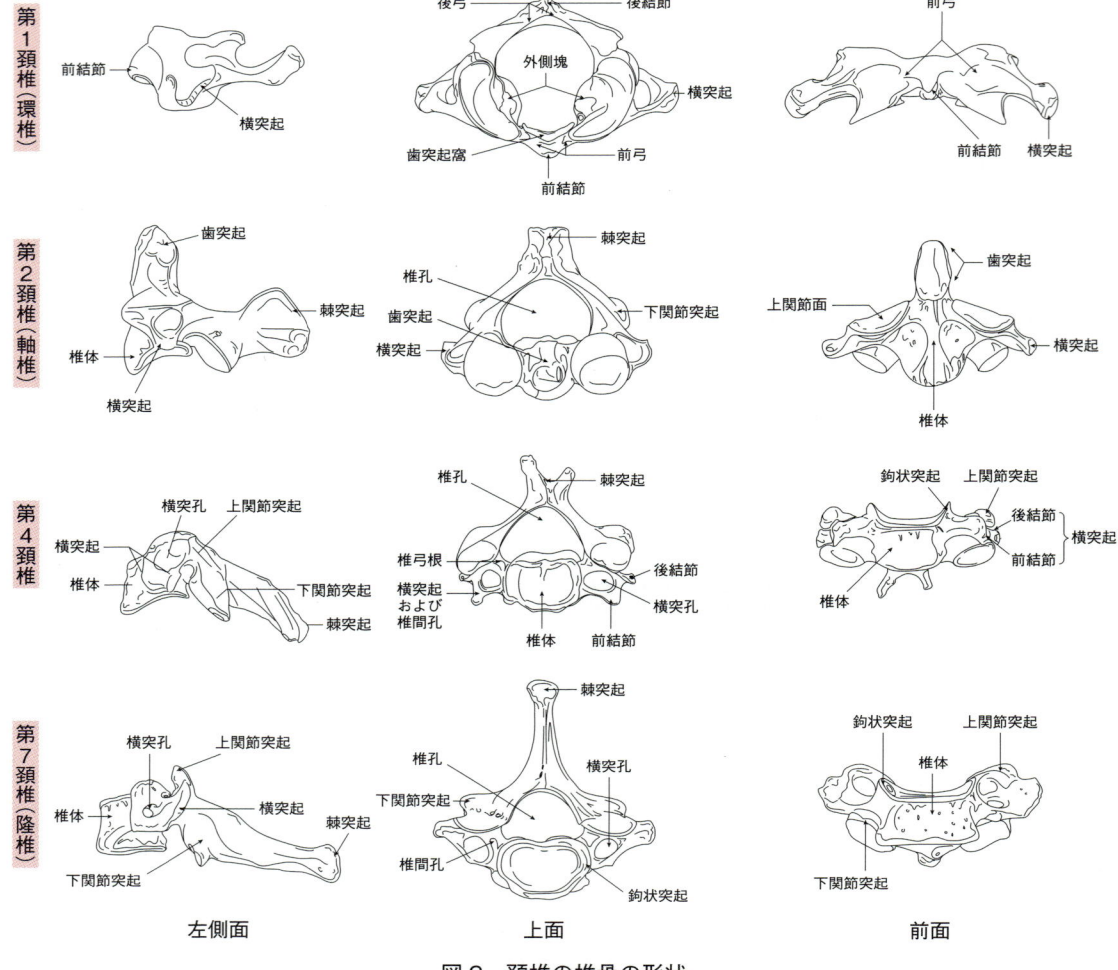

図2　頚椎の椎骨の形状

a 椎骨の特徴

　椎骨は椎体と椎弓からなり，その間に椎孔が存在する。椎孔は脊柱を通して脊柱管をつくり，骨性に脊髄(spinal cord)を保護する役割を持つ。椎体の関節面には外側への突出部(鉤状突起)があり，1個上にある椎体の下関節面辺縁と関節を形成(鉤椎関節，ルシュカ関節ともいう)する。また，椎弓根と椎弓板の移行部から上下に出る関節突起により，上下椎体間が連結し，関節を形成〔椎間関節(facet joint)〕する。

　上下関節突起は広く平坦で，水平面より約45°の傾斜を持ち，椎骨間における関節運動に大きく関与している。椎弓根は上縁にある上椎切痕と下縁にある下椎切痕により狭められる。上下椎骨間の連結により，上椎切痕と下椎切痕は互いに向き合い椎間孔(正常では4〜5 mm)をつくり，脊柱管から出る脊髄神経(cervical nerve)の通路となる。

　横突起は前後突起(前・後結節)に分かれ，2つの前後突起間に横突孔を形成し，C1-6

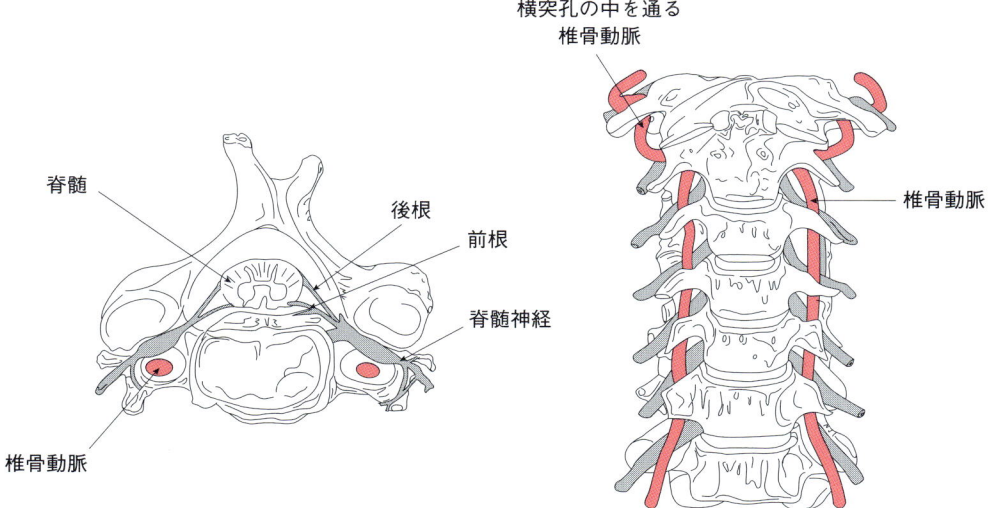

図3 椎骨動脈の走行

の横突孔には椎骨動脈が上行(図3)する。

脊髄神経と椎骨動脈は隣接して走行しているため，鉤椎関節炎後の骨棘形成などが起こり椎間孔に狭小が生じると，両者は容易に圧迫(神経根症)を受けることとなる。

左右椎弓後端からは，棘突起が出ている。第3～第6頸椎の棘突起は二分しているが，第7頸椎(隆椎)の棘突起は長く厚みがあり，二分しない。

b 環椎

環椎の椎体は軸椎の椎体と癒合し，歯突起となるので，椎体の残りと椎弓とが全体として輪(前弓・後弓・外側塊)をつくる。前弓の前面中央には前結節，後面には歯突起窩があり，軸椎の歯突起と関節を形成する。後弓の後面に後結節があり，小後頭直筋が起始する。外側塊から外側に向かって横突起があり外側頭直筋，上頭斜筋が起始し，下頭斜筋が停止する。

c 軸椎

椎体の上面から柱状の歯突起が上方に突出する。椎体の上部は左右に広がり，椎弓根の上にまで及ぶ，大きな骨塊をつくる。その上面には，上関節面があるが，関節突起は存在しない。下面では，横突起の後ろに下椎切痕があり，その後に下関節突起がある。棘突起は太く，後端は二分する。上方には大後頭直筋，下頭斜筋が起始し，下方には頸半棘筋，多裂筋が停止する。

3 頸椎の構造

椎骨は椎体間に存在する椎間板(intervertebral disk；線維軟骨性)による椎間結合と上下関節突起の間にできる左右椎間関節で成り立つ。いわゆる巴機構(tripod system)によ

り機能的脊柱単位(functional spinal unit：FSU，図4)が構成され，靱帯結合により椎骨間の支持性が高められている。靱帯は椎体靱帯と椎弓靱帯に分けられ，椎骨同士をしっかりとつなぎ，機械的な負荷やさまざまな圧に抗することを可能にしている。以下にそれぞれの関節構造と椎弓靱帯について述べる。

a 椎間結合の構造

椎体の上下面はうすい硝子軟骨に被われ，椎体間には線維軟骨性の椎間板が介在する。椎体と椎間板が交互に重なりできる柱を前後から椎体靱帯(前縦靱帯と後縦靱帯)が付着し支持している。前後縦靱帯は正常な脊柱弯曲の維持にも大きく関与している。

1) 椎間板(図5)

線維輪と中心部の髄核からなる。髄核は水分を多量に含みやわらかい。弾力に富み，強い膨張性があり，線維輪とともに衝撃吸収装置として効果的に働き，圧を椎体の関節面に

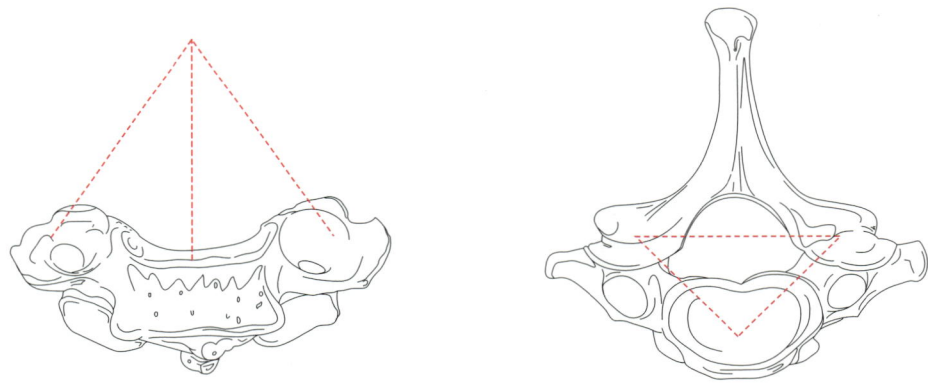

図4　頚椎の関節構造

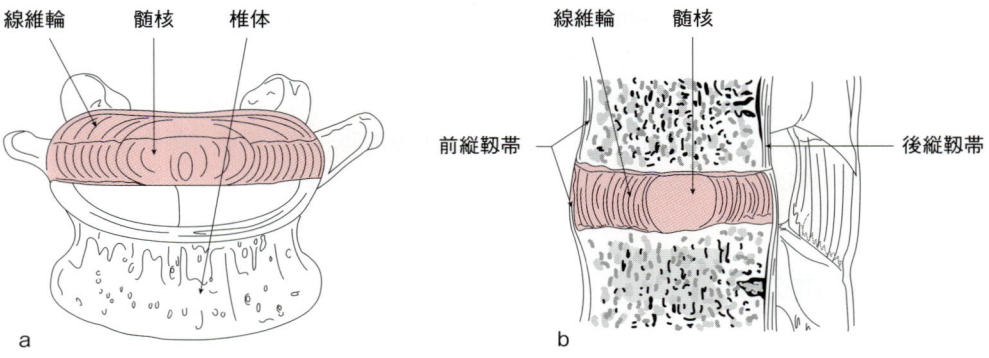

図5　椎間板(intervertebral disk)

均等に分散させる役割を持つ。大部分は無血管であり，常に力学的荷重（頸椎は前弯アライメントを呈するために特に後方部位への荷重）が発生している。線維輪の圧抵抗力が減少し，髄核が線維輪から外に漏れ出した状態をヘルニアといい，ヘルニアが脊髄や神経根を圧迫すると脊髄症・神経根症を呈することとなる（図6）。

2）前縦靱帯 anterior longitudinal ligament（図7a）

脊柱の前面を上下に走る帯状の靱帯で後頭骨底部から起こり，仙椎前面まで達する。深層線維は椎間板と結合する。

3）後縦靱帯 posterior longitudinal ligament（図7b）

椎体と椎間板の後面に沿い，脊柱管の前壁を縦走する。大後頭孔前縁より起こり，仙骨

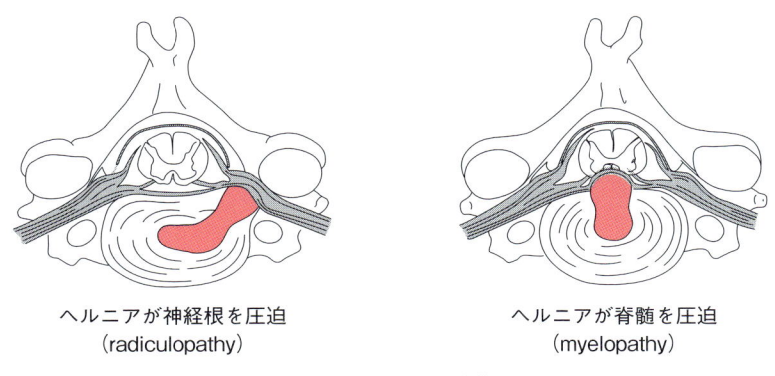

図6　ヘルニアによる障害像の違い

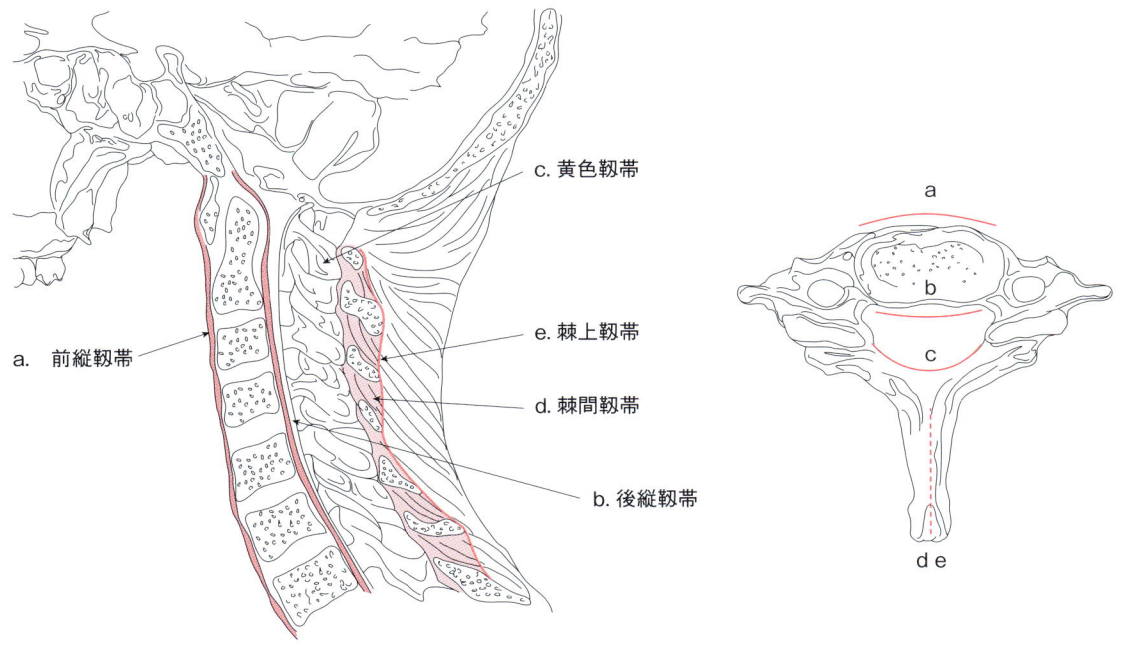

図7　椎体靱帯構造について

管の前壁に達する。椎間円板の線維輪と結合するが，前縦靱帯に比べうすく，外側部の結合は弱いことから，ヘルニアは外側方向に起こりやすいといえる。また，何らかの影響により肥厚・骨化(後縦靱帯骨化症)すると脊髄を圧迫する要因となる。

b 椎弓靱帯の構造

1) 黄色靱帯 yellow ligament(図7c)

軸椎以下の椎弓板下縁から下位椎弓の上縁に張る厚い靱帯である。構成成分は弾性線維であり，脊柱の屈伸に応じて伸縮し，厚さも変化する。屈曲の際に伸張し，関節の過屈曲を防ぐ役割を持つが，伸展時は前方にたわむので，椎体の骨棘や椎体すべり症があると，脊髄を圧迫させる要因となる。また，黄色靱帯自体に肥厚性変性などが生じていると，椎体すべりにより前後から脊髄を圧迫させる要因(pincer effect)[1,2]となる。

2) 棘間靱帯 interspinous ligament(図7d)

棘突起間の薄い靱帯。棘突起と直角の線維はないことから脊柱の屈伸を妨げることはない。

3) 棘上靱帯 supraspinous ligament(図7e)

第7頸椎以下の棘突起の先端の表面をつらねて仙骨後面に至る。後頭骨の外後頭隆起から第7頸椎棘突起には項靱帯が走行しており，棘上靱帯が上方に広がったものに相当する。

c 椎間関節の構造(図8)

椎弓の上下関節突起間に両側に構成される滑膜性の関節である。関節は平面関節構造を呈し，関節面が水平面に対して傾斜(約45°)を持つことにより関節運動が可能となっている。椎間関節の運動について詳しくは「A-4.頸椎のバイオメカニズム」の項(⇒7頁)に譲るが，下位頸椎間関節は屈伸に関与するのに対し，上位頸椎は回旋に大きく関与する。

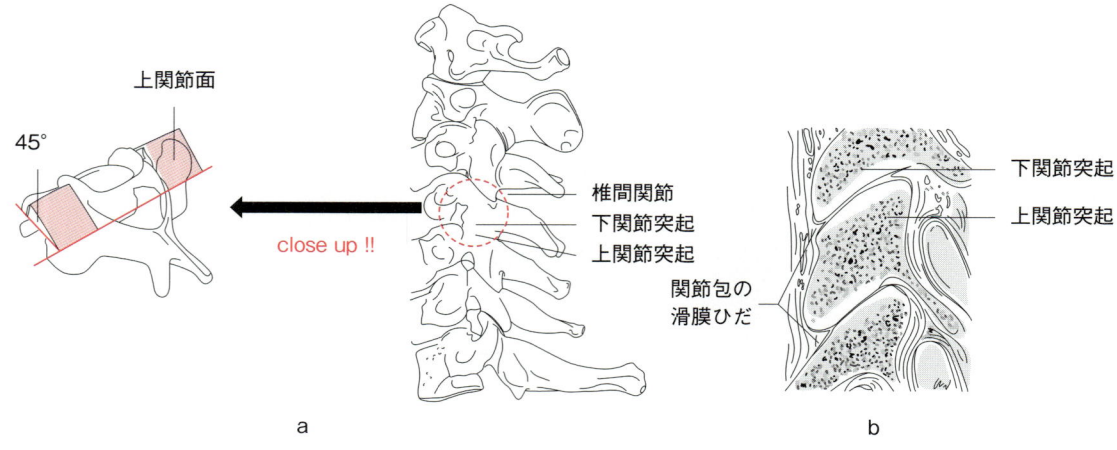

図8 椎間関節構造
a. 椎間関節は上関節突起と下関節突起により構成される。椎間関節面は約45°の傾きを持つ。
b. 椎間関節面を通る矢状断面図。椎間関節包は関節面の辺縁にまで入り込み，しばしば黄色靱帯と固く結合する。

関節包は関節面の辺縁にまで入り込み，関節面内面から関節腔に突出する三日月形の滑膜ひだを有する。この滑膜ひだはわずかに疎性結合織を含むが，多くは血管に富む密性結合織からなる。滑膜ひだの役割は関節面辺縁の腔を満たすことである。椎骨の関節運動を担う部位であるため，リハビリテーションを行うにあたり，この関節構造の理解は重要な意味を持つ。

4 頸椎のバイオメカニズム

a 脊椎の運動モデル

頸椎をはじめ多くの脊椎は，隣接する2個の椎骨とそれを連結する椎間板，靱帯が関節運動の基本単位となる。これを機能的脊柱単位(FSU)という[3]。FSUは脊椎の構成要素である内的安定要素と，それらを動かすための神経筋要素である外的安定要素に分けられる。内的安定要素は前方と後方に分けられ，前方要素が椎体，椎間板，前および後縦靱帯，後方要素は椎間関節，黄色靱帯，椎弓，棘突起，棘上，棘間靱帯などがそれにあたる。脊柱の安定した可動性は，脊椎のアライメントに起因しており，単純な一軸性の動きとしては，解釈ができない。

FSUの動きは回旋・並進運動の複合運動，いわゆるcoupling motionとして理解される[4,5]。

生体力学的手法は，力と作用から負荷量が推定できる。力は「負荷(load)」であり，作用は「変位(displacement)」である(図9)。負荷は「圧」と「モーメント」に分けられる。

「圧」は非回旋性であり，生じる変位は並進となる。Y軸の圧は伸展と圧縮が，X軸で

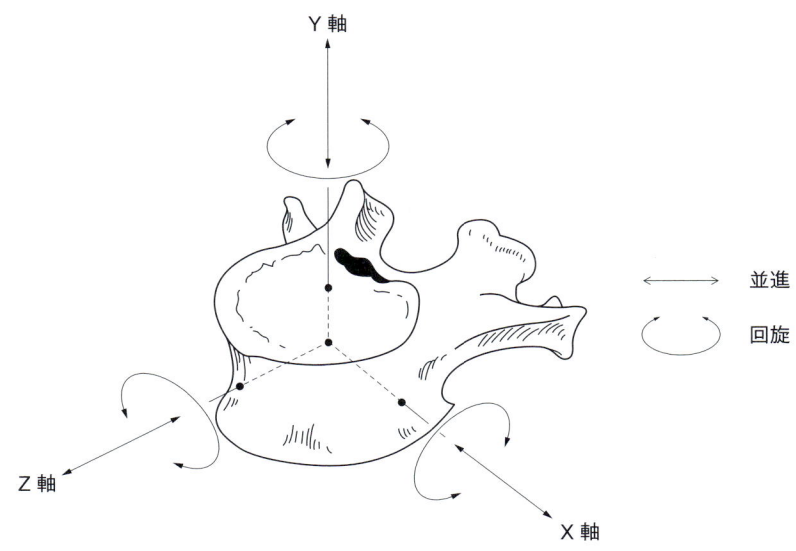

図9 負荷と変位，並進と回旋

は左右のすべりが，Z軸では前後へのすべりが生じる。「モーメント」は回旋性であり，X軸では前後屈が，Y軸では左右の回旋が生じ，Z軸では左右への側屈が生じる。これらの複合運動により，脊椎は6自由度の運動性を有する。これが脊椎の coupling motion が生じる理由であり，単純に脊椎の運動は一軸性の運動ではないことに留意し，運動療法を行わなければならない。脊椎の生体力学では解剖学的特性より，後頭骨・環椎・軸椎（C0-C1-C2）の上位頚椎と中下位頚椎（C2-7）に分けられて論じられることが多い。以下にそれぞれの運動特性と coupling motion について説明する。

b 各椎間での可動域と coupling motion

1) 上位頚椎（C0-1）の可動域と coupling motion

山元らは，上位頚椎（後頭骨・環椎関節間，以下 C0-1）での可動域は前後屈 3.5～21.0°，側屈 5.5°，回旋 7.3° と報告している[6]が，諸家によってその結果はばらつく。その原因は C0-1 に起因するものと考えられる。近年の報告では 1.0～7.0° 前後の回旋可動域を有するとする見解がほとんどである[6~8]。また C0-1 とそれ以下の回旋は逆位相で生じることが報告され，回旋時の運動中心（center of motion instantaneous axial rotation：IAR）の違いとして理解されている。C0-1 の IAR は大後頭孔の前方に位置するのに対し，C1-2 の IAR は歯突起のほぼ中央に位置する（図10）[9]。

2) 上位頚椎（C1-2）の可動域と coupling motion

C1-2 の回旋可動域は約 30° であり，頚椎全体の約 2/3 を担っている。また同部位での回旋は IAR の違いより，C0-1 と逆位相の回旋運動とともに，C1-2 が同側に屈曲する coupling motion を持っている。その際の屈曲可動域は約 10° とされ，これは頭部の変位に対応した眼球位置の保持に作用する機構であると考えられている[8]。

3) 下位頚椎（C2-7）の動きの特徴

下位頚椎における大きな運動範囲は屈曲伸展方向であり，C5-6 において特に大きい[10]。これは頭部の運動性と各椎間の IAR から考えると妥当な結果である。また非常に大きな運動性を有する同部位は頚椎症性変化が多発することで知られている。

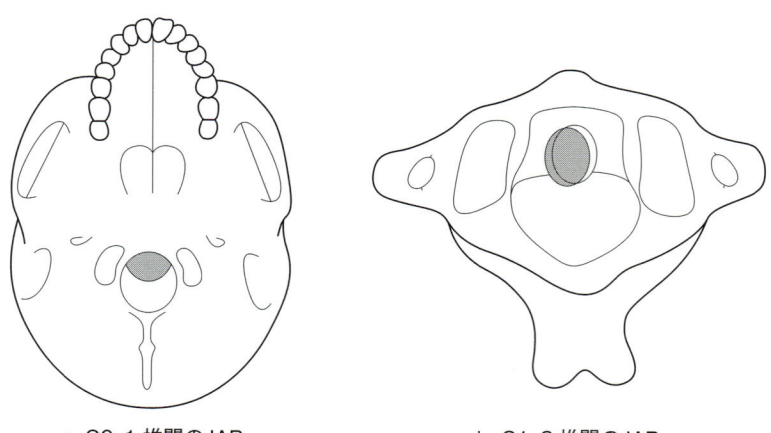

a. C0-1 椎間の IAR　　　b. C1-2 椎間の IAR

図10　C0-1 椎間の IAR と C1-2 椎間の IAR

下位頚椎の側屈・回旋は coupling motion として生じ，一側への側屈時，下位頚椎が反対側へ逆位相に回旋・側屈をする（図11）。またこの coupling motion は尾側にいくほど動きが小さくなることが知られており，これは椎間関節における傾斜角度の違いが関与しているといわれている。頭部や上位頚椎による複雑な運動性を支える下位頚椎の IAR はどこにあるのだろうか。諸家によれば鉤状突起部や椎間板部にあるとするものなど諸説あるものの，発生学的解釈や臨床における病態モデルから推察すれば，椎間板部に存在すると考えるのが妥当であろう。一般的に矢状面の椎間板の高さをみると，前方が低く後方が高い。頚椎屈伸時の頭部位置の変化によって椎間板にかかる力は大きく変化する。椎間板中心部である髄核部に IAR があれば，頚椎全体にかかる力を効率的に分散することができる。

　頚椎の生体力学的側面とは，各 FSU レベル，頚椎全体レベルでの運動性と安定性を意味するとともに，さらには頚椎全体レベルが生み出した頭部定位が全体の姿勢制御に影響を及ぼすことを意味する。

5 頚椎に生じる変性変化

　一般的に脊椎の加齢的変化は椎間板に始まる（図12）。椎間板や椎体が変性・変形してくることにより椎間板性疼痛（discogenic pain，図13）[11]を発現させるとともに椎間関節への負荷量が増大し，椎間関節圧の亢進などが生じる。また，頚椎は前弯アライメントを示すため，後方椎間板への負荷量が増大することとなる。これら，加齢や体重，運動の負荷などにより生じる変性変化のことを頚椎症（cervical osteochondrosis）[12]といい，主に①椎間腔の狭小，②前方・後方骨棘，③椎間関節骨棘，④椎間孔狭窄，⑤鉤椎関節骨棘があげられる（図14）。しかし，頚椎症性変化自体は無症候性である場合が多く，日常において何ら障害が出現しない場合がほとんどである。事実，一般住民による頚椎症性変化の有病率をみると，30歳以上であれば何らかの頚椎症性変化，椎間板変性変化[13,14]が生じていることがわかる（図15）。

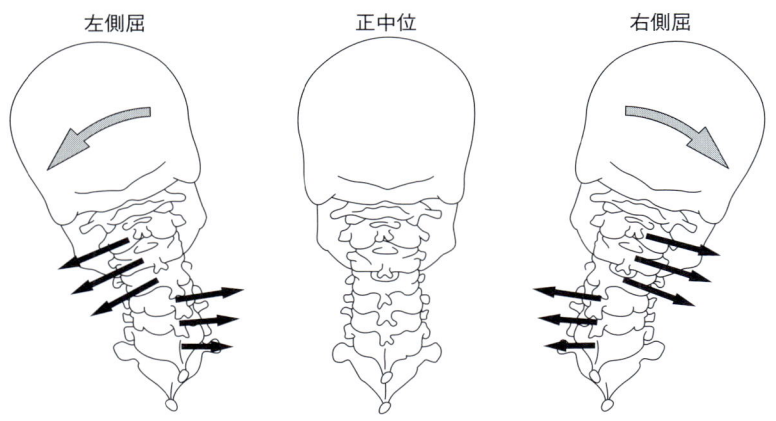

図11　頚椎側屈時の coupling motion

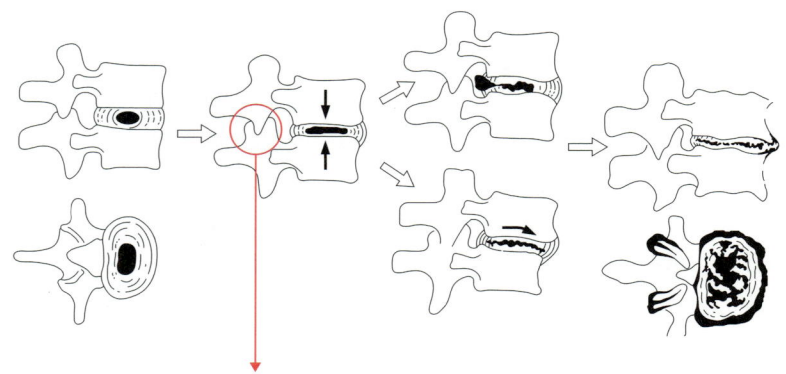

椎間板変性の行方

椎間板が変性すると，厚さが減少して椎間関節面は互いに接近する。
結果，椎間関節面同士の接近により，摩擦力と関節内圧が上昇し，疼痛を生じる。

図12　椎間板の変性により生じる椎間関節への影響

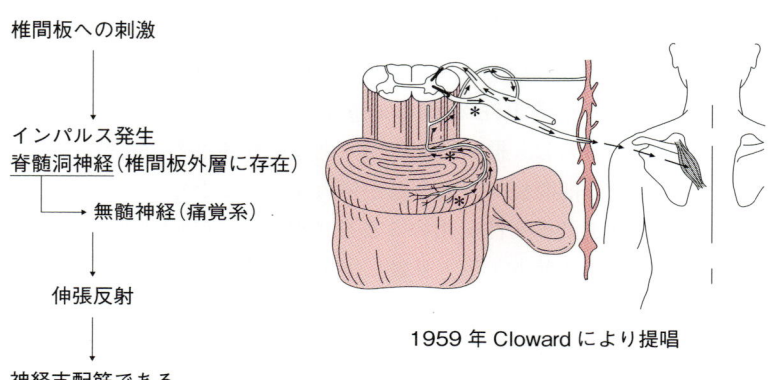

図13　椎間板性疼痛（discogenic pain）
（Cloward RB：Cervical discography. A contribution to the etiology and mechanism of neck, shoulder and arm pain. Ann Surg 150：1052-1064, 1959 より）

　進行に伴うさらなる変性変化は，椎間板ヘルニア（静的圧迫要因）や椎体すべり（動的圧迫要因）を生じ，それに伴う関節運動部の不安定化が進むことによる結果，関節部は骨棘を形成し，関節を安定化させようと働く。骨棘の過剰形成（図16），椎間板ヘルニア（静的圧迫因子）による脊柱管・椎間孔の狭小化や運動時（特に頚部伸展），椎体すべりなどの動的圧迫因子により，脊柱管や椎間孔が圧迫を受けた場合に脊髄症や神経根症が発現する。

⑥ 脊髄神経（図17）

　脊髄は，延髄（環椎の上面に相当）から脊髄円錐（L1-2 高位）までの柱状であり，脊柱管

定義：加齢，体重や運動の負荷などにより生じる変性変化
発生部位：
1：椎間腔狭小，2：前方・後方骨棘，3：椎間関節骨棘，
4：椎間孔狭窄，5：ルシュカ関節骨棘

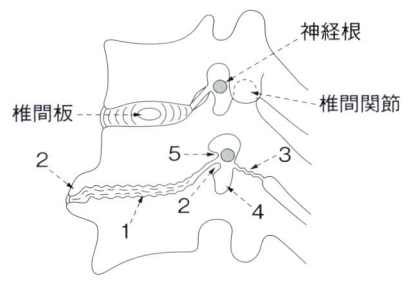

図14　頚椎症（cervical osteochondrosis）

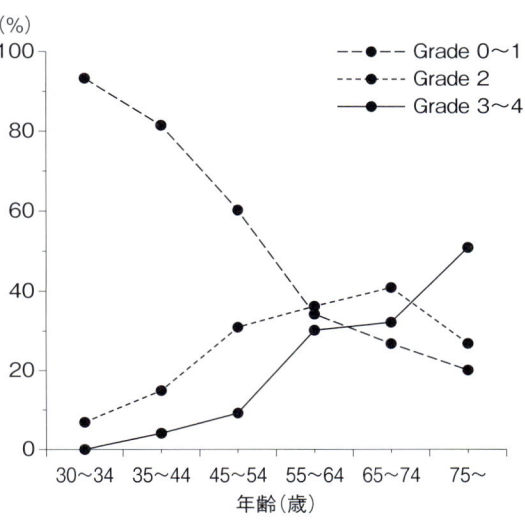

図15　一般住民における頚椎疾患の有病率
30歳を超えると何らかの頚椎症性変化が生じ始める。
〔和田英路，米延策雄：頚椎症性脊髄症の病態，越智隆弘，菊地臣一（編）：頚椎症，NEW MOOK 整形外科 No. 6, p 13, 金原出版, 1999 より〕

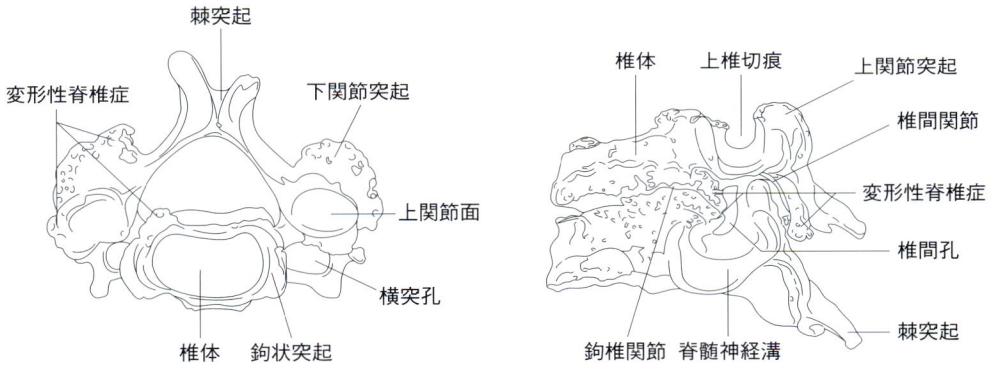

図16　骨棘が形成された椎骨

の中に存在し骨性に保護されている。脊髄からは左右31対の脊髄神経が外側に出ており，これに対応して脊髄も31分節（頚髄：8，胸髄：12，腰髄：5，仙髄：5，尾髄：1）に分かれる。脊髄の全景をみると，2カ所に大きな膨らみがあり，頚膨大（cervical enlargement）からは上肢を支配する腕神経叢が，腰膨大（lumbar enlargement）からは下肢を支配する腰神経叢・仙骨神経叢がそれぞれ出ている。

a　脊髄の横断面（図18）

　脊髄を横断面からみると，中央の中心管（central canal）が脊髄を貫き，それを囲むよう左右対称に灰白質（gray matter）が，その外側に白質（white matter）が区別できる。灰白質は神経細胞，白質は神経線維により構成される。

12　I　頚椎

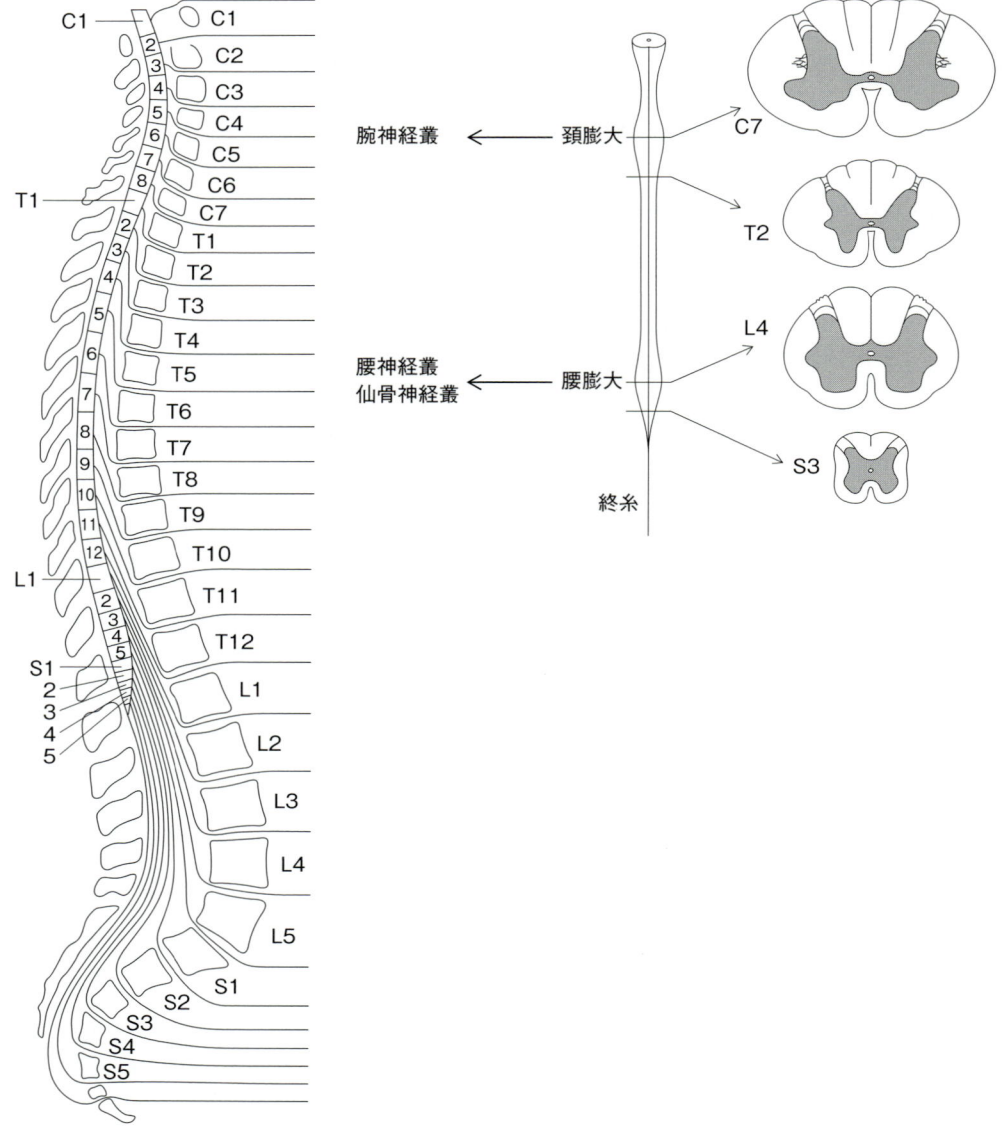

図 17　脊髄神経の全景

b 脊髄神経の走行（図 18）

　脊髄は各分節レベルで脊柱管硬膜より前後 2 本（前根：ventral root，後根：dorsal root）に分枝された状態で椎間孔を通過し，椎間孔出口付近で再び合流し脊髄神経となる。合流の直前に脊髄神経節（spinal ganglion：後根神経節）がある。その後さらに，①前枝（ventral ramus），②後枝（dorsal ramus），に分枝する。

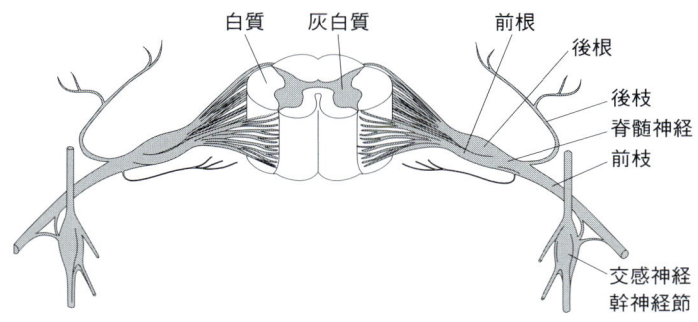

図 18　脊髄の横断面と脊髄神経の走行

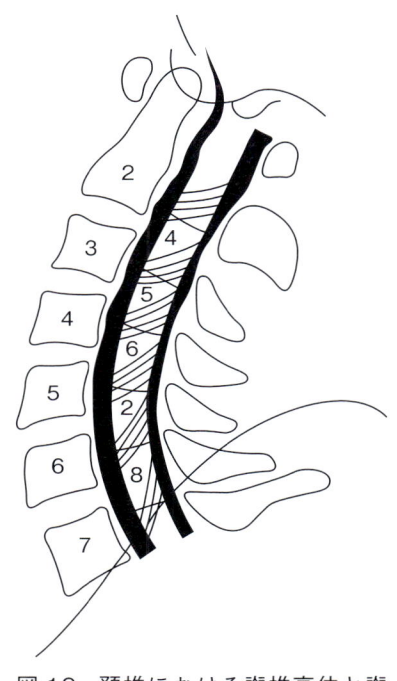

図 19　頚椎における脊椎高位と脊髄髄節高位との関係

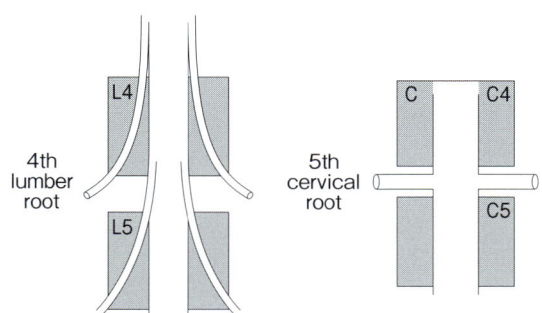

図 20　腰椎と頚椎における神経根の走行の違い

c 脊椎高位と脊髄髄節高位との関係（図19）

　頚椎骨は7個（C1-7）に対して，頚神経は8対（C1-8）存在する。最上位の頚神経は頚椎の上から出ており，残りの頚神経は各椎体の下から出ている（胸・腰神経も同様に各椎体の下より出る）。また，頚髄は頚椎より一髄節頭側に存在している。たとえば，C2-3椎間高位にはC4髄節が存在することとなる。また，生直後の脊髄円錐はL2-3の高さに位置するが，その後，神経の発達に比して，骨の成長が著しいため，脊髄の下端は相対的に上昇する。そのため，頚部神経根の分枝は腰部神経根と比べて水平に近く走行することとなる（図20）。神経学的所見と画像所見を検討する際には留意する必要がある。

B　おさえておくべき疾患

1　頚椎症性脊髄症

a 定義・分類・成因・予後

　頚椎症性脊髄症（cervical spondylotic myelopathy：CSM）とは，頚椎症性変化により圧

表1　頸髄症分類：クランダルによる病型分類

1	central cord syndrome	主として脊髄中心部に障害があるもので，麻痺は下肢に比較して，上肢に強い
2	transverse lesion syndrome	上肢，下肢の運動・知覚障害が，両側性にほぼ同程度に存在。神経学的にみて，脊髄の灰白質および白質が，前方・後方，右・左ともに横断性に障害された型
3	ブラウン・セカール症候群	脊髄の片側障害による麻痺の形式。障害側の運動麻痺と，対側の温痛覚麻痺を生じる
4	motor system syndrome	運動麻痺が主体で，知覚障害がほとんどみられない麻痺の形式，前角あるいは前根(運動)の障害による
5	brachialgia and cord syndrome	上肢の放散痛と，ごく軽度の下肢痙性麻痺を伴う

表2　予後が期待できる条件

以下の場合によりよい手術成績が期待できる
1. 年齢が若い
2. 罹病期間が短い(ただし急性発症の麻痺を除く)
3. 先天性の著しい脊柱管狭窄がない
4. 神経症状に関して
 a. 筋力低下よりも痙性が主体
 b. 筋萎縮がない
 c. 両側性よりも片側性
 d. 膀胱直腸障害がない
 e. MRI上，脊髄萎縮がない
5. 頸椎装具の装着により症状が軽減する
6. 糖尿病，心疾患，肺疾患，認知症などの合併症がない

〔千葉一裕，戸山　昭：頸椎症手術成績不良例の病態と治療．越智隆弘，菊地臣一(編)：頸椎症，NEW MOOK 整形外科 No. 6，p 181，金原出版，1999 より〕

迫性脊髄障害をきたしたものをいう。成因として，①発育性脊柱管因子(先天的に脊柱管が狭い場合など)，②静的圧迫因子(例：ヘルニア，骨棘増生)，③動的圧迫因子(例：椎体すべり症)，④循環因子(例：椎骨動脈の閉塞)があげられる。病型はクランダル分類(表1)[15]が普及しており，脊髄のどの部位が障害されているかにより5タイプに分けられる。自然経過による予後は不良であり，悪化していく症例が多数を占める。そのため，症状の増悪傾向が認められれば，遅滞せずに手術療法(予後が期待できる条件[16,17]，表2)に踏み切る場合が多い。症状発現は，上肢のしびれから始まることが多く，巧緻性障害を認め，増悪とともに歩行障害を生じる場合が典型例として見受けられる。

b 高位診断基準

高位診断は責任髄節症状として，①深部腱反射，②筋力低下の有無，③知覚障害の部位(しびれの部位も含める)を確認する。国分[18]の診断指標(図21)は，どの椎間が責任高位であるかを示すもので，指標に基づけば大半の症例で診断が可能である。

たとえば上腕三頭筋腱反射亢進がみられれば85％，上腕三頭筋の筋力低下では79％，尺側指の知覚障害では96％の確率でC5-6椎間が責任高位であると推察される。Kokubunら[19]によれば責任椎間はC5-6(39％)が最も多く，次いでC4-5(37％)，C3-4(21％)，C6-7(3％)であったことを報告している。

	C3-4	C4-5	C5-6
腱反射	上腕二頭筋腱反射 ↑ 100%	上腕二頭筋腱反射 ↑ 63%	上腕三頭筋腱反射 ↑ 85%
筋力低下	三角筋↓ 83%	上腕二頭筋↓ 71%	上腕三頭筋↓ 79%
知覚障害	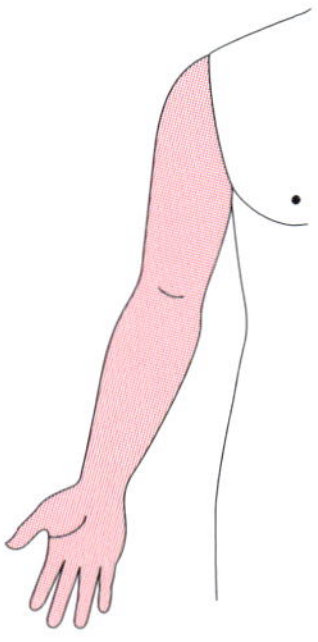 58%	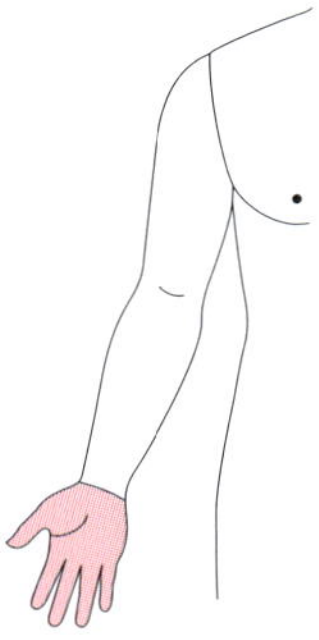 68%	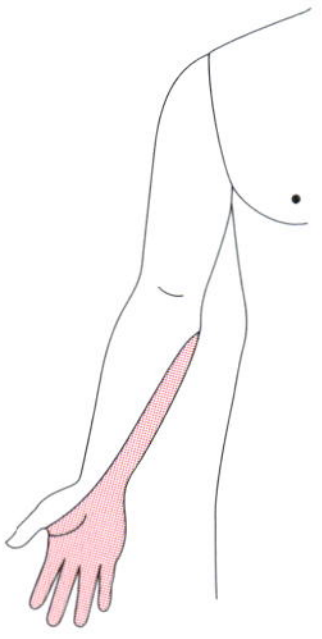 96%

図21　高位診断基準(国分による)
(国分正一：頚椎症性脊髄症における責任椎間高位の神経学的診断. 臨整外 19：417-424, 1984 より)

しかし, 年齢による脊髄障害部位の違いについては特徴が異なり, 高齢に伴い責任高位が頭側(C3-4)に移動することが報告(図22)[20]されている. 高齢者の CSM の特徴として大谷[20]は, ①責任高位が頭側に移る, ②中間位・軽度前屈位での MRI では脊髄の圧迫所見を認めず, 後屈位にて発現する, ③罹病期間には年齢による差はない, ④術前重症度は有位に高く, 症状の進行が早いことを報告している. 責任高位が頭側に移る要因として, 下位頚椎の可動性低下により上位頚椎にストレスが生じる結果, 上位頚椎に異常可動性や椎体すべりが生じるためと述べている.

c 臨床症状

臨床症状としては知覚障害(しびれ), 巧緻性障害, 痙性歩行, 項頚部痛があげられる.

手には圧迫性脊髄症の特異的所見として myelopathy hand(錐体路障害に伴う手指痙性麻痺)を認める. 筆者(術後の依頼がほとんどである)は, 巧緻性障害・myelopathy hand に対し, ADL 聴取(箸操作, ボタンかけは可能か), 書字動作, 簡易上肢機能検査(simple test for evaluating hand function：STEF, 特に下位項目での失点), 10秒テスト(20回以下で myelopathy hand 陽性), 痙性歩行を評価している.

d ストレステスト[22,23]

頸部由来の疼痛を再現するため，以下に示す3つのテストが行われる。①②に関しては神経根症由来の疼痛も誘発させるため，「B-2. 頸椎症性神経根症」の項(⇒17頁)も同時に参照したい。

① **スパーリングテスト(図23)**：頸部を患側に側屈し，伸展させる。神経根に椎間孔での圧迫障害が存在する場合，患側上肢に疼痛・しびれが放散する。椎間孔圧迫テストともいわれる。頸部伸展を加えるので，脊髄症の場合も陽性となる場合がほとんどである。

② **ジャクソンテスト**：頭部を健側に他動的に伸展，患側の肩関節を押し下げると患側上肢に放散する疼痛を訴える。神経根に張力が加わり，圧迫がある場合に陽性となる。

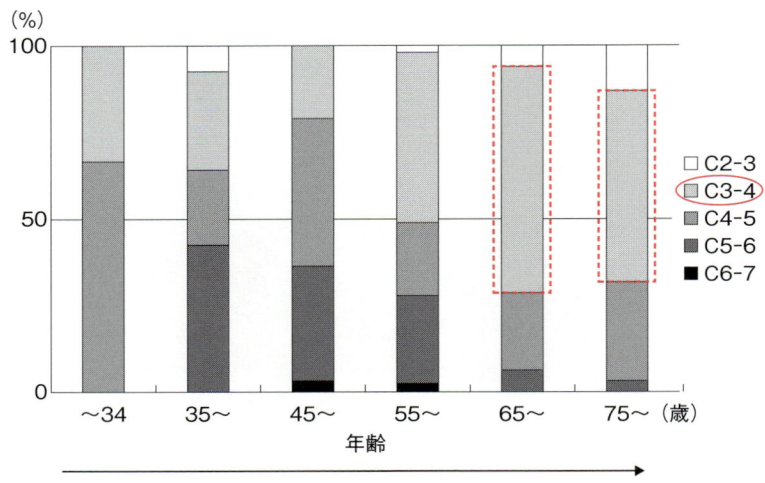

※加齢とともに上位頸椎に発現

図22　年齢による脊髄障害部位の違い
〔大谷晃司：高齢者の頸椎症　脊髄症の画像診断とその特徴. MB Orthop 20 (13)：7-14, 2007 より〕

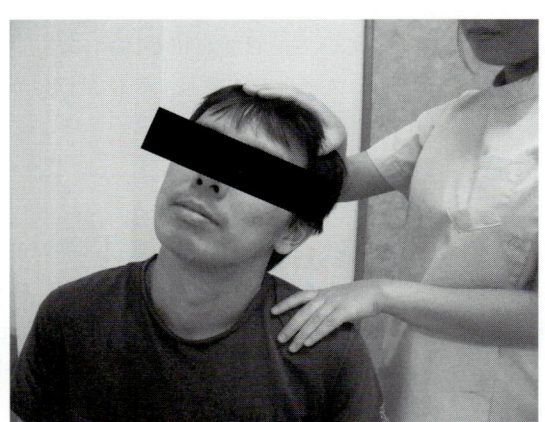 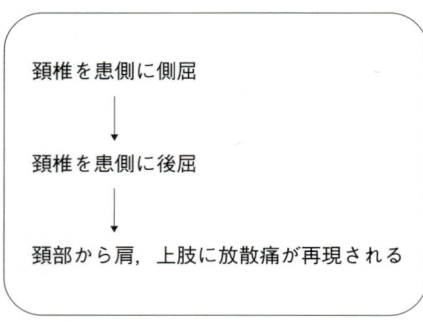

図23　スパーリングテスト(椎間孔圧迫テスト)

③ <u>圧迫テスト</u>：頭部を軽度伸展させ，頭上に手をのせ下方へ圧迫する。上肢へ放散する疼痛・しびれを訴えた場合に陽性となる。

e 鑑別疾患

しびれの部位・日内変動により他疾患（末梢神経障害，頚椎症性神経根症）との鑑別が可能である。CSMによるしびれは日内変動がなく，常に一定の強さで存在する。

それに対し神経根症の場合，朝は弱く，夕方にかけて増強してくる傾向にある。また，手根管症候群や肘部管症候群などの末梢神経障害の場合は神経根症とは逆のパターンを呈し，朝は強く夕方にかけて減少してくる傾向にある。

また，部位に関して，しびれが環指の尺側・橈側に分別できれば末梢神経由来と捉えることができ，問診により鑑別は十分に可能である。

詳しくは「Ⅵ．指関節」の章（⇒ 219頁）に譲る。

2 頚椎症性神経根症

a 定義・成因・好発年齢・予後

頚椎症性神経根症（cervical spondylotic radiculopathy：CSR）とは，頚椎症性変化（ルシュカ関節や椎間関節の骨棘形成に伴う椎間孔狭窄）やヘルニア（図24）による神経根への圧迫の結果，根の支配野に生じる疼痛，運動麻痺，知覚障害をきたしたものをいう。

40～50歳代での発症（図25）[22]が多く，比較的低年齢層での発現が主である。

神経根の障害発生部位[22]は，C7根障害が最も多く，次いでC6根障害が多い（表3）[24]。

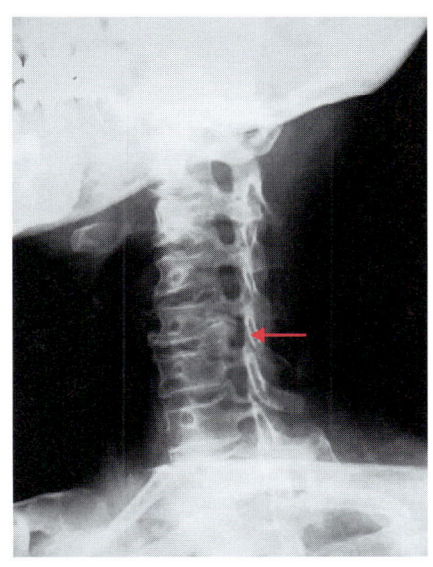

左斜位撮影

図24 X線写真による椎間孔の異常所見

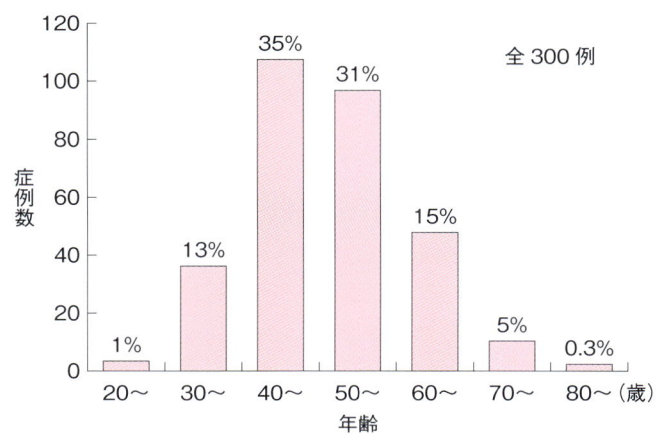

図25 頚部神経根症の年齢分布
40～50歳代に多くみられる。
〔田中靖久，国分正一：頚部神経根症と頚部脊髄症の症候による診断，越智隆弘，菊地臣一（編）：頚椎症，NEW MOOK 整形外科，No.6，p 31，金原出版，1999より〕

表3 神経根別障害頻度

神経根	Yoss (%)	Murphey (%)	Radhakrishnan (%)	田中 (%)
C5	2	4	7	6
C6	19	26	18	28
C7	69	61	46	43
C8	10	8	6	13

※C7神経根の障害が最も多い。
〔田中靖久:頚椎神経根症と頚部脊髄症の診断;特徴的症候と高位診断. MB Orthop 16(8):13-20, 2003より〕

表4 頚部神経根症における障害神経根の診断指標

	C5	C6	C7	C8
項頚部痛	肩甲上部	肩甲上部	肩甲間部/肩甲骨部	肩甲間部/肩甲骨部
上肢痛	なし/上腕外側	上肢外側	上肢後側	上肢内側
指のしびれと知覚障害	なし	母指	示指/中指	小指
筋力低下	三角筋（上腕二頭筋）	（三角筋）上腕二頭筋	上腕三頭筋	（上腕三頭筋）手内在筋
腱反射低下	上腕二頭筋	上腕二頭筋	上腕三頭筋	上腕三頭筋

〔田中靖久:頚部神経根症と頚部脊髄症の診断;特徴的症候と高位診断. MB Orthop 16(8):13-20, 2003より〕

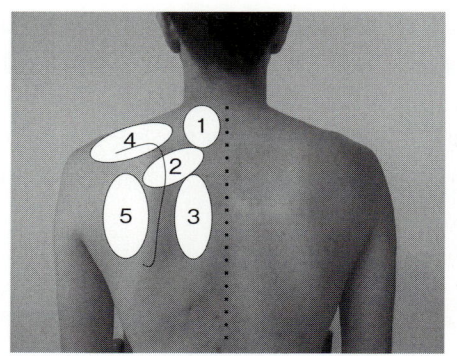

1:項部痛
2:肩甲骨上角部痛
3:肩甲間部痛
4:肩甲上部痛
5:肩甲骨部痛

図26 項頚部痛の部位
責任高位により，疼痛部位は異なる。

予後は比較的良好であり，保存的療法が有効であるとの認識が一般的であるが，MRIなどの画像診断技術の進歩に伴い早期に外科的治療を選択する場合も増加しつつある。

初期症状は頚腕痛，知覚障害（しびれ），根性痛を呈する場合が多く，初期に上肢の脱力を訴える例は少ない。

b 高位診断基準

高位診断（表4）[24]は自覚症状（項頚部痛，上肢痛，手指のしびれ），他覚症状（筋力，深部腱反射）より判別していく。

自覚症状は項頚部痛（図26）[22]，上肢痛，しびれの部位を明らかにすることが重要である。

B. おさえておくべき疾患　19

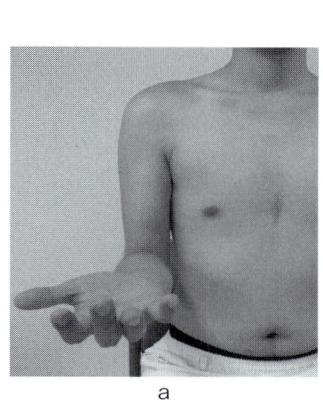
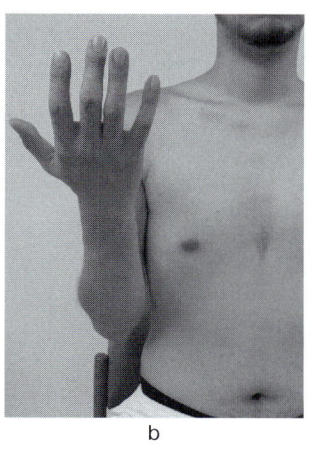
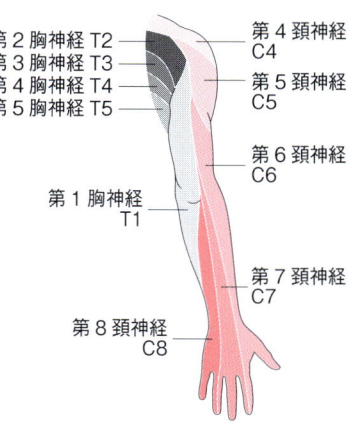

図27　解剖学的機能肢位
a. 解剖学的基本肢位は肘関節屈曲90°・前腕回外位である。
b. 知覚障害を測定する際，肘関節を屈曲させ，デルマトームに沿って検査を進める。

多くの場合，患者は痛みやしびれの部位を的確に表現できないため，検者がそれぞれの部位を押さえながら確認していく必要がある。

また，田中は上肢痛の部位を把握する際は，部位を明確にするため，解剖学的機能肢位（図27）から肘を屈曲させた状態で評価することを推奨している[24]。

複数箇所，痛みが存在する場合やしびれが放散していて特定できない場合は，最も痛み・しびれが強い部位を判定の基準とする。

他覚症状は上肢の筋力低下と深部腱反射の異常により判断する。C5-6 の神経根障害の場合，上腕二頭筋腱反射が減弱するが，C7-8 の場合，上腕三頭筋腱反射が減弱を呈する。

筋力も徒手筋力検査（manual muscle test：MMT）にて最も低下を示す筋を診断指標とする。また，C6 か C7 根障害かを調べる際は，上腕二頭筋と上腕三頭筋の MMT を行うが，著明な低下を認めない場合，肘屈曲と伸展のどちらの力が入りにくいかを聴取して判断することも有用である。

c 臨床症状

軸症状（axial symptom：項頚部痛，背部痛）と単一神経根の支配領域に根症状（radicular symptom：上肢痛，しびれ，筋力低下）が生じる。多くは疼痛回避肢位（「C-1. 初診による臨床症状の捉えかた」の項参照⇒ 23 頁）にて来院する。

筆者はまず，どの程度，疼痛回避肢位から逸脱した肢位をとれるのかを評価することより，治療を始めている。

d ストレステスト

「B-1. 頚椎症性脊髄症」の項参照（⇒ 16 頁）。

e 鑑別疾患

①頚腕症候群，②二重挫傷症候群(double crush syndrome)，③五十肩との鑑別が必要となる(①②は後述)。

五十肩などの有痛性肩関節疾患の場合，症状は下垂位よりも挙上(肩峰下の障害による通過障害)に伴い発現する(「Ⅱ.肩関節 B-1. インピンジメント症候群」の項参照⇒ 54 頁)。それに対し，CSR の場合，上肢は挙上したほうが症状の軽快が得られる。また，頚部の向きにより症状の軽減が得られるのも CSR の特徴といえる。

3 胸郭出口症候群

a 定義，成因，好発年齢

胸郭出口は，鎖骨，第 1 肋骨，前・中斜角筋，鎖骨下筋，小胸筋で構成される。その胸郭出口での腕神経叢，鎖骨下動・静脈の圧迫もしくは牽引により諸症状が出現する。基本的には，頚肋症候群，斜角筋症候群，肋鎖症候群，過外転症候群といった，異なる病態の症候群を統括したものを胸郭出口症候群(thoracic outlet syndrome : TOS)という。

成因として胸郭出口周囲の奇形や異常の存在など，形態異常に伴う圧迫因子や，動的因子(外傷性，非外傷性)に分けることができる。胸郭出口には，①前斜角筋，第 1 肋骨および鎖骨間(図 28a，b，表 5)，②斜角筋三角，③肋鎖間隙(図 28c)，④小胸筋下(図 28d)などの神経・血管群通過の関門が存在することになる。動的因子は圧迫型と牽引型に分けられ，それぞれ発症メカニズムが異なる。ここでは，非外傷性 TOS におけるそれぞれの特徴を述べる。

1) 腕神経叢圧迫型(brachial plexus compression type)

筋肉質で怒り肩を呈した男性に多く，平均年齢は比較的高い。上肢挙上時に症状の再現・増悪を認め，脈管テスト陽性である。

2) 腕神経叢牽引型(brachial plexus stretching type)

なで肩・円背の不良姿勢を呈した女性に圧倒的に多く，若年者に多い。上肢下垂時の症状が強く，荷物を持つなど下方ストレスが加わることにより増悪傾向となる。下垂した肩甲帯を持ち上げ保持することで症状の改善を認めることが特徴である。

b 診断基準

TOS の診断基準は圧迫型と牽引型に分かれている(表 6)。診断は，基本的に自覚症状と病歴から推定が可能である。症状が頚椎疾患と類似するため，ジャクソンテストやスパーリングテスト陰性，腱反射，知覚検査にて異常を認めないことを確認する必要がある。症状を徒手的に誘発する以下に示す方法は確定診断に有用とされる。

① Morley test(モーリーテスト)(図 29a)：鎖骨上窩(肩甲鎖骨三角)で腕神経叢を指で圧迫すると圧痛，放散痛が高率に生じる。腕神経叢の易刺激性を意味する。

② Adson test(アドソンテスト)(図 29b)：前斜角筋が緊張する頚椎の姿勢で深吸気を行

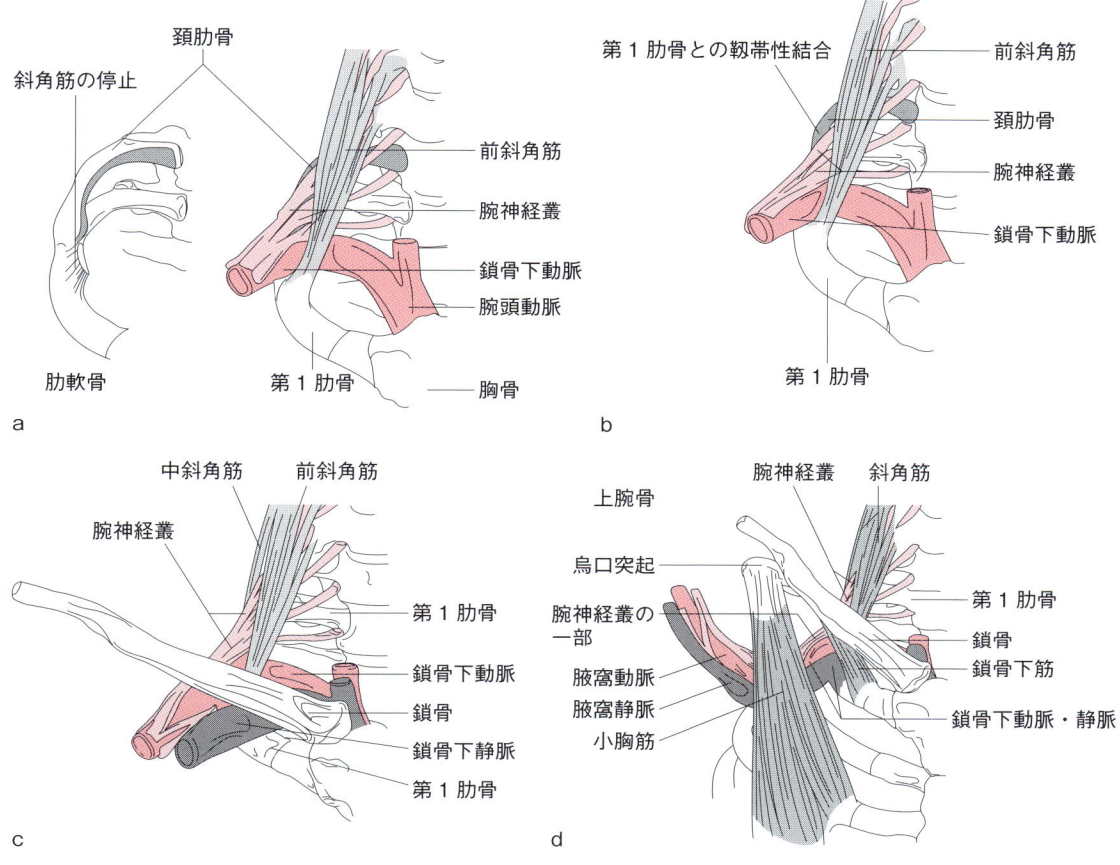

図28 神経・血管群通路の狭窄部
a. 頚肋骨により斜角筋隙が狭小となって引き起こされる斜角筋症候群.
b. 短い頚肋骨の場合に靱帯構造部により斜角筋隙が狭小となって引き起こされる斜角筋症候群.
c. 第1肋骨と鎖骨の間で神経血管束が圧迫された結果,起こる肋鎖症候群.
d. 小胸筋と烏口突起の下で神経血管束が圧迫された結果,起こる過外転症候群.

表5 斜角筋の走行

前斜角筋	第3〜第6頚椎横突起前結節より起始 第1肋骨内側縁の前角筋結節に停止
中斜角筋	全頚椎横突起前結節より起始 第1肋骨中央〜後方にかけての鎖骨下動脈溝の後方隆起に停止
後斜角筋	第4〜第7頚椎横突起後結節より起始 (中斜角筋背後側,第1肋骨を越えて)第2肋骨外側面に停止

わせると鎖骨下動脈が圧迫され,橈骨動脈の脈拍が停止する.前斜角筋症候群(scalenus anticus syndrome)の概念のよりどころとなった所見であるが,完全に脈拍が消失する例は少ない.

③ Wright test(ライトテスト)(図29c):肩関節外転外旋の肢位で橈骨動脈の脈拍が停止する.Wrightはこれにより過外転症候群(abduction syndrome)の概念を主張したが,実

表6　TOS 診断基準

① 圧迫型
a. 肩甲背部から上肢にかけての神経血管圧迫症状が存在し，長時間持続するか反復性である
b. Adson, Wright, Eden 各脈管圧迫テストが，laser doppler 上で少なくとも1つが陽性であり，かつ，その際症状の再現あるいは増悪が認められる
c. Morley テストで，圧痛や上肢から手指にかけて，背部への放散痛が認められることが多い
d. Roos の3分間運動負荷テストが陽性である
② 牽引型
a. 肩甲背部から上肢にかけての神経血管牽引症状が存在し，長時間持続するか反復性である
b. 上肢の下方ストレスで症状が増悪し，上肢，肩甲帯を挙上保持することにより，即座に症状の改善ないし消失が認められる
c. 斜角筋三角上方部で，圧痛や上肢から手指にかけて，背部への放散痛が認められる

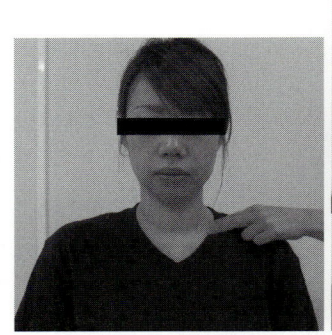 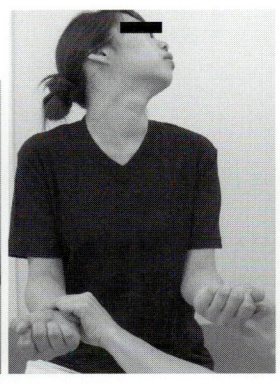 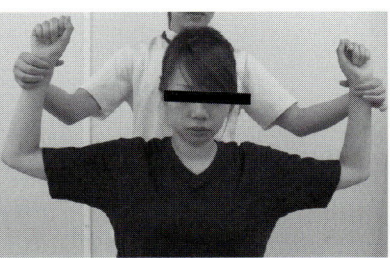

　a. モーリーテスト　　　　　b. アドソンテスト　　　　　c. ライトテスト
　　（Morley test）　　　　　　（Adson test）　　　　　　（Wright test）

図29　ストレステスト各種

際の圧迫は肋鎖間隙で生じる．正常でも 30〜50% で陽性となる．

④ **Eden test（エデンテスト）**：胸を張り，両肩を後下方に引くと橈骨動脈の脈拍が停止する．肋鎖圧迫症候群（costoclavicular compression syndrome）の概念のよりどころとなった．

⑤ **Roos テスト**：信頼性が最も高い．ライトテストと同じ肢位で手指の屈伸を3分間行わせる．手指のしびれ，前腕のだるさのために持続ができず，途中で上肢を降ろしてしまう．これは，肋鎖間隙で腕神経叢が圧迫されることによる．動脈型，静脈型でも陽性となり，それぞれ上肢が蒼白，チアノーゼ様となる．

c 臨床症状

症状を神経型，動脈型，静脈型に分けると理解しやすい．

① 神経型：絞扼性神経障害（entrapment neuropathy）のひとつである．ほとんどの例がこの型に属する．手指・腕のしびれ，冷感や熱感が生じる．脱力感，頸部・肩・肩甲間部・前腕部の痛みなどを伴う．筋萎縮はほとんど伴わない．

② **動脈型**：鎖骨下静脈が肋鎖間隙あるいは前・中斜角筋間で圧迫されると，上肢に阻血が起こり，腕は蒼白となり，間もなく痛みが自覚される。重症例では動脈血栓などの器質的変化もみられる。

③ **静脈型**：鎖骨下静脈が肋鎖間隙で圧迫されると手・腕はチアノーゼ様になり，重苦感を訴える。

d 外科的治療

手術適応は圧迫型のみであり，予後は良好であるとされる。また，牽引型においても，圧迫所見が合併している場合もみられるため，保存療法にて改善が認められない場合は，手術適応となるケースもある。

e 鑑別すべき疾患

手根管症候群，肘部管症候群，頚部神経根症，脊髄腫瘍，肩腱板断裂などがあげられる。

C 臨床症状の診かた・考えかた

1 初診による臨床症状の捉えかた（図 30）

患者が来室した際に，神経根症状が出現しているのか，脊髄症状が出現しているのかを捉える必要がある。評価は問診から始まるが，それら疾患の症状の違いを念頭におき聴取することが望まれる。神経根症状であれば主訴がしびれである症例は少なく，頚部痛，上肢放散痛を訴える場合が多い。症状は片側に生じており，多くの症例は抑制肢位（図31）を呈している。スパーリングテストは神経根，脊髄症状とともに陽性であるが，神経根症であれば患側へのストレスにより頚部～上肢への放散痛が再現される。

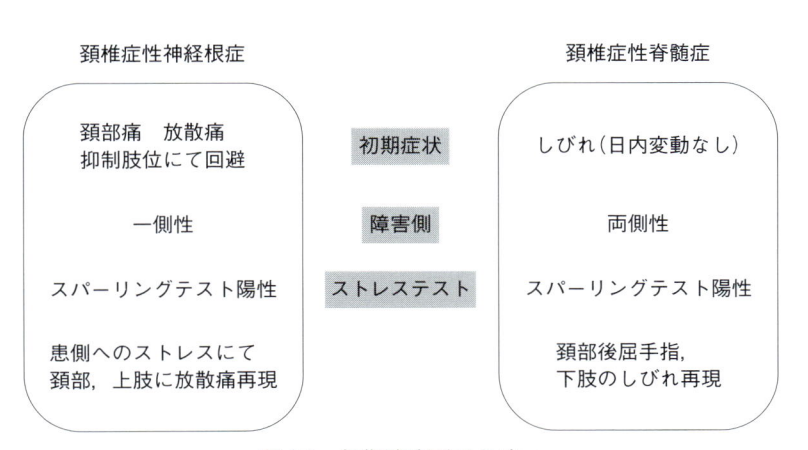

頚椎症性神経根症	初期症状	頚椎症性脊髄症
頚部痛　放散痛 抑制肢位にて回避	初期症状	しびれ（日内変動なし）
一側性	障害側	両側性
スパーリングテスト陽性	ストレステスト	スパーリングテスト陽性
患側へのストレスにて 頚部，上肢に放散痛再現		頚部後屈手指， 下肢のしびれ再現

図 30　初期臨床所見の違い

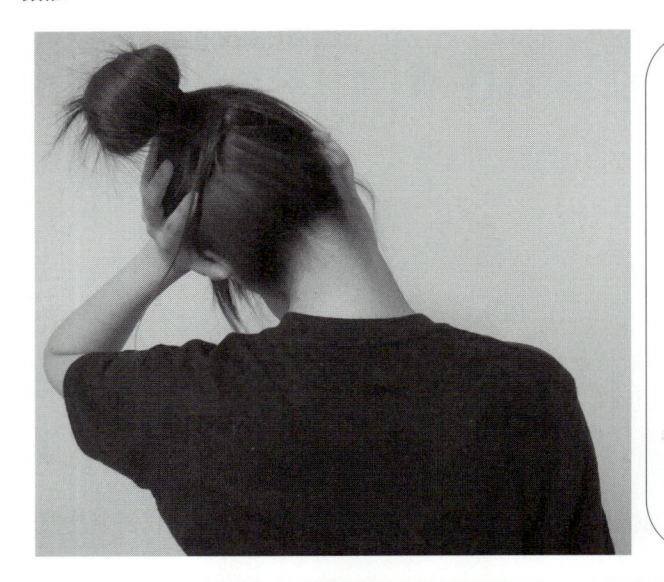

頚椎を健側方向に側屈

↓

頚部前屈し，上肢で頭部を支える

↓

椎間孔が軽度拡大されるため，神経根の圧迫が軽減される

C3-4 椎間関節
椎間孔は伸展位にて縮小する
C3
C4
頚部伸展位

下関節面
椎間孔は屈曲位にて拡大する
C3
C4
頚部屈曲位

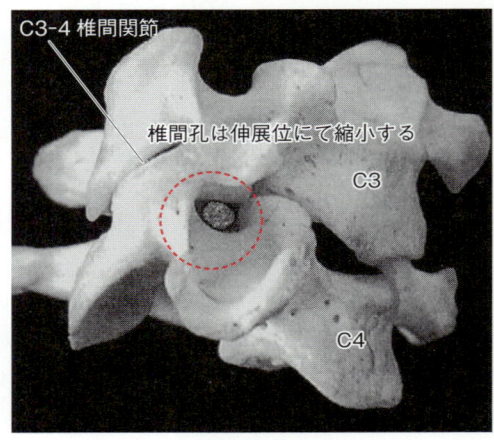

図31　抑制肢位（疼痛回避肢位）
屈曲時，椎間関節運動により椎間孔が拡大される。

　脊髄症状であれば主訴の多くはしびれ（日内変動なし），巧緻性障害，痙性歩行であり，放散痛を訴える症例は少ない。症状は両側性を示し，スパーリングテストにより手指，下肢へのしびれが再現されるケースが多い。リハビリテーションは，術後や診断名が確定してからオーダーが出されることがほとんどであるが，呈している症状をどのように解釈して治療方針が決定されているのかは知っておくべきである。

❷ 椎間関節由来の痛みの解釈

　椎間関節は上下関節突起により構成され，関節包に包まれる滑膜性の関節である。本項では椎間関節のメカニズム（支配神経メカニズムと知覚受容器の分布）について述べる。

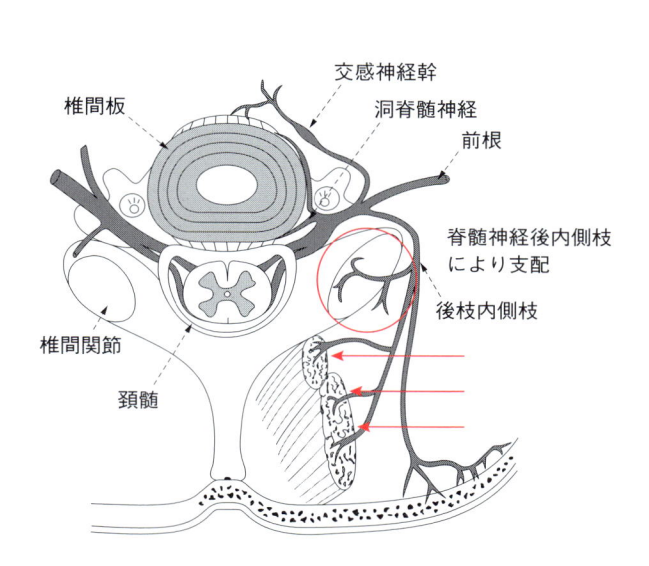

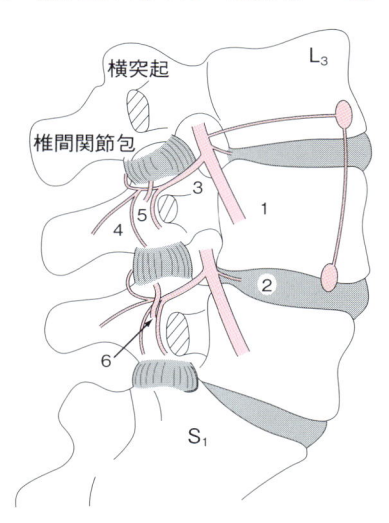

C. 臨床症状の診かた・考えかた   25

1：前枝，2：前枝から椎間板への枝
3：後枝，4：後枝内側枝
5：後枝外側枝，6：乳様副靱帯

図32　椎間関節を支配する神経メカニズム
内側枝は，乳様副靱帯に第1の枝を送ったのち，多裂筋と椎間関節包（同一レベルとひとつ下位レベル）を支配する。
〔山下敏彦・他：関節の神経分布と関節痛 椎間関節の神経支配と感覚受容器の分布．関節外科 16(8)：965-970, 1997 より〕

a 椎間関節を支配する神経メカニズムと知覚受容器の分布[25]

　椎間関節自体は脊髄神経後内側枝により支配を受けている。図32を見てわかるように，神経は髄節レベルの運動・感覚を支配するだけでなく，椎間関節（髄節・ひとつ下位レベル）と脊柱起立筋も支配する。つまり，ヘルニアや椎間孔の狭窄による神経根への侵害刺激は，単一神経根への筋力低下・しびれ・感覚障害を生じるだけでなく，椎間関節・脊柱起立筋へも影響を及ぼすことが理解できる（図33）。また，図34は椎間関節周辺に存在する知覚受容器の分布を示したものである。

　椎間関節周辺には運動・位置覚をつかさどる機械的受容器（高閾値，ルフィニ終末・パチニ小体）と侵害受容器（低閾値，自由神経終末）が主に存在する。椎間関節包内では機械的受容器よりも侵害受容器が多く存在し，脊柱起立筋・腱には機械的受容器が多く存在していることがわかる。何らかの刺激により椎間関節包炎が生じた場合，知覚受容器の分布からみても，当然，疼痛が発現するが，生じる疼痛はそれだけではない。立原[26]は，椎間関節炎は硬膜外腔へ波及し，二次的に神経根障害を惹起することを報告している。つまり椎間関節包炎は，椎間関節の疼痛症状だけでなく，神経根症状も同時に呈することが予測できる（図35）。

　椎間関節包炎を生じた場合，患者は耐えきれない痛みを訴える場合が多いが，いわゆる滑膜炎が疼痛の起点となっているため，対処方法としては，炎症症状が治まるまで，安静にすることが第1であり，いわゆる抑制肢位をとることを指導する。つまり，われわれは

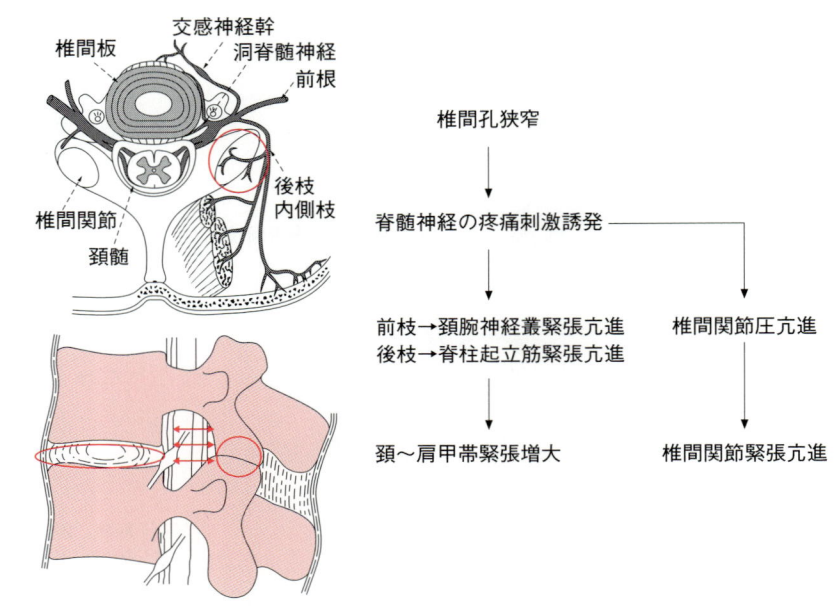

図33 椎間孔狭窄により生じる症状

機械的受容器(低閾値)→ルフィニ終末パチニ小体(Aβ線維支配)
侵害受容器(高閾値)→自由神経終末(C線維支配)

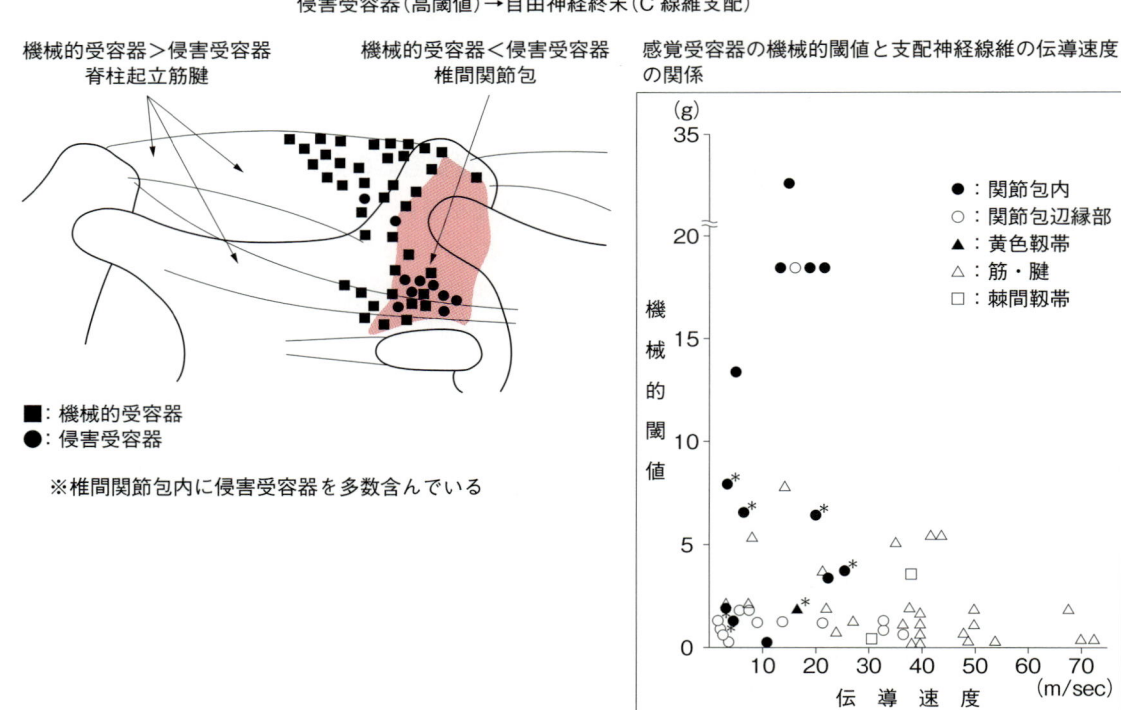

■：機械的受容器
●：侵害受容器

※椎間関節包内に侵害受容器を多数含んでいる

右肩に星印をつけたシンボルは，関節の動きに反応した受容器を示す

図34 椎間関節に存在する知覚受容器
〔山下敏彦・他：関節の神経分布と関節痛 椎間関節の神経支配と感覚受容器の分布．関節外科 16(8)：965-970, 1997 より〕

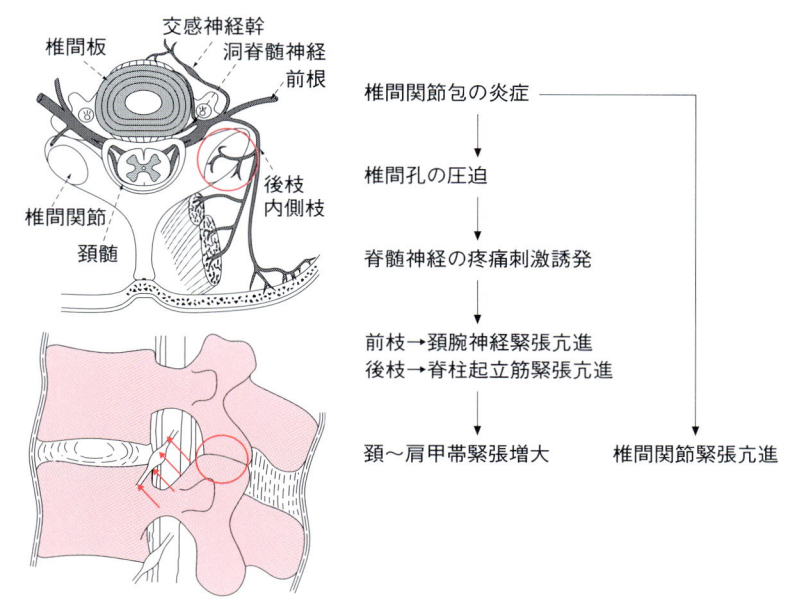

図35 椎間関節炎により生じる症状

椎間関節が炎症を起こしたことにより神経根症状を呈しているのか，椎間孔に何らかの静的・動的圧迫因子が加わり神経根症状を呈しているのかを見極めることが重要である。なぜなら，その原因によりアプローチ方法が異なってくるからである。

3 軸性疼痛

a 定義・要因

　まず結論から述べれば，軸性疼痛(axial symptom)に関する明確な定義は存在しない[27]。一般的に軸性疼痛は術後に生じる頸部から肩関節周囲における不定愁訴とされていたが[28,29]，術前の頸部痛や手術を施行しない患者に対しても，同部位の不定愁訴すべてを軸性疼痛として解釈されている場合もある。また部位と強度に関しても一定の見解が存在しないために，不定愁訴すべてを軸性疼痛と解釈している傾向にある。本項においては細野らが報告した軸性疼痛について，その臨床的理解と対応策について述べる。

　軸性疼痛の背景には，わが国で開発された頸椎椎弓形成術(laminoplasty)の成熟度に起因する。laminoplastyは椎弓部分の操作によって，後方からの脊髄除圧を目的に行われ，非常に優れた術後成績が報告され，術式自体は成熟期に達したと考えられる。しかし術後，頸部から肩関節周囲疼痛，強いこわばり感，いわゆる軸性疼痛が発生し，これが術後の強い愁訴となることがある。これ自体は発症後，数カ月以内に軽減するものとされているが，実際に身体を操作する作業・理学療法士においては，軸性疼痛を発する部位に対してのメカニカルな作用は知っておきたい。

b 発生機序

　発生機序はまだ不明な点も存在するが，現段階の整形外科領域においては，軸性疼痛は手術方法(展開部や侵襲部位など)，固定期間の問題，そして術後アライメントとの関係について述べられてきた[27]。そのため最小限の展開・侵襲にとどめ，手術時間や術後の固定期間を短縮する傾向にあり，軸性疼痛の発生を防ぐ工夫がなされている。竹内らは術式の改良や固定期間の短縮が有効であるという報告をしている[30]。なかでも術式の改良では，筋性要素への侵襲量軽減を目的に，C2頸半棘筋温存を行った結果，軸性疼痛発生率，術後の屈伸・回旋可動域改善，visual analogue scale(VAS)の改善，後頸部筋横断面積の減少率低下が認められ，改良における有効性を示唆している。C2周辺は拘縮要因が比較的低い部位であるために，自動的要素を可能とする筋要素による機能が重要となる。

　上位頸椎の場合，筋要素である頸半棘筋が温存できたことは，軸性疼痛発生防止に一役買っているものと考えられる。

　東野らの報告[31]では，C7温存例の術前術後のJOAスコア，VASスコアの推移，硬膜管狭窄の変化，アライメントの変化を調査した結果，良好な成績を示したとしている。C7棘突起周囲は僧帽筋，小菱形筋などが付着すると同時に，項靱帯を介して頭蓋骨を連結する部位である。すなわちC7棘突起周囲は，頭部や上肢帯の質量を支える重要な部位と考えることができる。この部位の重要性については，術後の頭部・甲帯アライメントの関係から推察ができる。術後のアライメントを観察すると，軸性疼痛重症例の場合，頸椎後弯傾向が強くなると同時に，脊椎全体の後弯傾向や肩甲骨の下方回旋位を強める傾向にあるからである(図36)。

　東野らの報告をもとに術後の姿勢変化を考えると，従来の方法であったC7手術例は，頭部・上肢帯の質量を引きとめることができなくなり，頭部・上肢帯を前方・下方へ変位させることとなる。その結果，手術侵襲周囲の軟部組織や神経根が過牽引され，様々な要因によって疼痛が発生するものと考えられる。そのため頭部を前方変位させないための術

図36　軸性疼痛発生重症例に対する姿勢からのアプローチ

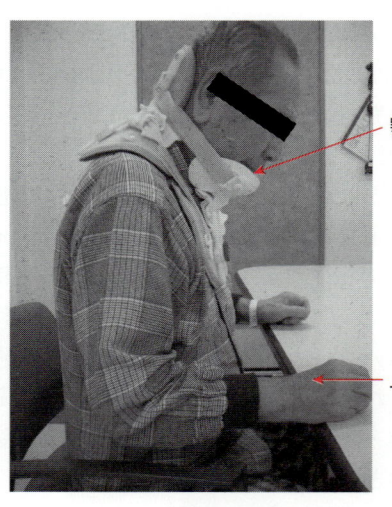

（顎をひき，顎から固定されている様子／上肢を台の上にのせ，免荷している様子）

後の装具療法と，上肢帯免荷の工夫をする必要性が考えられる。

4 椎間関節にストレスを与える要因

神経根（radiculopathy）・脊髄症状（myelopathy）は，脊髄・脊髄神経に圧迫因子が加わることにより症状が発現しているので，その症状自体に対してのリハビリテーション治療は不可能といえる。治療は圧迫・狭窄要因に対して外科的・保存的治療（ブロック注射，カラーによる固定）が選択される。

リハビリテーションにおいて重要なこと（可能なこと）は，椎間関節への筋・アライメント要素による負荷量を軽減させて関節構造を保つことといえる。われわれは以下3つの筋要素の評価からアライメント異常を評価し，リハビリテーションで行える治療は何かを考え，それぞれに対し治療を行っている。

a 姿勢アライメント障害発生因子

1）頚部伸展筋群拘縮による影響

頚部伸展筋群が短縮（図37）すれば，頚椎の可動域制限（頚椎前弯が消失）が出現し，後方ストレスが増悪する原因となる（図38）。

頚部伸展筋群拘縮が後方ストレスを増強させている一因であれば，リハビリテーションでは頚部屈曲可動域の拡大を行うことが必要である。時折 MRI にて，固有背筋が萎縮を起こし脂肪変性（図39）を生じている症例をみることがある。その場合，臨床上，伸展筋の短縮が著明であり，頚椎前弯アライメントが消失していることが多く見受けられる。

MRI にて伸展筋に変性を生じていない症例に比べると治療に難渋することが多く，治

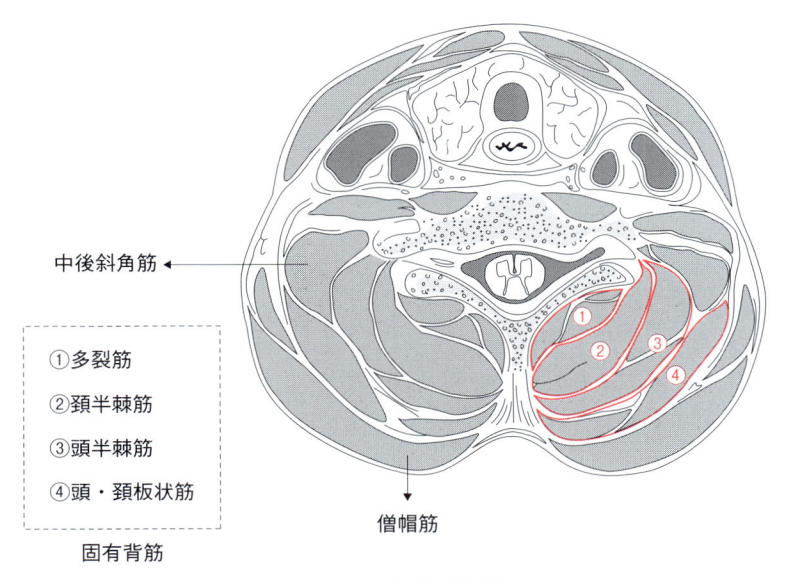

中後斜角筋

①多裂筋
②頚半棘筋
③頭半棘筋
④頭・頚板状筋

固有背筋

僧帽筋

図37　頚部伸展筋群
第6頚椎の高さの頚部の横断面を上方から見る。

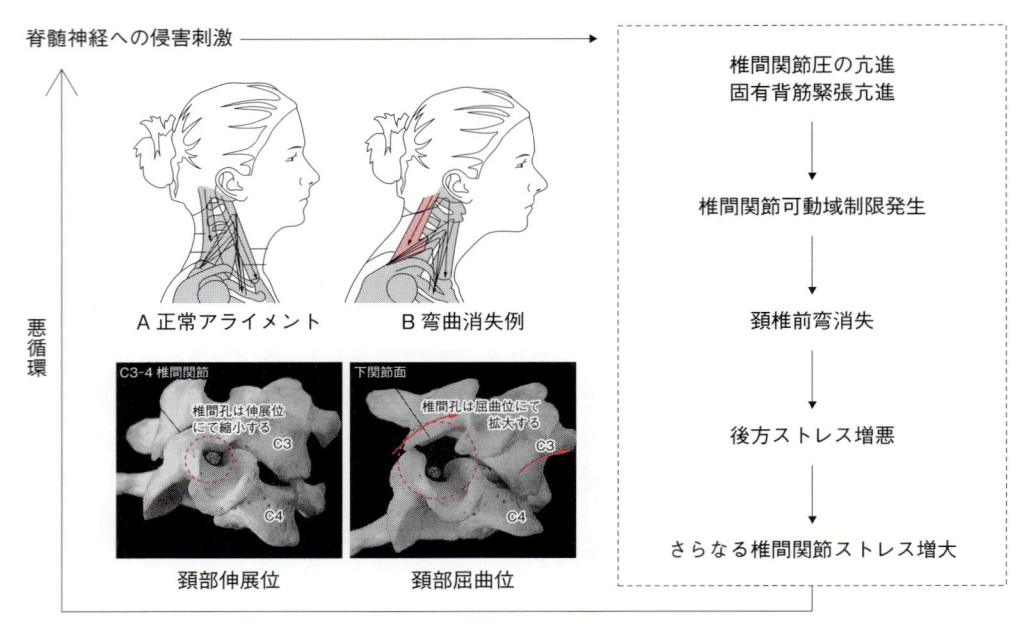

図38 椎間関節可動域制限による影響

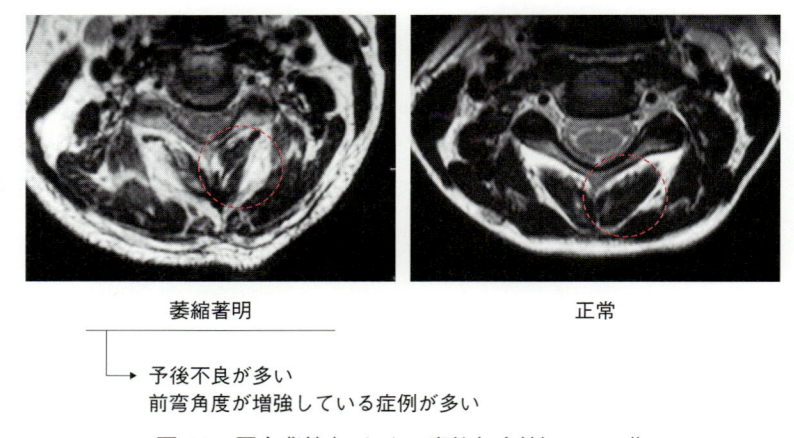

図39 固有背筋(いわゆる脊柱起立筋)のMRI像

→ 予後不良が多い
前弯角度が増強している症例が多い

癒に時間を要する場合がある。MRIにて筋の変性をみるのもリハビリテーションにとっては重要な事項となる。

2) 椎間板性疼痛(関連痛)による影響

椎間板性疼痛[11]による関連痛は，棘下筋・棘上筋・菱形筋に生じる。菱形筋の過緊張により肩甲骨は内転位に固定(図40)させるとともに，頚椎の動的安定化機構として重要なC7棘突起にストレスが加わることとなる。肩甲骨内転固定位となれば，頚-肩甲帯アライメント不良が発生し，頚椎のみでなく肩甲胸郭関節の機能低下をも生じる原因となる。

3) 椎間関節圧亢進による影響

椎間関節に負荷がかかることにより椎間関節圧が亢進するが，項頚部に愁訴を有する場

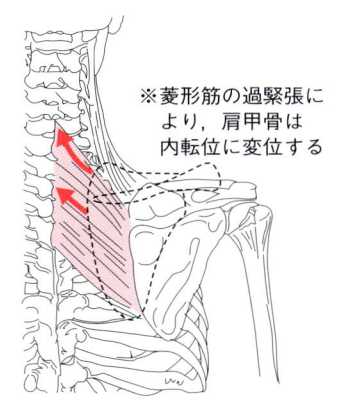

図40　菱形筋の過緊張により生じる内転位固定

※菱形筋の過緊張により，肩甲骨は内転位に変位する

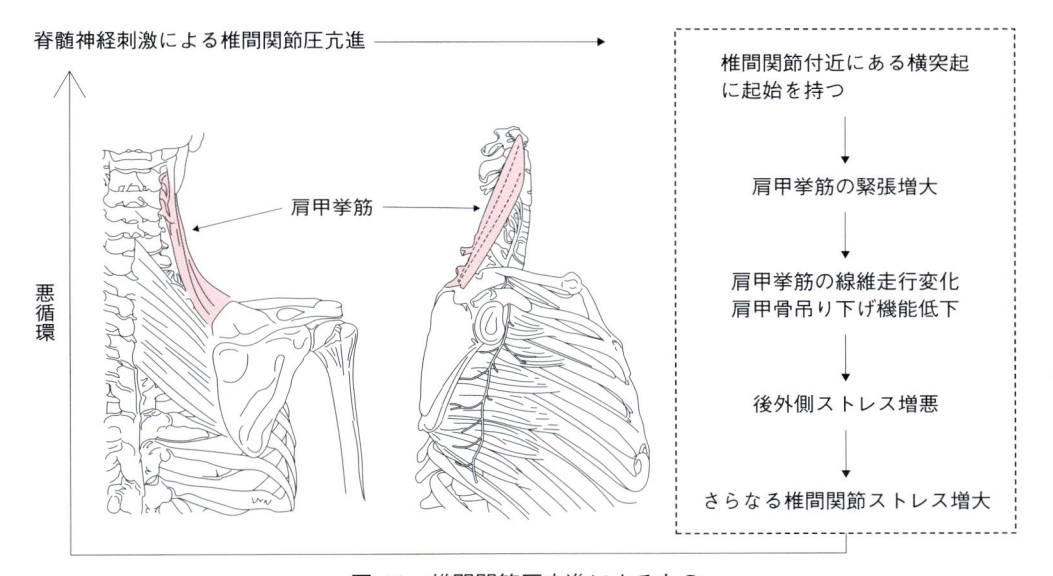

図41　椎間関節圧亢進によるもの

脊髄神経刺激による椎間関節圧亢進

悪循環

肩甲挙筋

椎間関節付近にある横突起に起始を持つ
↓
肩甲挙筋の緊張増大
↓
肩甲挙筋の線維走行変化
肩甲骨吊り下げ機能低下
↓
後外側ストレス増悪
↓
さらなる椎間関節ストレス増大

合，肩甲骨上角部痛を認める症例を多くみる。その原因として肩甲挙筋の影響がある。椎間関節圧の上昇とともに，付近にある横突起に起始を持つ肩甲挙筋にまで圧亢進が波及するからと考えられる。肩甲挙筋の過緊張は肩甲骨上角を内上方に引き上げるとともに，頸椎には側屈ストレスが加わることとなる。これが結果的に，外側方向へのストレスを発生させる要因となる（図41）。

　多くの場合，1）～3）は相互に関連し，筋要素由来のストレスを発生させることとなる。

　長期化すれば，1）～3）の要因はさらに増強し，悪循環を招く結果となるので，その悪循環を断ち切る治療が必要となる。

D 治療方法とそのポイント

1 頚椎症状へのアプローチ方法

　頚椎症状（myelopathy radiculopathy）に対してアプローチを考えていく際に，呈している神経根・脊髄症状へ直接アプローチすることは不可能であり，それを引き起こしている圧迫要因に対してのアプローチが必要となる．もし，その圧迫要因が骨棘やヘルニアによるものであれば，外科的治療やブロック注射，安静（カラー固定）の対象となり，リハビリテーションの対象外となるが，C2で示すような筋要素が二次的圧迫要因となっているのであれば，その部位はリハビリテーション治療対象領域となる（図42）．まず，全身アライメント評価を行うべきであり，いわゆる頚椎の弯曲が保たれているかをみることから治療は始まる．

　アライメント異常を認め，頚椎症状を訴える場合，チェックすべき可動域部位は椎間・肩甲胸郭関節である．この2つの可動域に柔軟性が得られ，アライメント不良が緩和されてくると椎間関節にかかるストレスが軽減してくるので，頚椎症状の緩和につながってくる．

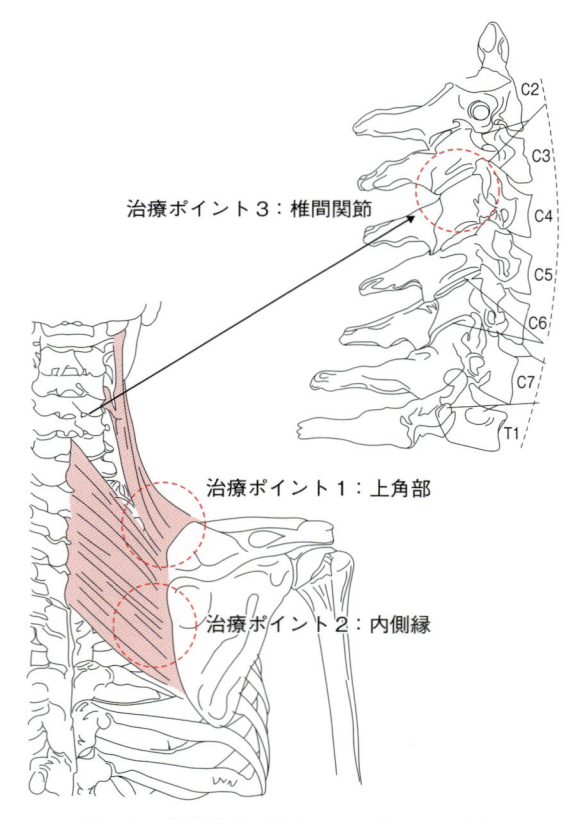

図42　頚椎疾患に必要なアプローチ部位

D. 治療方法とそのポイント　33

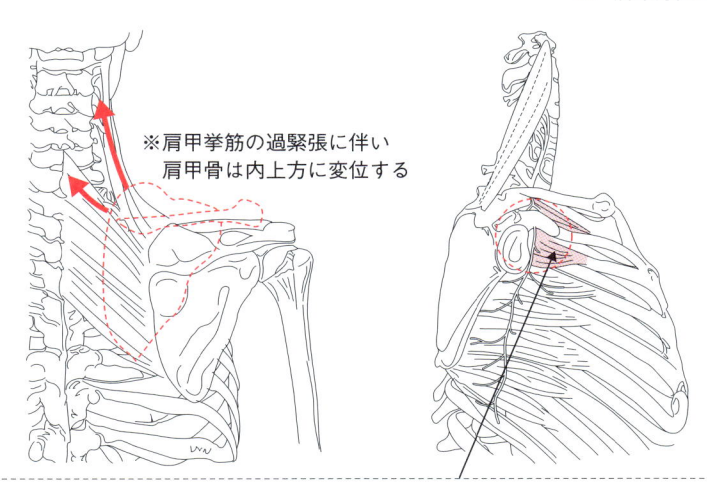

※肩甲挙筋の過緊張に伴い肩甲骨は内上方に変位する

※上角の柔軟性を得るためには肩甲挙筋・小菱形筋の緊張緩和が必要となるが，拮抗筋の作用を持つ前鋸筋との関係を考えねばならない。前鋸筋の上角に停止を持つのは，特に上方線維であり，第1，第2肋骨から起始を持つ線維である。

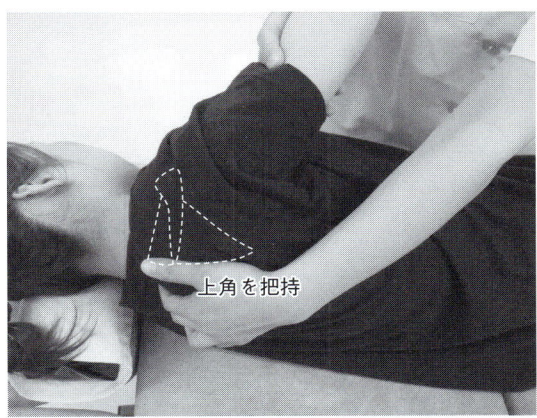

療法士は片方の手で上角，もう片方の手で上肢を把持する。上肢を把持する理由としてはあくまで肩甲上腕関節筋群の過剰収縮を起こさせないようにするためであるので，軽く把持する程度でよい。

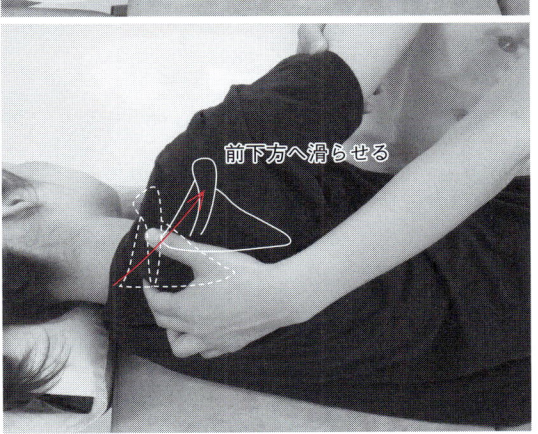

上角を把持

上角を前下方へ滑らせながら上肢の緊張が入らないように配慮する。
肩甲挙筋・小菱形筋と前鋸筋（上方線維）の収縮をリズミカルに行い，柔軟性が得られれば上角をさらに前下方へと移動させていく。

前下方へ滑らせる

図43a　治療ポイント1

I 頚椎

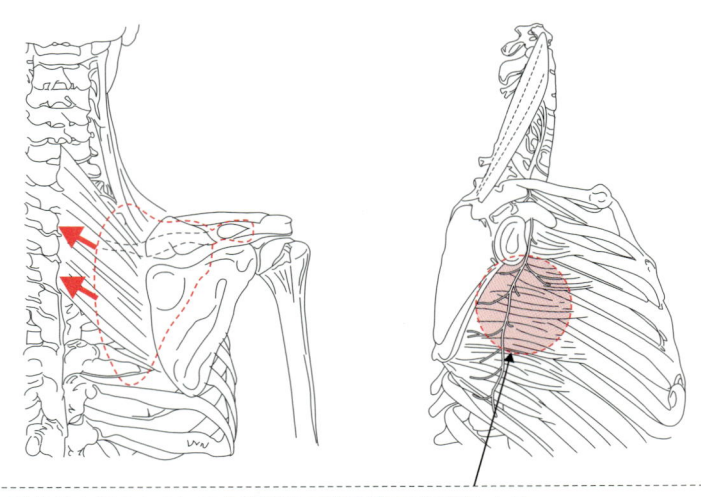

※内側縁の柔軟性を得るためには大菱形筋の緊張緩和が必要となる。
前鋸筋の内側縁に停止を持つのは，特に中部線維であり，第3から第5，第6肋骨に起始を持つ線維である。

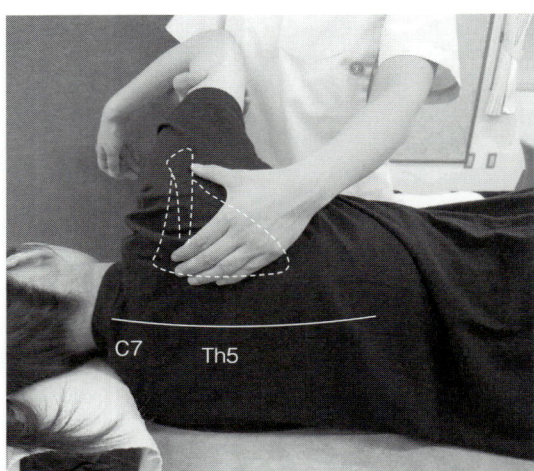

療法士は片方の手で内側縁，もう片方の手で上肢を把持する。
上肢を把持する理由は上角へのアプローチ同様，あくまで肩甲上腕関節筋群の過剰収縮を起こさせないようにするためであるので，軽く把持する程度でよい。

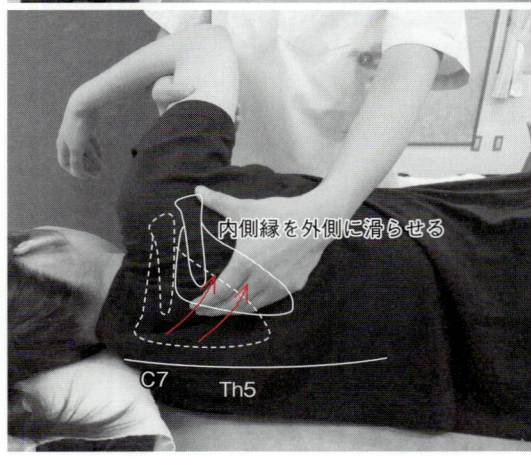

内側縁を外側方向へ滑らせながら上肢の緊張が入らないように配慮する。
大菱形筋と前鋸筋（中部線維）の収縮をリズミカルに行い，柔軟性が得られれば内側縁をさらに外側へと移動させていく。

図43b　治療ポイント2

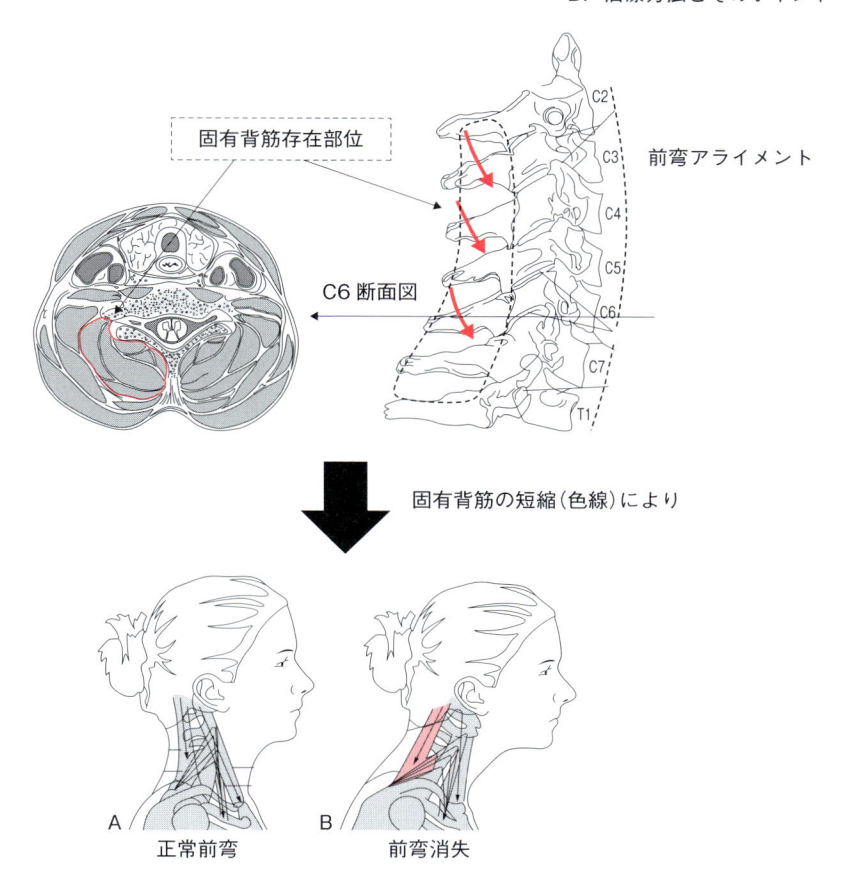

D. 治療方法とそのポイント　35

固有背筋存在部位

C6断面図

前弯アライメント

固有背筋の短縮（色線）により

A　正常前弯　　B　前弯消失

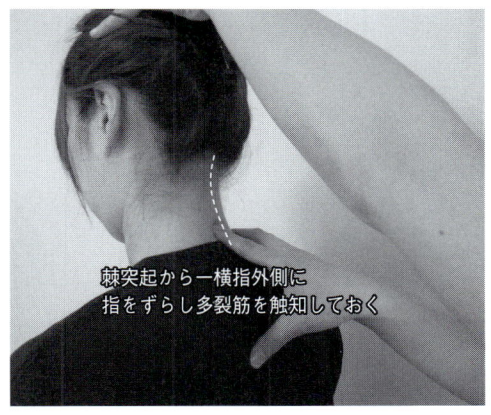

棘突起から一横指外側に
指をずらし多裂筋を触知しておく

多裂筋を触知下で疼痛が出現
しないかを確認しながら頚椎の
可動性を拡大していく

頚部を軽く前後屈を加え，伸展した際には，固有背筋にアシストを加え，屈曲した際には伸張を加えていく。
疼痛刺激はさらに椎間関節に侵害刺激を与える要因となるので必ず疼痛を聴取しながら行う。

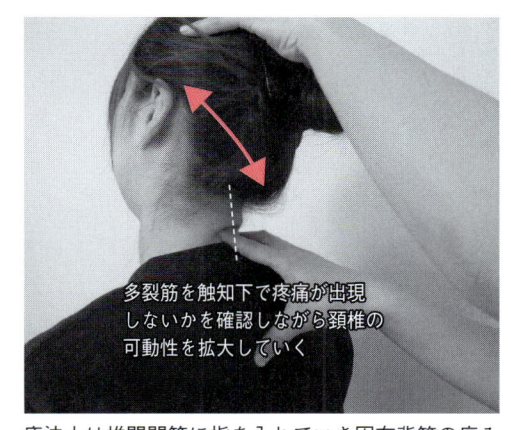

療法士は椎間関節に指を入れていき固有背筋の痛みがどの椎間で生じているのかを確認する。
片方の手は頚部を固定しておき，なるべく頚部を安定した状態で行う。

図43c　治療ポイント3

肩甲胸郭関節の治療を行う際に考えねばならないのは，肩甲挙筋・菱形筋の緊張緩和が重要な要素となってくるので，肩甲骨の上角から内側縁が主な治療部位となることである．

当然，肩甲骨は上内側方向に変位しているが，それを正常な位置に戻すためには前鋸筋の機能が必須となってくる．

つまり，上角に対しては肩甲挙筋・小菱形筋と前鋸筋の上方線維（上角から第1，第2肋骨に停止する），内側縁に対しては大菱形筋と前鋸筋の中部線維（内側縁から第3，第4肋骨に停止する）への治療が必要となる（図43a，b）．

肩甲胸郭関節の可動域が獲得され，症状の軽減が認められない場合は，椎間関節への治療が必要となってくる．椎間関節の可動域が制限されている場合は，深層に存在する固有背筋が特に圧痛を有する症例が多い．そのため，筆者は深層の多裂筋に触診下（図43c）でリラクゼーションを加えていく方法をとっている．

E ケーススタディ

1 頚椎椎間板ヘルニアにより頚椎症性神経根症を呈した症例

症例：60歳代，女性，主婦
診断名：頚椎椎間板ヘルニア
現病歴：1カ月前より症状発現．経過をみていたが症状の軽減を認めないため，リハビリテーション（以下リハ）を依頼．
リハ依頼内容：症状改善によるADLアップ．
OT初期評価：
- 主訴：頚部痛．示指・中指のしびれ．頚部の位置により放散痛あり．
- 神経学的所見：右深部腱反射，病的反射（トレムナー）陽性．筋緊張は特に左右差なし．
- 身体機能所見：右上腕三頭筋4レベルと低下を認めた．感覚は触覚・痛覚ともに右にて優位に低下していた．関節可動域（range of motion：ROM）はほぼ左右差なし．握力，右15 kg 左22 kg（健側比68％）．
- ストレステスト（スパーリングテスト）：右示指のしびれが増強．
- 圧痛：肩甲骨上角（肩甲挙筋），肩甲骨体部（棘下筋）に著明．

Thinking Point !!
1) 現在生じている疼痛の解釈
2) リハで行うべき治療内容

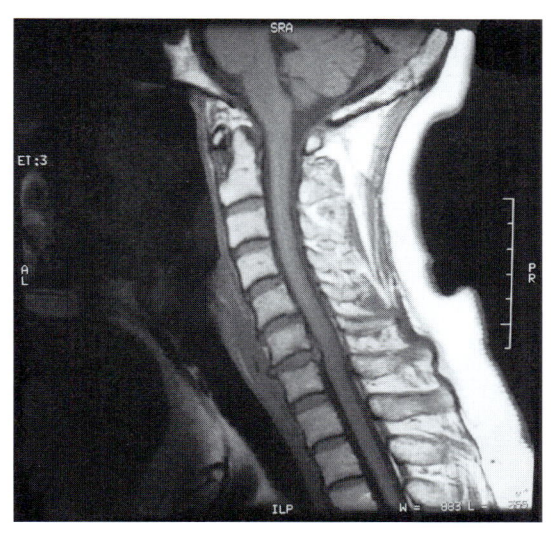

図 44　頚椎椎間板ヘルニア MRI 像
C6-7 にヘルニアによる突出がみられる。

a　Thinking Point の解釈

1）現在生じている疼痛の解釈

　MRI からも見てわかるように，C6-7 の椎間板ヘルニアによる神経根への圧迫症状が疼痛の原因と考えられる。

　C6-7 間にヘルニア（図 44）があることから障害神経根は C7 であると考えられる。示指・中指にしびれが出現していることと上腕三頭筋に筋力低下を認めていること，頚部痛を生じていることから臨床症状とも当てはまる。

2）リハで行うべき治療内容

　リハでは神経根への侵害刺激により生じた頚椎へのストレスを軽減させることが重要となる。詳しくは「C-4. 椎間関節にストレスを与える要因」を参照されたい（⇒29 頁）。

b　Thinking Point を考慮しアプローチした結果

　リハ開始 2 カ月後，しびれはほぼ消失（1/10 へ軽減），頚部痛・上肢放散痛消失，スパーリングテスト陰性となった。上腕三頭筋の筋力は 4 レベルと低下を認めたままであったが，握力は右 16 kg（健側比 73%）と改善を認めた。

　呈していた神経根症状は消失し，症例の主訴もほぼなくなったため，リハ終了となった。

② 椎間孔拡大術後，過外転症候群を呈した症例

症例：30 歳代，男性，営業職
診断名：頚椎症性神経根症（図 45）。

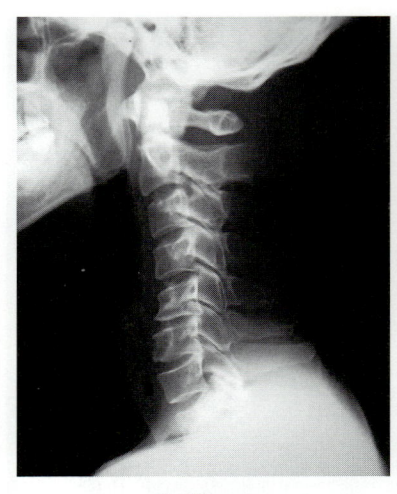

a. 側面像 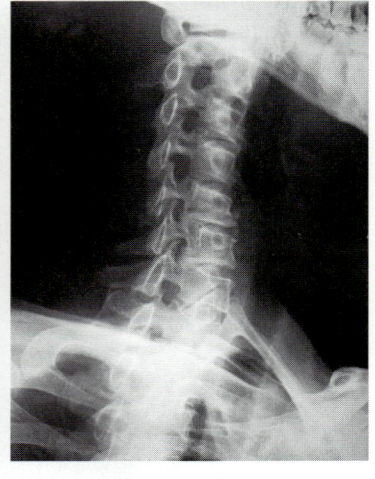　　　　　　　　　　b. 右斜位像

図 45　頚椎症性神経根症の X 線所見
a. 頚椎前弯は消失。C5-7 椎体の骨棘増生が著明である。
b. C5-6, 6-7 に骨棘増生に伴う椎間孔の狭窄を認める。

現病歴：半年前より右手に疼痛・しびれ出現(特に母指)。症状の改善を認めないので，外科的治療(C5-6・C6-7 椎間孔拡大術，C6 右片開き法)が行われた。

既往歴：頚椎椎間板ヘルニア(8 年前より)。

OT 初期評価：術後翌日から ADL 改善のために作業療法が開始された。術後経過は良好で，術前に呈していた神経根症状はほぼ改善されたが，肩関節前方の突っ張りと挙上障害が残存したため再度評価を行い，治療方法の再検討を行った。

・主訴：反対側の肩を触ろうとすると前方での突っ張りがひどい。肩外転時，腋窩での突っ張りが重度。

・アライメント：肩甲骨前傾肢位を呈していた。触診下で小胸筋・大胸筋(特に三角筋との移行部)の緊張異常が原因であると考えた。

・圧痛：小胸筋，腋窩鞘。

・関節可動域(ROM)：他動にて制限は認めないが，肩甲骨を静止した状態で肩外転させると腋窩での突っ張り増強，手指にしびれが発現した。

上記所見より症例に生じている症状の原因は過外転症候群であると考えた。

─ **Thinking Point !!** ─
1) 過外転症候群とは
2) リハビリテーションで行うべき治療内容
3) 他に疑うべき疾患

a Thinking Point の解釈

1) 過外転症候群とは（「B-3. 胸郭出口症候群」図28d 参照⇒ 21 頁）

いわゆる肩甲部での解剖学的通路が狭小した結果, 生じる圧迫性の腕神経叢障害である。

烏口突起下で, 小胸筋の腱に神経血管束が圧迫される結果起こり, 患側の腕を最大位まで外転したときや, 挙上したときにこの症状は増強する。

2) リハビリテーションで行うべき治療内容

基本的には, 圧迫要因（腋窩での神経血管束の狭窄）を取り除くことが重要となる。肩甲骨アライメント異常は, 小胸筋過緊張による肩甲骨前傾により生じている。

小胸筋の柔軟性を確保することが必要であるが, まず表層に存在する大胸筋の緊張をコントロールする。大胸筋の緊張は, 上腕内転を起こすので外転時, 腋窩での圧迫を増強する。まず, 大胸筋のコントロールから行い, それが確保できれば小胸筋への治療に入る。

3) 他に疑うべき疾患

いわゆる胸郭出口症候群との鑑別が必要となる。過外転筋症候群も胸郭出口症候群に含まれるが, その他, 斜角筋症候群（頚肋症候群）・肋鎖症候群との鑑別も必要となる。

詳しくは「B-3. 胸郭出口症候群」の項を参照のこと（⇒ 20 頁）。

文献

1) 矢吹省司, 菊地臣一：臨床解剖, 越智隆弘, 菊地臣一（編）：頚椎症, NEW MOOK 整形外科 No. 6, pp 1-12, 金原出版, 1999
2) Panjabi M, White Ⅲ AA：Biomechanism of nonacute cervical spine trauma. In：The Cervical Spine. 2nd ed, pp 91-96, JB Lippincott, Philadelphia, 1989
3) 鐙 邦芳・他：Spinal Instrumentation のための解剖とバイオメカニクス―胸腰椎～腰仙椎, 金田清志（編）：脊椎インストルメンテーション. 整形外科 MOOK No. 60, pp 23-36, 金原出版, 1990
4) Clausen JD, et al：Uncinate processes and Luschka joints influence the biomechanics of the cervical spine；quantification using a finite element model of the C5-C6segment. J Orthop Res 15：342-347, 1997
5) Milne N：The role of zygapophysial joint orientation and uncinate processes in controlling motion in the cervical spine. J Anat 178：189-299, 1991
6) 山元 功・他：Spinal Instrumentation のための解剖とバイオメカニクス―上位頚椎, 金田清志（編）：脊椎インストルメンテーション. 整形外科 MOOK No. 60, pp 1-8, 金原出版, 1990
7) Penning L, Wilmink JT：Rotation of the cervical spine；A CT study in normal subjects. Spine 12：732-738, 1987
8) Dvorak J, Panjabi MM：CT-function diagnostics of the rotatory instability of upper cervical spine；1. An experimental study on cadavers. Spine 12：197-205, 1987
9) Werne S：The possibilities of movement in the craniovertebral joints. Acta Orthop Scand 28：165-173, 1959
10) Lysell E：Motion in the cervical spine. An experimental study on autopsy specimens. Acta Orthop Scand（Supple）123：18-57, 1969
11) Cloward RB：Cervical discography. A contribution to the etiology and mechanism of neck, shoulder and arm pain. Ann Surg 150：1052-1064, 1959
12) 国分正一, 鳥巣岳彦（監修）：標準整形外科学. 第 10 版, 医学書院, 2008
13) 和田英路, 米延策雄：頚椎症性脊髄症の病態, 越智隆弘, 菊地臣一（編）：頚椎症. NEW MOOK 整形外科 No. 6, pp 12-22, 金原出版, 1999
14) 松本守雄, 藤村祥一：MRI からみた健常者頚椎椎間板ヘルニアの推移. 越智隆弘, 菊地臣一（編）：頚

椎症．NEW MOOK 整形外科 No. 6，pp 308-312，金原出版，1999
15) Crandall PH, et al : Cervical spondylotic myelopathy. J Neurosurg 25 : 57-66, 1966
16) 千葉一裕，戸山　昭：頚椎症手術成績不良例の病態と治療．越智隆弘，菊地臣一（編）：頚椎症．NEW MOOK 整形外科 No. 6，pp 172-181，金原出版，1999
17) 山下敏彦，横串算敏：頚椎症の手術成績に関与する因子．越智隆弘，菊地臣一（編）：頚椎症．NEW MOOK 整形外科 No. 6，pp 181-189，金原出版，1999
18) 国分正一：頚椎症性脊髄症における責任椎間高位の神経学的診断．臨整外 19：417-424，1984
19) Kokubun S, et al : Cervical myelopathy in the Japanese. Clin Orthop 323 : 129-138, 1996
20) 大谷晃司：高齢者の頚椎症・頚髄症の画像診断とその特徴．MB Orthop 20(13)：7-14，2007
21) 大和田哲雄：高齢者の頚髄症―その病態と手術成績．越智隆弘，菊地臣一（編）：頚椎症．NEW MOOK 整形外科 No. 6，pp 223-230，金原出版，1999
22) 田中靖久，国分正一：頚部神経根症と頚部脊髄症の症候による診断．越智隆弘，菊地臣一（編）：頚椎症．NEW MOOK 整形外科 No. 6，pp 12-22，金原出版，1999
23) 永田見生：頚肩腕症候群の診断―狭義と広義の頚肩腕症候群．MB Orthop 13(12)：1-9，2000
24) 田中靖久：頚部神経根症と頚部脊髄症の診断；特徴的症候と高位診断．MB Orthop 16(8)：13-20，2003
25) 山下俊彦・他：関節の神経分布と関節痛 椎間関節の神経支配と感覚受容器の分布．関節外科 16(8)：91-96，1997
26) 立原久義：椎間関節の炎症は神経根障害を惹起するか？　臨整外 41(5)：531-537，2006
27) 山本直也・他：En-bloc laminoplasty の術後軸性疼痛の検討．骨・関節・靱帯 18(4)：295-303，2005
28) 細野　昇・他：痛みをとらえる脊椎とその周辺から痛みの診断―頚椎症性脊髄症における軸性疼痛．臨整外 28：405-411，1993
29) Hosono N, et al : Neck and Showlder pain after laminoplasty. A noticeable complication. Spine 21 : 1969-1973, 1996
30) 竹内和成・他：C2 頚半棘筋を完全温存した C3 椎弓切除による頚椎開大術．骨・関節・靱帯 18(4)：317-323，2005
31) 東野恒作・他：頚椎症性脊髄症に対する頚椎椎弓形成術における C7 棘突起温存は，神経学的長期成績の不良因子とならない．骨・関節・靱帯 18(4)：325-330，2005

参考文献

森　於菟・他：総説・骨学・靱帯学・筋学．解剖学 第 1 巻，金原出版，1982
坂井建雄，松村讓兒（監訳）：プロメテウス解剖学アトラス　解剖学総論，運動器系．医学書院，2007
国分正一，鳥巣岳彦（監修）：標準整形外科学．第 10 版，医学書院，2008
頚椎症性脊髄症ガイドライン策定委員会編集：頚椎症性脊髄症診療ガイドライン．南江堂，2005
相磯貞和：ネッター解剖学図譜．丸善，2001
矢吹省司：病態，脊柱管・椎間孔と神経組織の解剖．MB Orthop 16(8)：6-12, 2003
米延策雄：頚椎症性脊髄症の病態・診断・治療．整形外科 58(1)：73-81, 2007
Hoppenfield S（著），津山直一（監訳）：整形外科医のための神経学図説―脊髄・神経根障害レベルのみかた，おぼえかた．新装版，南江堂，2005
渡辺雅彦：頚肩腕症候群―原因疾患別の症状を中心に．MB Orthop 13(12)：10-16, 2000
Neumann DA（著），嶋田智明・他（訳）：筋骨格系のキネシオロジー．p 299，医歯薬出版，2007

肩関節　Ⅱ

A 基本構造

1 肩関節の骨格（図1）

　肩関節は，肩甲骨（scapula）・鎖骨（clavicle）からなる上肢帯と上腕骨により形成される。

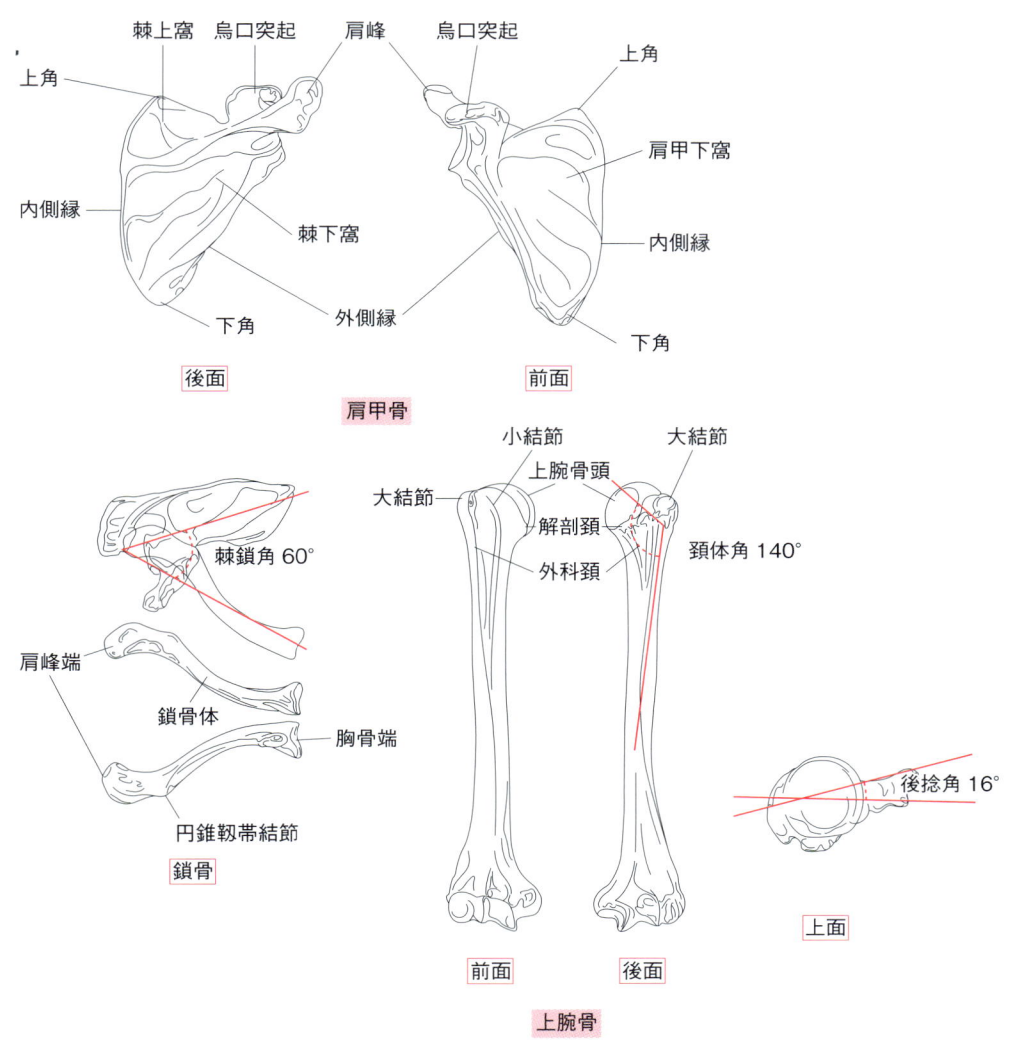

図1　肩関節を構成する骨格

a 肩甲骨，鎖骨

　肩甲骨は，胸郭の背面に位置（第2～第8肋骨）する三角形の扁平骨である．肩甲骨の前面，後面にはそれぞれくぼみがあり，前面に存在するくぼみを肩甲下窩という．後面に存在するくぼみは，肩甲棘を境に分けられ，肩甲棘より上方に位置するくぼみを棘上窩，下方を棘下窩といい，それぞれの陥凹には，同名の筋肉が付着する．肩甲骨の前面は，肋骨に向かい，肩甲胸郭関節（scapula-thoracic joint：S-T jt）を形成する．肩甲棘の外側端は大きな突起となり，肩峰を形成する．

　鎖骨は，全体として緩いS状の弯曲を持つ骨であり，成人で約12～15 cmの長さを持つ．

　鎖骨外側端と肩峰は関節面〔肩鎖関節（acromio-clavicular joint：A-C jt）〕を形成し，胸鎖関節〔sterno-clavicular joint：S-C jt（肩甲骨の動きの支点）〕と連動して，肩甲骨が上腕骨の運動に伴って動くことを可能にしている．

　また，肩峰は烏口突起と烏口肩峰靱帯（coraco-acromial ligament：C-A lig）により連結され，烏口肩峰アーチ（図2）を形成している．烏口肩峰アーチは，肩峰と上腕骨頭間に存在する腱板筋・肩峰下滑液包とともに，第2肩関節を形成している．

　第2肩関節は，いわゆる機能的関節であり，骨同士による関節構造は有していない．

　肩甲骨外側端にある関節窩は，上腕骨頭と関節を形成（肩甲上腕関節：glenohumeral joint：G-H jt）する．肩甲上腕関節は，運動性を主体とした関節であり，最も可動性に富む．その反面，骨性の安定性は低く（上腕骨頭の約1/3の大きさしかない），肩甲上腕関節

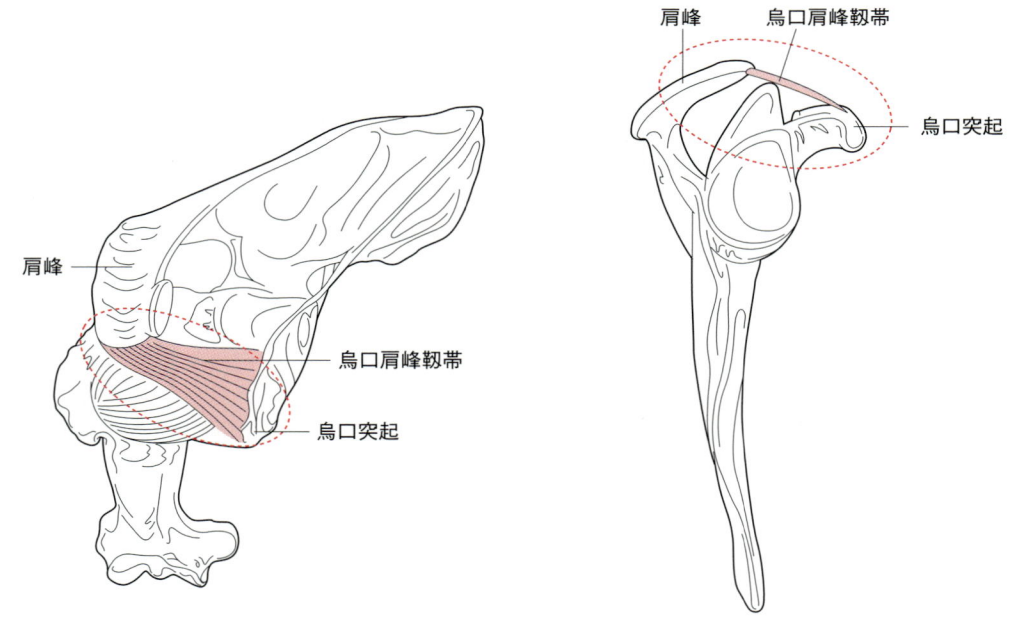

図2　烏口肩峰アーチ
肩峰・烏口突起・烏口肩峰靱帯より構成される．

周囲には，白色線維軟骨性の関節唇(labrum)や靱帯，筋，腱があり，その力学的弱点を補強しているといえる．

b 上腕骨

上腕骨(humerus)は太い長骨(男性約29〜30 cm，女性約27 cm)で，上下端と骨幹部に区別できる．上腕骨の上端は上腕骨頭といい，前面から見ると上腕骨に対して約140°の傾き(頚体角)を持つ．上腕骨頭は著しく大きく，関節窩の約3倍の大きさを持つ．骨頭周囲は，浅い溝が輪状に取り巻くため，やや細くなり解剖頚をつくる．解剖頚には2つの骨隆起が存在し，後外側のものを大結節，前内側のものを小結節という．大結節と小結節の間には結節間溝があり，上腕二頭筋腱が走行する．大・小結節の直下で上腕骨体に移る部位は外科頚といわれ，さらに細くなる．外科頚周囲には，上腕骨頭への栄養血管となる後上腕回旋動脈が走行しており，この部位での関節内・粉砕骨折による動脈損傷は，骨頭壊死の危険性があるといえる(「B-3．上腕骨頚部骨折」の項参照⇒60頁)．骨幹部は上方から見た場合，ねじれが生じており，後捻角(図1)と呼ばれている．後捻角は，上腕骨頭の軸を肘関節の上顆軸に投影することで測定でき，成人で約16°，新生児で約60°である．後捻角と肩甲帯アライメントの関係を以下に述べる．

- 上肢帯アライメント[1]

上方から見ると肩甲骨は冠状面に対して約30°の角度を持ち，肩甲骨と鎖骨は約60°の角度(棘鎖角，図1)をなしている．この角度は成人になるに従い増加する傾向にある．

この角度が存在することにより，手作業を行う際に，視野と運動の協調性を生み出すことが可能となっている．小児の場合，後捻角により棘鎖角を代償し，視野と運動の協調性を生み出すことが可能となっており，成人になるにつれその代償は必要なくなるため，後捻角は減少していく．

2 肩関節を連結する関節構造

肩関節は，5つの関節(図3)から構成され，広範な腕の運動に関与する．5つの関節のうち，3つは滑膜性の関節構造を呈するが，残り2つの関節は，機能的関節構造を呈する．以下にそれぞれの関節構造について述べる．

a 肩鎖関節(acromio-clavicular joint：A-C jt，図4)

肩峰と鎖骨肩峰端により構成される平面関節である．胸鎖関節と連動し，肩甲骨が上腕骨と協調して動くことを可能にしている〔肩甲上腕リズム(scapulohumeral rhythm)〕．関節包(capsule)は緩く，関節上部は肩鎖靱帯によって被われ，僧帽筋筋膜とともに鎖骨端の上方転位を防いでいる．しかし，肩鎖靱帯のみでは強度が低く，それを補強するために烏口鎖骨靱帯が存在している．烏口鎖骨靱帯は関節を補強するのみでなく，肩甲骨運動の制動効果としても重要な役割を果たしている．

1) 烏口鎖骨靱帯(coraco-clavicular ligament：C-C lig)

烏口突起と鎖骨下面にある鎖骨菱形・円錐靱帯結節下の間に張る強靱な靱帯で，両者を

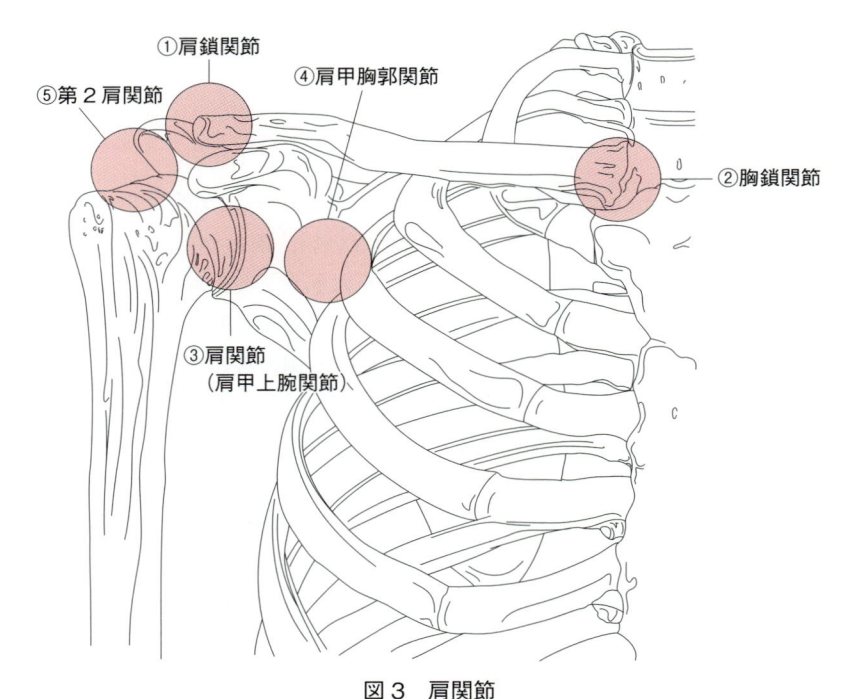

図3 肩関節
①～③は滑膜性関節構造をもち④, ⑤は機能的関節構造を指す。

①肩鎖関節　④肩甲胸郭関節　⑤第2肩関節　②胸鎖関節　③肩関節（肩甲上腕関節）

かたく結びつけ, A-C jt の副靱帯として作用する。C-C lig は2つに分けることができ, それぞれ関節制御構造が異なっている。

① **菱形靱帯（trapezoid ligament）**：烏口突起の小胸筋付着部後方から起始し, 鎖骨下面の菱形靱帯稜に停止する。この靱帯は, 肩甲骨の下方回旋を制動する作用を持ち, この靱帯に短縮が発生すれば棘鎖角減少の制限につながり, ADL動作では結滞動作（腰に手を回す動作）などに制限を認めることになる。

② **円錐靱帯（conoid ligament）**：烏口突起内側基部を頂上として逆三角形状に広がり, 円錐靱帯結節に停止する。この靱帯は, 肩甲骨の上方回旋を制動する作用を持ち, この靱帯に短縮が発生すれば棘鎖角増大の制限につながり, ADL動作では結髪動作（後頭部に手を回す動作）などに制限を認めることになる。

b 胸鎖関節（sterno-clavicular joint：S-C jt）

胸骨の鎖骨切痕と鎖骨の胸骨端により形成される関節である。鎖骨の胸骨端が大きく, 関節としての適合性はよくないが, 関節円板が介在することにより両者の適合性は増大している。また, 関節円板が存在することにより関節腔は完全に2分されている。

関節包は緩く, それを補強するために上面には鎖骨間靱帯, 前後面には胸鎖靱帯が存在している。また, 鎖骨間靱帯（interclavicular ligament）は, 鎖骨の肩峰端が押し下げられたとき, 胸骨端が浮き上がるのを制限している。その他, S-C jt には肋鎖靱帯が存在しており, 鎖骨の挙上角度を抑制するために作用している。

A. 基本構造　45

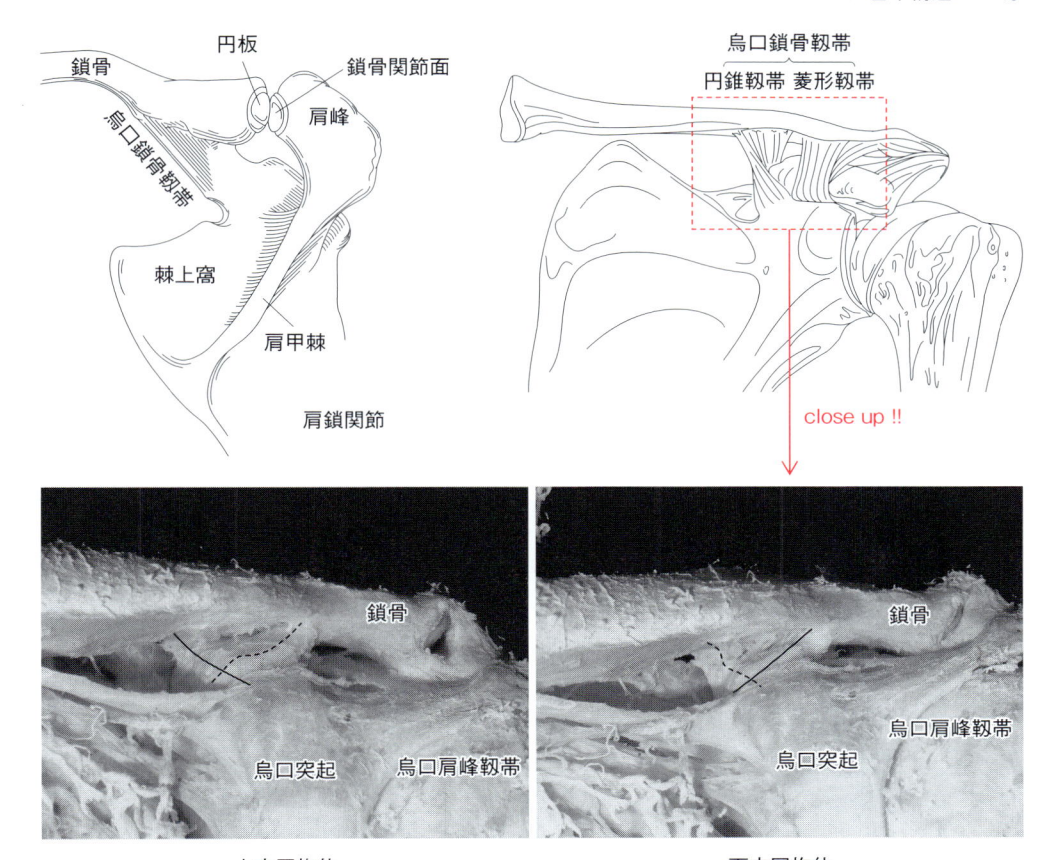

上方回旋位
円錐靱帯は緊張し，
菱形靱帯は緩んでいることに留意

下方回旋位
菱形靱帯は緊張し，
円錐靱帯は緩んでいることに留意

図4　肩鎖関節と烏口鎖骨靱帯

c 肩甲胸郭関節（scapula-thoracic joint：S-T jt）

　肩甲骨の肋骨面と胸郭との間に形成される関節である。S-T jt は，骨による関節面を持つわけでなく，肩甲下筋と前鋸筋との間に存在する疎性結合織間をすべることにより運動が行われる。A-C jt を支点として肩甲骨の運動は行われるが，その動きはあくまで受動的であり，いわゆる肩甲胸郭関節筋群（inter-scapula-thoracic muscle：ISTM）の機能に委ねられている。ISTM は，動作時の肩甲骨の安定性・運動に関与している。逆に肩甲骨の動きを制動させるために，C-C lig が存在しており，肩鎖靱帯を含めたこの靱帯損傷は，肩甲骨の運動不良を起こす原因となる。

d 肩甲上腕関節（glenohumeral joint：G-H jt）

　上腕骨頭と関節窩により球関節構造を呈する。上腕骨頭が関節窩の約3倍の大きさがあることと，関節窩が外側・上・前方を向き，骨頭は上腕骨軸に対して約30°後捻し，内側・上・後方を向いていることから，関節面としての適合性は非常に不安定である。

不安定要素と球関節構造を持つことにより，多軸性の動きを持つことが可能であるが，反面，容易に損傷を受けやすい。その不安定な関節構造を保護するために，軟部組織が関節周囲を保護するべく取り囲んでいる。補強要素は，静的支持機構(関節唇，関節包，靱帯)，動的支持機構(筋要素)に分けられる。ここでは静的支持機構の構造について述べる。

① <u>関節唇</u>：関節窩の辺縁を取り囲むように存在する線維軟骨で，臼蓋と骨頭の接触面を増加させるために存在している(図5)。

　関節唇[2]の上方部(時計に見立てた場合，10時～12時30分)は，上腕二頭筋腱が付着し，sublabral recess(肩甲頚部と上方関節唇間の完全に付着していない隙間をいう。健常者の約90%にみられることから正常像と考えられている)が存在する。この隙間の存在により挙上時に骨頭が入り込むスペースができ，上腕二頭筋長頭腱(long head biceps：LHB)がそのスペースに入ってきた上腕骨頭を押し下げている(depressor)。この sublabral recess と LHB は肩の安定化機構として非常に重要な作用を有する。

② <u>関節包</u>：関節包は，肩甲頚および関節唇とその外周から上腕骨の解剖頚，大小結節に付着している。関節包は肩関節の動きに伴い，関節を支持しながら伸張するが，緩く，関節運動を制動(多軸性の運動)するだけの強度はないため，表層は靱帯によって補強されている。関節包と靱帯の連結は，明確に区別することができず，関節包靱帯と呼ばれている。

　関節包下部には腋窩陥凹を認め，上腕骨頭が陥凹に納まることにより挙上・外転動作が可能となる(図6)。後述の下関節上腕靱帯複合体の短縮は，上肢挙上・外転動作により上腕骨頭の上方への突き上げ現象が生じることとなる。関節拘縮例では，関節造影により腋窩陥凹の消失が所見として認められる。G-H jt に付随する靱帯としては以下の2つが存在する。

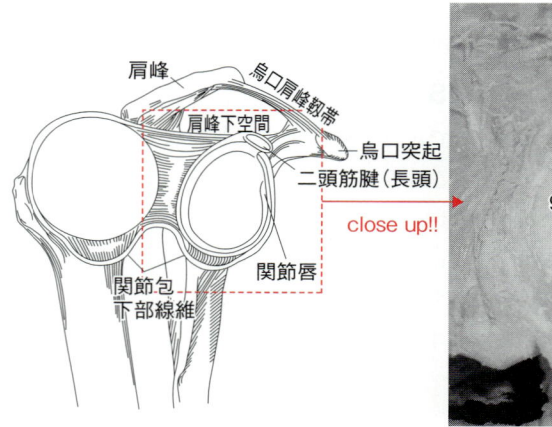

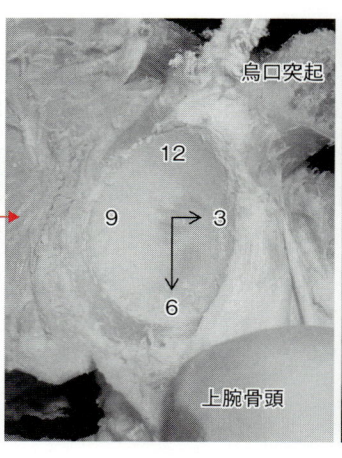

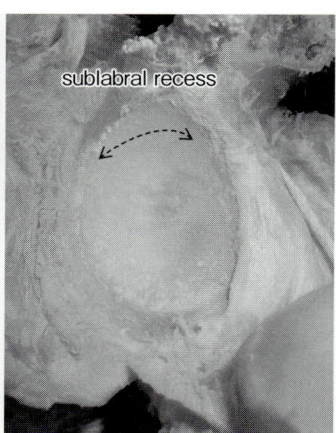

a. 安静状態
※関節窩を時計に見立てている

b. 上腕二頭筋長頭腱を牽引

図5　関節唇の構造
a. 安静の状態では上方関節唇と肩甲頚部に隙間が認められない。
b. 上腕二頭筋長頭腱を牽引することで上方関節唇と肩甲頚部に隙間が認められる。

1) 関節上腕靱帯（glenohumeral ligament：GHL）[3]

GHL は，関節包前面から後下方関節包にかけて存在し，大きく3つに分類（図7）できる。

① <u>上関節上腕靱帯（SGHL）</u>：関節唇前縁の上極から外側に走行し，小結節に付着する。

② <u>中関節上腕靱帯（MGHL）</u>：関節唇の前縁と臼蓋上前縁より外側下方に走行し，小結節下部に付着する。

③ <u>下関節上腕靱帯（IGHL）</u>：IGHL は，前後線維に区別でき，それぞれ前方（AIGHL）は前

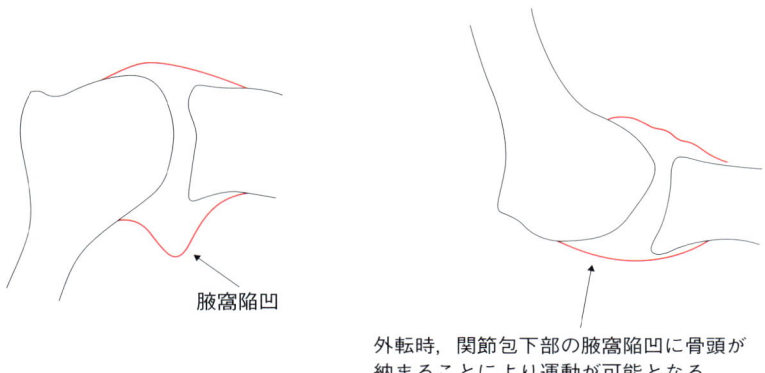

腋窩陥凹

外転時，関節包下部の腋窩陥凹に骨頭が納まることにより運動が可能となる

下垂位　　　　　　　　　外転位

図6　外転運動による関節包の形状変化

各関節上腕靱帯の走行

下関節上腕靱帯は骨頭の下方部から関節窩の後下方に走行している。
MGHL：中関節上腕靱帯　　IGHL：下関節上腕靱帯

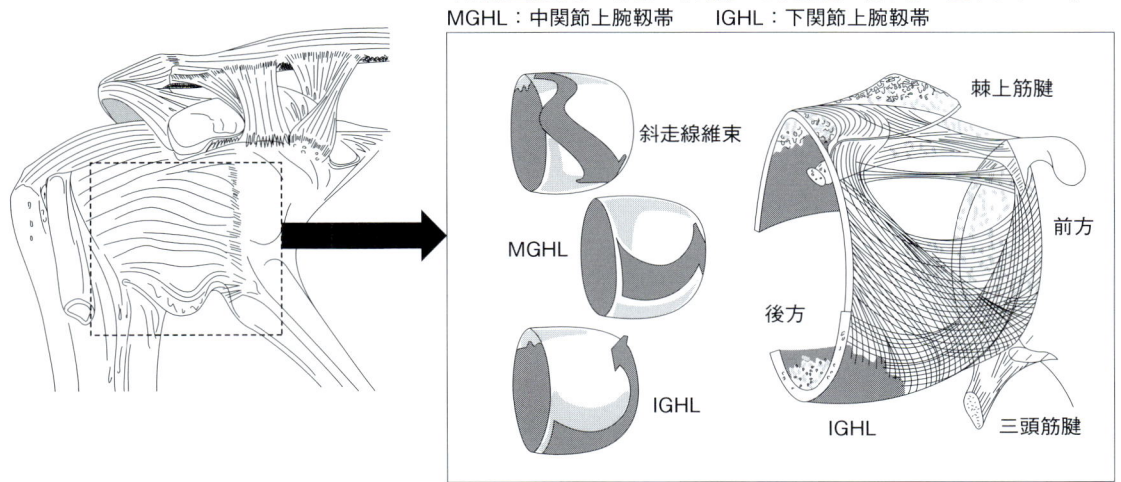

斜走線維束
MGHL
IGHL
棘上筋腱
前方
後方
IGHL
三頭筋腱

図7　関節上腕靱帯の構造

〔Gohlke F, et al：The pattern of the collagen fiber bundles of the capsule to the glenohumeral joint. J shoulder Elbow Surg 3：111-128，1994 より改変〕

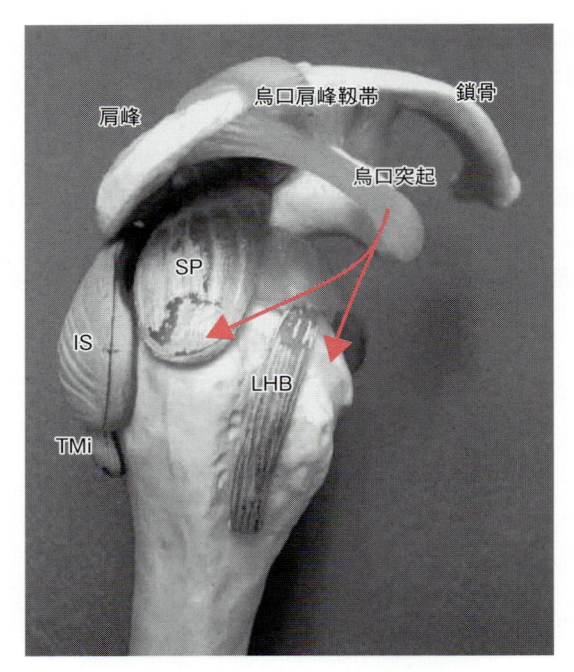

IS：棘下筋　　　　　SP：棘上筋
LHB：上腕二頭筋長頭腱　TMi：小円筋

図8　烏口上腕靱帯の走行

方関節唇，後方(PIGHL)は後方関節唇からそれぞれ解剖頚に向けて走行する．AIGHL と PIGHL の間に腋窩陥凹が存在し，それらを合わせて下関節上腕靱帯複合体と呼ぶ．下関節上腕靱帯複合体の存在により，上肢挙上時に，上腕骨頭の安定化と回旋方向への制動効果が可能となる．

2) 烏口上腕靱帯(coraco-humeral ligament：CHL，図8)[4,5)]

前上方関節包を補強する形で存在し，烏口突起の外側縁から大小結節に向けて走行する．この靱帯は，滑液包からの滑膜に被われていることや，疎性結合織に近く伸縮性に富むことなどから他の靱帯とは構造が少し異なる．伸縮性に富むが抗張力に劣ることから，損傷を受けやすく，損傷を受けた場合，特に外旋可動域制限(特に下垂位での外旋)の原因となりうる．また，加齢に伴い肥厚を認める場合も多く，年齢とともに外旋可動域が狭小してくるのはこの靱帯の硬化が原因といえる．

e 第2肩関節

第2肩関節は烏口肩峰アーチ(肩峰，烏口肩峰靱帯，烏口突起により構成)と上腕骨頭間に存在する腱板筋・滑液包とにより構成される機能的関節であり，骨による関節構造は有していない．烏口肩峰アーチは，上肢挙上時，上腕骨頭の上方移動を制動する役割を持ち，肩峰下滑液包は，①その他の組織との摩擦減少作用，②緩衝作用(shock absorber)として機能している．

烏口肩峰アーチと肩峰下滑液包との補助作用により，腱板筋は大結節を肩峰下に通すことが可能となり，上腕屈曲・外転運動が遂行される。第2肩関節が何らかの原因で狭小化した場合，いわゆるインピンジメント（肩峰下での狭み込み現象）を起こす原因となり，療法士が日常診療において最も多く経験する病態であるといえる（詳しくは「B-1．インピンジメント症候群」の項参照⇒54頁）。

3 肩関節を構成する筋群

肩関節筋群を考える場合，上腕骨頭を求心位に保つ inner muscle，上腕骨に動きを与える outer muscle，肩甲骨と胸郭をつなぎ，上腕骨との動きを連動させる肩甲胸郭関節筋群（inter-scapula-thoracic muscle：ISTM）に分けて考える必要がある。それら筋群の，協調した作用が肩関節機能を発揮するために重要といえる。ここでは，動的支持機構による肩関節安定化機構について述べる。

a 上腕骨に動きを与える筋群（outer muscle）

上腕骨に動きを与える機能を持つ。腱板筋群以外を指し，中でも三角筋は，肩屈曲・外転の重要な主動作筋である。三角筋が十分に筋力を発揮するためには，腱板により骨頭の支点形成がなされていることが条件となる。

b 上腕骨頭を求心位に保つ筋群（inner muscle）

上腕骨頭の支点を形成し，関節を求心位に保持させる機能を持つ。いわゆる回旋筋腱板（rotator cuff）と呼ばれ，棘上筋，棘下筋，肩甲下筋，小円筋の4腱から成り立つ。腱板機能が低下した状態では，挙上時骨頭は上方に移動するのみとなり，肩の挙上は不可能となる（肩峰下での衝突が起こる）。

Clark ら[6]による腱板5層構造（図9）は有名で，腱板筋群は，関節包を介してすべてつながっているという。つまり，いわゆる腱板に障害が生じた場合，損傷筋だけでなく，腱板機能すべてが低下するといえる。

また，腱板は関節包を補強し，関節支持の役割を持つ。前上方関節包は烏口上腕靱帯（CHL），前面から後下方関節包は関節上腕靱帯（GHL）により補強されており，前面に存在する肩甲下筋（図10）はそれをさらに補強する存在となる。それに対して，関節包後面から上方には，靱帯による補強はなされておらず，腱板筋のみによる支持となる。後方関節包には棘下筋，小円筋が，上方関節包には棘上筋が連結を持っている。

c 肩甲胸郭関節筋群（ISTM）

肩甲骨と胸郭を連結させる筋群を指し，主に肩甲骨の支持，運動を行う。肩甲胸郭関節（S-T jt）は浮遊関節で，動きはすべて筋の作用に委ねられている。その動きは湖に浮かぶボートをイメージすればわかりやすく，ボート（肩甲），それをつないでいるロープ（烏口鎖骨靱帯）と考えればよい。つまり，烏口鎖骨靱帯の制動下で肩甲骨は運動を行えるのだが，その動きは僧帽筋，前鋸筋，菱形筋，小胸筋に委ねられる。肩甲骨は，上腕骨が空間

50 II 肩関節

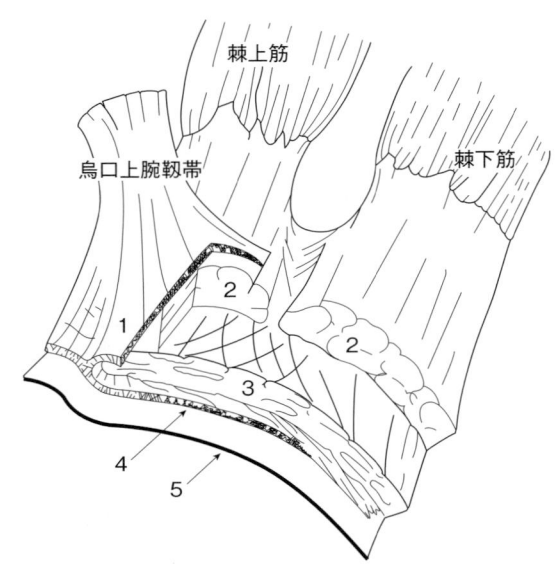

棘上筋
烏口上腕靱帯
棘下筋

図9 腱板5層構造
腱板は5層構造を呈し関節包を介しての連結を認めるために，腱板構成筋すべてに影響を示す。
(Clark JM, et al : Tendons, ligaments, and capsule of the rotator cuff. J bone Joint Surg 74A : 713-725, 1992 より)

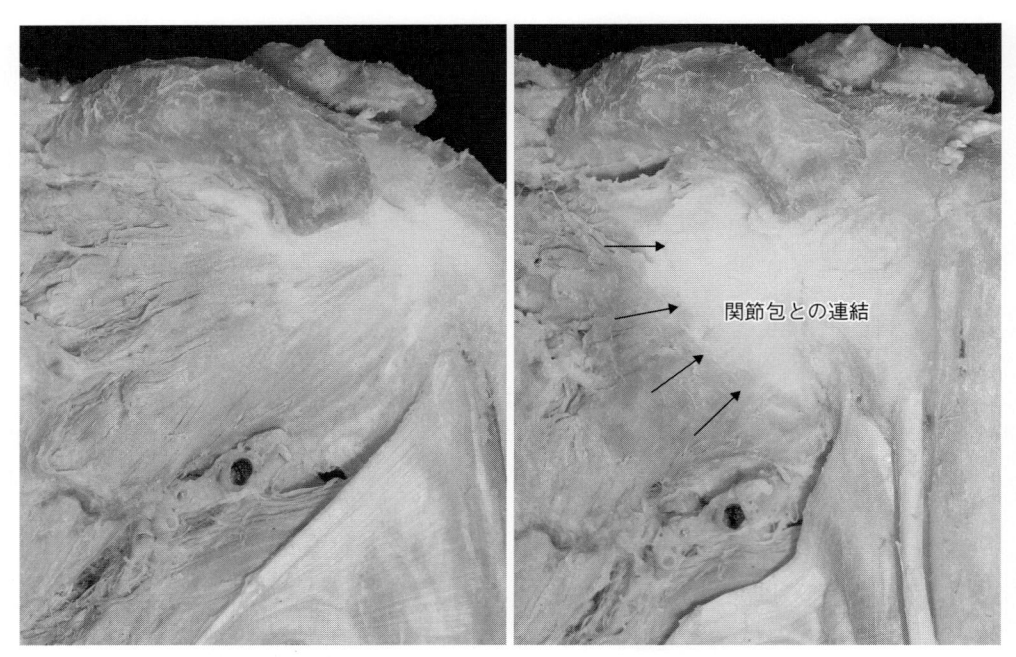

肩甲下筋伸張（外旋）位　　　　　　　　　　　　肩甲下筋弛緩（内旋）位

関節包との連結

図10　前方関節包と肩甲下筋との連結

で動きを必要とする際に，上腕骨が安定してパフォーマンスを発揮するために必要とされる．時に肩甲骨を療法士が固定すれば上肢の筋力がうまく発揮できる症例がある．胸郭出口症候群(「Ⅰ．頚椎 B-3．胸郭出口症候群」の項参照⇒20頁)の症例などには，特に著明に認めるが，上腕骨骨折や肩関節周囲炎などにより肩関節に不動の期間があった場合は肩甲骨機能は必ず評価すべきである．

4 肩関節のバイオメカニズム

a 肩関節の運動モデル

　肩関節は，肩鎖関節(A-C jt)，肩甲上腕関節(G-H jt)，胸鎖関節(S-C jt)の解剖学的関節と，肩甲胸郭関節(S-T jt)，第2肩関節の機能的関節により関節複合体(shoulder complex)が形成され，5つの関節が円滑に協調し合うことで関節運動パフォーマンスが可能となる．

　特に，上腕骨挙上に付随して回旋する肩甲骨の連動現象を，Codman[7]は scapulohumeral rhythm(肩甲上腕リズム)と呼び，この上腕骨と肩甲骨のリズミカルな協調・連動を捉えようとした．

　この概念は，肩のバイオメカニクスの誕生ともいえる．その後，Inman[8]は，さらにこの考え方を発展させ，挙上運動では，上腕骨と肩甲骨との間の動きがほぼ2：1の割合の協調運動であることを示し，現在，大方の賛同を得ている．

　以下に上肢挙上に伴う，それぞれの関節の運動学について述べる．

b 各関節での運動学

1) 肩鎖・胸鎖関節

　鎖骨[9]を中心としたS-C jtの運動機能は，①鎖骨遠位端の挙上，②鎖骨遠位端の後方移動，③鎖骨の長軸を中心とした回旋運動に分けられる．対してA-C jtは，わずかな肩甲骨回旋運動を有するのみであるが，S-T jtが最大限に可動するためにはこのA-C jtの可動性が必要となる．

　S-C jt，A-C jtの運動をみてみると，90°までは鎖骨挙上と肩甲骨回旋運動，90°以後はS-C jtの回旋運動が中心となり，鎖骨の後方移動は，最大挙上まで常に行われていることがわかる(図11)．A-C jtでは，肩甲骨の回旋運動を行うことにより，①鎖骨の挙上・後方移動に伴い，肩甲骨が胸郭から離れていかないように制動している，②通常では120°しか可動性を持たない肩甲上腕関節・第2肩関節(広義の肩関節)に対して，肩甲骨を回旋させることで臼蓋を上方に傾かせ(骨頭との適合性を増加させ)，肩関節の最大挙上(180°)を可能にしている．

2) 肩甲骨

　肩甲骨の動きは前述のとおり，S-C jt，A-C jtの運動の組み合わせとS-T jtのすべり機能(鎖骨が挙上することによりその範囲は広がる)により合計60°の回旋運動が生まれていることが理解できる．Innmanは，上肢挙上の際，肩甲骨が上腕骨に連動するまでには

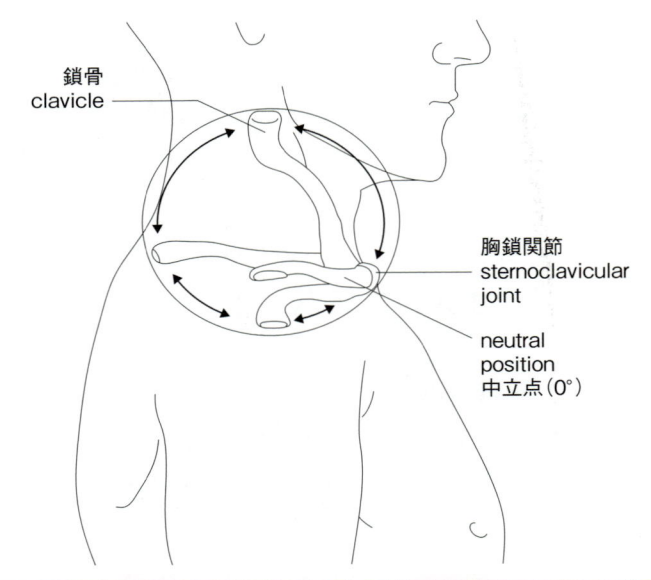

上肢挙上角度	鎖骨運動
0〜90°	胸鎖関節を軸に36°挙上
90〜180°	最大40°鎖骨後方回旋

図11　上肢挙上に伴う鎖骨の可動性

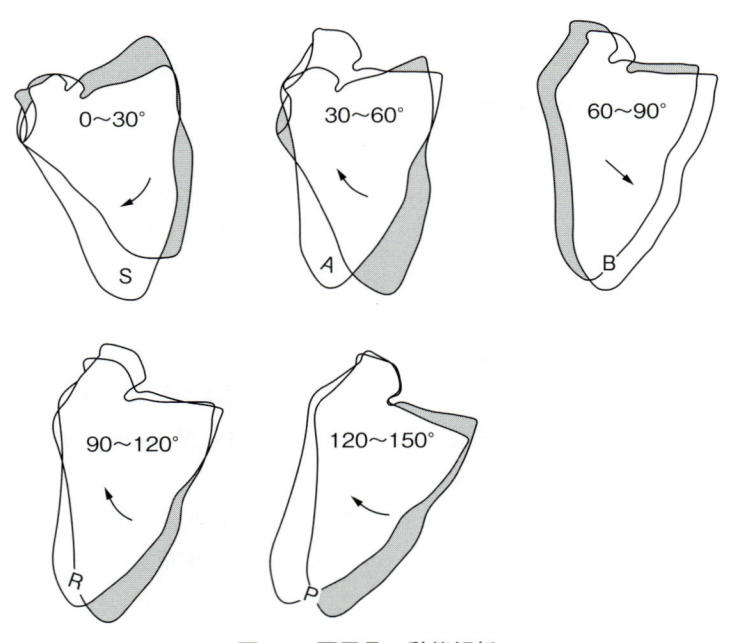

図12　肩甲骨の動態解析
S：setting phase, A：early stage of elevation
B：abduction（floating phenomenon），R：rotatinal glide
P：pivotal position
（信原克哉：肩　その機能と臨床．第3版，p 78，医学書院，2001より）

setting phase が約 30°あることを報告している(図12)[10]。この現象について信原[10,11]は，上腕骨骨頭が臼蓋に求心位-接触点を求め，それに対応して肩甲骨が下方回旋していると述べ，岸辺に繋留されているボートに人が飛び乗ったときに起こる現象(floating phenomenon)にたとえている。また，上肢挙上による肩甲骨の動きは，側方への移動(内外転)ではなく，ほとんど位置を変えない回旋運動であると述べている。

3) 肩関節内の動き(glenohumeral rhythm)

様々な研究により scapulohumeral rhythm はほぼ解明されてきたと言っても過言ではない。

しかし，肩甲骨-上腕骨の動きを観察しているだけでは肩関節内の立体的な動きが捉えられていないと考えられ，さらに肩関節内の動きが調べられた。

その動きを信原[10,11]は glenohumeral rhythm と呼び，肩関節内で行われる運動の種類と，運動時の臼蓋と関節窩との接触面の変化を明らかにした。

① 運動の種類

肩関節内では，腕下垂位で骨頭が不安定に動く(ship-roll)，腕挙上時には骨頭が転がるような運動(ball-roll)と中心が床面と平行移動するすべり運動(gliding)の複合された動き，腕挙上位で骨頭が臼蓋上に支点を定めて回旋する運動(rotation)に分解でき，90°以上の運動は，ほとんどが rotation であることも記載されている[12]。

これは，骨頭が肩峰下を通過する際に，外旋しながら上肢が挙上していくことを考えれば容易に想像がつくのではないだろうか。

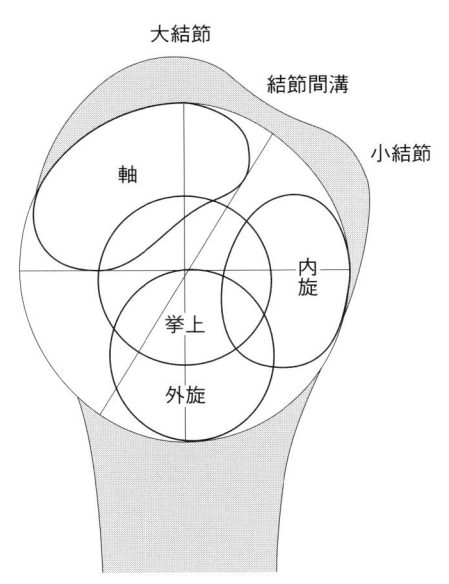

骨頭と臼蓋の接触面，各肢位における偏位

図13 臼蓋と骨頭の各肢位における接触面の変化
(信原克哉：肩　その機能と臨床．第3版，p75，医学書院，2001 より)

② 臼蓋と骨頭の動態

図 13[10]は運動時，臼蓋と骨頭の各肢位における接触面の変化を示したものである．下垂位での内旋運動時には骨頭の接触面は前中央部であるのに対し，外旋運動時には前下方部にある．90°外転位における内外旋運動時には骨頭の接触面は中央に当たり，150°挙上位では大結節周辺に近づいていることがわかる．

B おさえておくべき疾患

1 インピンジメント症候群

a 定義

腱板とは，上腕骨頭につく棘上筋・棘下筋・肩甲下筋・小円筋の 4 筋腱部をいい，この腱板に何らかの原因で損傷が生じたものを腱板断裂・損傷・障害(インピジメント症候群)という．

Neer(表 1)[13]は，インピンジメント症候群(肩峰下での衝突現象)の病期を Stage 1〜3 まで分け，その最終段階が腱板断裂と位置づけている．

- Stage 1：肩峰下滑液包の浮腫と出血であり，若年層(25 歳以下)に多い．
- Stage 2：繰り返し機械的なストレスが加わり，肩峰下滑液包の線維化，肥厚，腱板炎を生じた場合．
- Stage 3：腱板不全断裂，上腕二頭筋腱断裂，肩峰などに骨棘が形成された状態(40 歳代以上に好発)．

b 成因，頻度

40 歳を超えると腱板停止部で変性変化が始まり，損傷を受けやすくなる．損傷の原因の 1/3 は職業，同じく 1/3 はスポーツであり，多くは外傷により生じるが，残りの 1/3 は特別な外傷なしに起こることもある(朝起きたときに手が上がらなくなっていた)．女性に

表 1　Neer の病期分類

	Stage 1	Stage 2	Stage 3
病態	浮腫と出血 (滑液包)	線維化(滑液包) 腱板炎	腱板の断裂
好発年齢	25 歳以下	25〜40 歳	40 歳以上
臨床経過	可逆性	活動により反復	進行性
注意すべき 鑑別診断	肩関節亜脱臼 肩鎖関節障害	肩関節拘縮 石灰沈着	頚部神経根症 腫瘍
治療方針	保存的治療	難治なら烏口肩峰アーチ切離，肩峰下滑液包切除を考慮	前肩峰形成術 腱板修復術

(Neer CS Ⅱ：Impingement lessions. Clin Orthop 173：70-77, 1983 より)

比べ男性の発症率が高く，上肢挙上位の動作を繰り返す人に多く発生するといわれている。

c 分類（図14）

分類は完全断裂と不全断裂に分けることができる。損傷範囲が小さくとも，断裂部が肩関節腔と肩峰下滑液包とで交通していれば完全断裂となり，その代表例が針穴（pin hole）断裂である。不全断裂は滑液包面断裂（表層），腱内断裂，関節面断裂（深層）に分けることができるが，圧倒的に滑液包面断裂が多い。

d 臨床症状，理学所見

主症状は疼痛と脱力であり，脱力は drop arm test（図15a）にて再現される。疼痛は肩峰下での症状が強く出現し，代表的なものとして有痛弧サイン（painful arc sign，図15b），インピンジメントテスト（Neer 検査・Hawkins 検査，図16）が陽性となる。これらの疼痛がプロカインテストにて消失した場合，インピンジメント症候群と確定できる。

また，触診にて断裂部の陥凹，筋腹（特に棘上筋・棘下筋）の萎縮を触れることができる。

その他，画像所見では，X線写真（図17a），関節造影（図17b），MRI（図17c）により診断が可能となる。

e 外科的治療

手術方法は，腱板の断裂幅や短縮程度により異なり，実際に腱板を展開したうえで決定される。McLaughlin 法は，断裂した腱の断端を大結節に開けた穴に固定するものであ

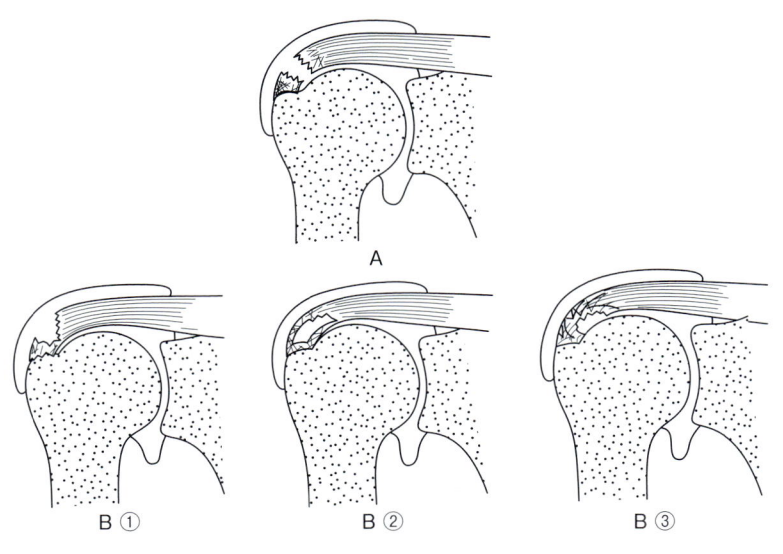

図14 腱板断裂の種類
A：完全断裂　B：不全断裂①：滑液包面（表層）断裂，②：腱内断裂，③：関節面（深層）断裂

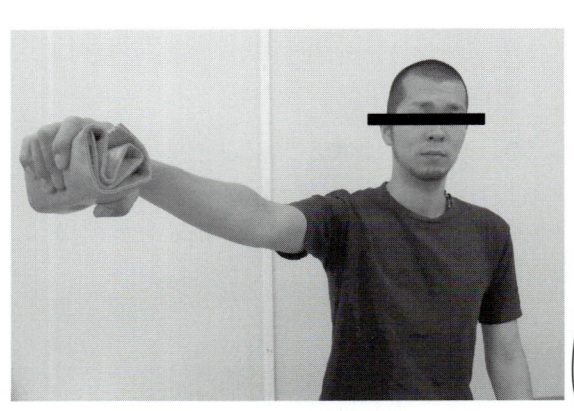

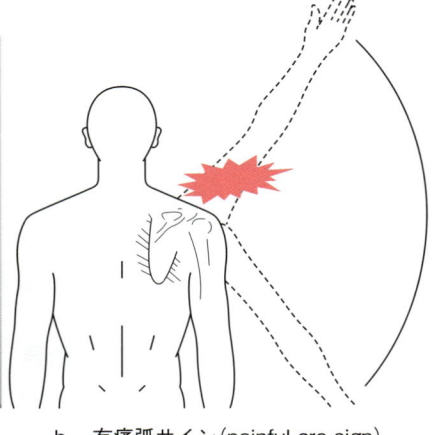

a.　drop arm test　　　　　　　　　　　b.　有痛弧サイン(painful arc sign)

図15　理学所見
a.　肩外転90°では保持が困難。徐々に外転角度を下げるようにすると疼痛のために下垂してしまう。
b.　上肢を下垂した状態から前方ないし側方に挙上，あるいは挙上した位置から下ろしてくるとき，60〜120°で痛みが生じる現象。

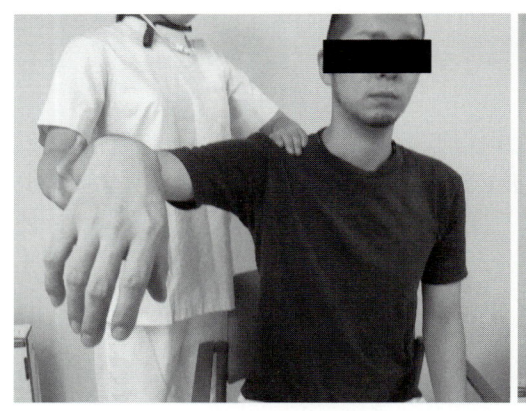

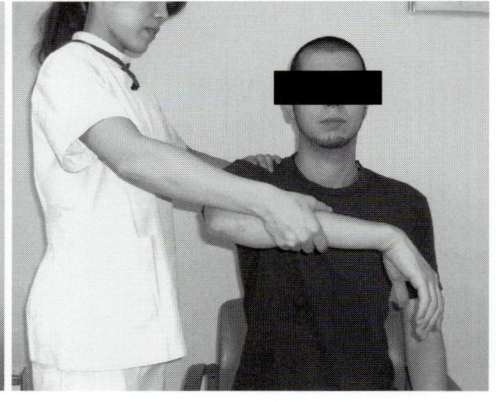

Neer検査　　　　　　　　　　　　　　　Hawkins検査

上肢内旋位から屈曲し疼痛が誘発されるかをみる。陽性の場合，大結節が肩峰前下部で衝突し疼痛が誘発されたと確認できる。

90°屈曲位から他動的に内旋を加え，疼痛が誘発されるかをみる。陽性の場合，大結節が烏口肩峰靱帯下を通過できずに疼痛が誘発されたと確認できる。

図16　インピンジメントテスト

り，術後早期からの運動療法が可能となり，断裂腱の筋力回復も十分に期待できる。その反面，筋膜補填(fascia patch)法は，断裂腱が短縮し，端縫合が不可能な場合，他の組織(多くは大腿筋膜張筋)をスペーサーとして当てがい固定するものであり，早期運動療法が難しく，lag(自動可動域の低下，他動可動域と自動可動域の差)の発生が危惧される。
　いずれの修復手術を行うときでも，第2肩関節の除圧を目的とした肩峰形成術(前肩峰形成術，烏口肩峰靱帯切除術，図18)は行われるべきであるとされている。理由は，術

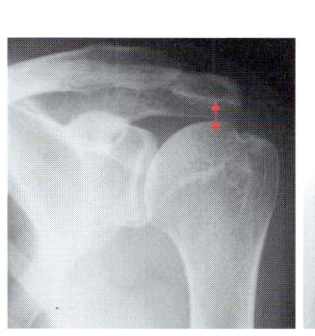

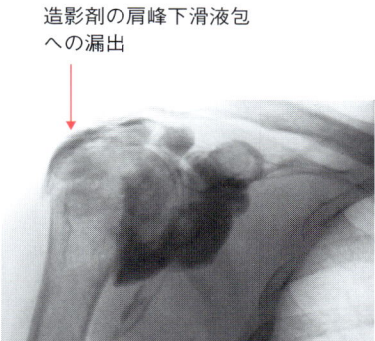

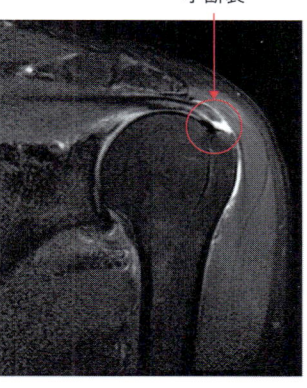

図17 腱板断裂例の各種画像所見
a. X線写真
b. 関節造影所見
c. MRI所見

a. 肩峰上腕骨頭間距離(acromion humeral interval：AHI)の狭小を認める。正常は7〜14 mm。6 mm以下で腱板断裂が疑われる。

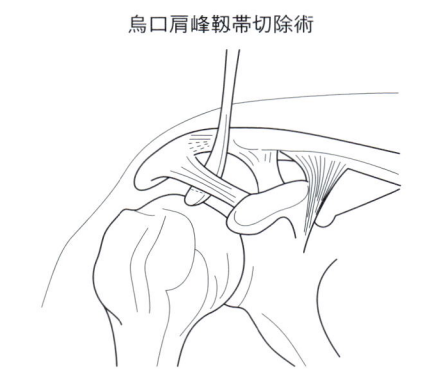

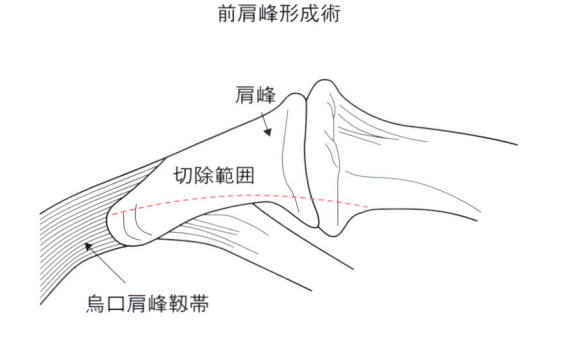

烏口肩峰靱帯切除術：烏口肩峰靱帯の肩峰端近くを部分切除し，肥厚した滑膜も同時に切除する。

前肩峰形成術：烏口肩峰靱帯とともに肩峰の前方1/3の下面を切除する。肩鎖関節の下面に突起があれば平にする。

図18 肩峰形成術

後の肩峰下でのインピンジメント症候群の予防や術中視野確保があげられる。

2 脳血管障害後に生じる肩関節痛

　脳血管障害(cerebrovascular accident：CVA)後の二次障害として肩関節痛があげられる。肩関節痛は，リハビリテーションの進行を妨げる要因となるため，注意が必要であることはいうまでもない。過去の報告をさかのぼると1957年のTobis[14]によるものが最初で，「亜脱臼が疼痛の原因になる」という報告であった。その後，疼痛の原因として癒着性肩関節包炎，肩峰下滑液包炎，腱板断裂に伴う肩峰下インピンジメント，痙性に伴う異常筋緊張などが提唱されてきた。しかし，まだ原因は未解決のままであり，一定の見解は

得られていないというのが現状である。

a 亜脱臼と運動麻痺・肩関節痛との関係

疼痛と亜脱臼の関係は，Tobis の報告をはじめ，Nejenson ら(1965)[15]，Moskowitz ら(1969)[16]，Fitzgerald-Finch ら(1975)[17] も亜脱臼と肩関節痛との関係を指摘し，一般的に支持されてきた。しかし，その後，白野ら[18]は肩関節造影所見の結果より，肩関節痛と腱板断裂・亜脱臼の関連性は見出せなかったことと，CVA 後の肩関節痛の原因は亜脱臼以外にあると報告した。CVA 後，亜脱臼の発生率には諸家の報告がある(表2)[14-16, 19-25]。その中で，筆者は片麻痺の程度(Brunnstrom stage：BRS)と亜脱臼の程度は相関するが，亜脱臼と肩関節痛の関係は認めないことを報告し，白野と同じく CVA 後の肩関節痛の原因は亜脱臼以外にあると考察している。

b 脳血管障害(CVA)後に生じる肩関節痛の特徴

疼痛期間・種類(安静時・運動他動時・夜間時)に関して諸家の報告[26-28]がある。

それら報告の見解としては，①疼痛期間が一定していない，②自・他動運動時痛が主で安静時・夜間時痛が少ないことがあげられる。

肩関節周囲炎のような，いわゆる炎症性の疼痛であれば，臨床経過は明確に分別でき(「C-2. 経過から診る問題点の違い」の項参照⇒73頁)，癒着瘢痕形成により疼痛が軽減され，凍結肩(frozen shoulder)に移行してくる(いわゆる self limited disease)。CVA 後の疼痛の場合，数年にわたり疼痛が続く症例も少なくなく，治療経過の点で異なるといえる。

また，肩の炎症性疾患に特有の夜間時痛の出現があげられる。炎症初期には腫脹により肩峰下の組織が圧迫され，肩峰下内圧の上昇により夜間時痛が出現すると考えられている。

炎症症状による疼痛であれば夜間時痛の発現頻度は高いことが予測される。CVA 後の疼痛の場合，夜間時痛の出現が少ないことからも炎症症状による痛みは考えづらい。

表2 亜脱臼の発生率

報告者	発生頻度(%)
Tobis[14]	50
Miglietta[19]	50
Nejenson[15]	40
Moskowitz[16]	64
福井[20, 21]	70
本田[22]	24
Chaco[23]	15
野田[24]	36
中図[25]	37

c 疼痛要因

野村ら[29]は動態X線学的検査，橋内ら[30]は疼痛を有する症例の病態を評価した結果，肩峰下インピンジメントが痛みの原因であると述べた。

反面，白野ら[18]は片麻痺により亜脱臼が生じるのであれば肩峰骨頭間距離(acromiohumeral interval：AHI)は拡大するので肩峰下での障害は生じ得ないと述べている。確かにCVAにより亜脱臼が生じるのであれば，AHIは拡大していることとなり，肩峰下での障害は生じえない。

野村ら[29]の動態X線学的検査からも，疼痛を有する症例は肩甲上腕関節(glenohumeral joint：G-H jt)の可動性が低下(特に0〜40°)しているが，逆に非疼痛例では可動性が増大(同じく0〜40°)していることがうかがえる(図19)。つまり，疼痛例はG-H jtの可動性が低下し肩甲上腕リズムが破綻していることによるが，Davies[31]やBobath[32]はその原因を痙性に伴う異常筋緊張だと述べている。Bobathは肩甲骨の可動性が保たれていれば亜脱臼は疼痛の原因にならないと述べ，Daviesは肩甲骨の下制・後退，上腕骨内旋方向への痙性が疼痛の要因となりうるとしている。また，Daviesは疼痛が痙性によるものであればその日のうちに改善させることが可能であり，なるべく早く疼痛による可動域制限を改善させることを推奨している。筆者は，片麻痺による体幹機能障害は座位・立位バランス不良の原因となり，それを修正しようとする背部筋の筋緊張亢進は肩甲骨の下制・後退を誘発する結果となるため，なるべく体幹を正中化したうえで治療を行っている。

(G-H：ST比)

	疼痛なし群	健側
0〜40°	7.3：1	3.4：1
40〜120°	1.5：1	2.0：1
100〜150°	0.58：1	0.56：1

健側の約2.5倍

要因：麻痺により肩甲骨の動きが阻害され，上腕骨の動きが先行したため

(G-H：ST比)

	疼痛あり群
0〜40°	1.7：1
50〜70°	G-H jtの動きなし

健側の約半分

要因：critical area下でのインピンジメントにより上腕骨の動きが停止

図19 疼痛例・非疼痛例のscapulohumeral rhythmの検討
〔野村栄貴，泉田重雄，三笠元彦：片麻痺の肩―臨床症状と動態X線所見．整形外科40(12)：1749-1750，1989より許諾を得て抜粋改変して転載〕

3 上腕骨頚部骨折

a 受傷機転・分類(図20)

上腕骨頚部骨折の機転としては，転倒して手を伸ばしてついた場合，あるいは肩外側を直接打った場合が多い．分類は1975年Neer[33]が提唱したものが普及している．骨片部を骨頭・大結節・小結節・骨幹部の4 partsに分け，それぞれその分離度によって分類されたものである．骨片の転位が1 cm以上あるいは45°以上あれば転位あり，それ以下を転位なしとし，2～4 partsまで同様に分類される．

b 保存的治療と外科的治療により生じる問題[34, 35]

上腕骨頚部骨折後の問題として，肩関節拘縮があげられる．そのため，近年では転位が少ない症例などに対しても外科的治療(髄内釘固定術，プレート固定術，図21)が選択される傾向にある．外科的治療が行われた場合の，術後リハビリテーションの利点は，早期運動療法が可能(回旋運動も含め)ということである．しかしその反面，髄内釘固定術の場合，上方支持組織の癒着瘢痕化に伴う活動機構[36]の破綻(「C-3．通過障害の解釈」図43参照⇒80頁)や，プレート固定術の場合の，プレートによる外転可動域制限の発生などの問題も生じること(図22)を忘れてはならない．それらの問題を回避するためには，時期に応じた適切な運動療法を遂行することが必須となる．

c 当院でのプロトコール[35]

癒着瘢痕化が生じるまでに関節可動域(特に他動可動域)を獲得することが重要であり，そのためにstooping excercise(「D．治療方法とそのポイント」図47参照⇒83頁)が行われるわけであるが，stooping excerciseを行うまでの固定・安静期間中の管理(G-H jtを安静に保つ)が特に重要である．

特に三角巾下での固定は上腕骨の内旋・内転位となるため，上方支持組織には回旋ストレスが加わった状態となる．安静位の不良肢位(「C．臨床症状の見かた・考えかた」図39参照⇒77頁)は上方組織の過緊張を生じ，疼痛を誘発する結果となる．それを回避するためには，肩甲帯を含めた良肢位保持と上腕骨頭の支点形力(biceps tendon effect test「C．臨床症状の見かた・考えかた」図40参照⇒78頁)が重要である．

4 肩関節脱臼

a 定義

脱臼(dislocation)とは，関節を構成する骨の位置関係がずれて適合しなくなった状態をいい，骨頭が関節窩を乗り越えないで自然にもとの位置に整復されるものは，亜脱臼(subluxation)という．

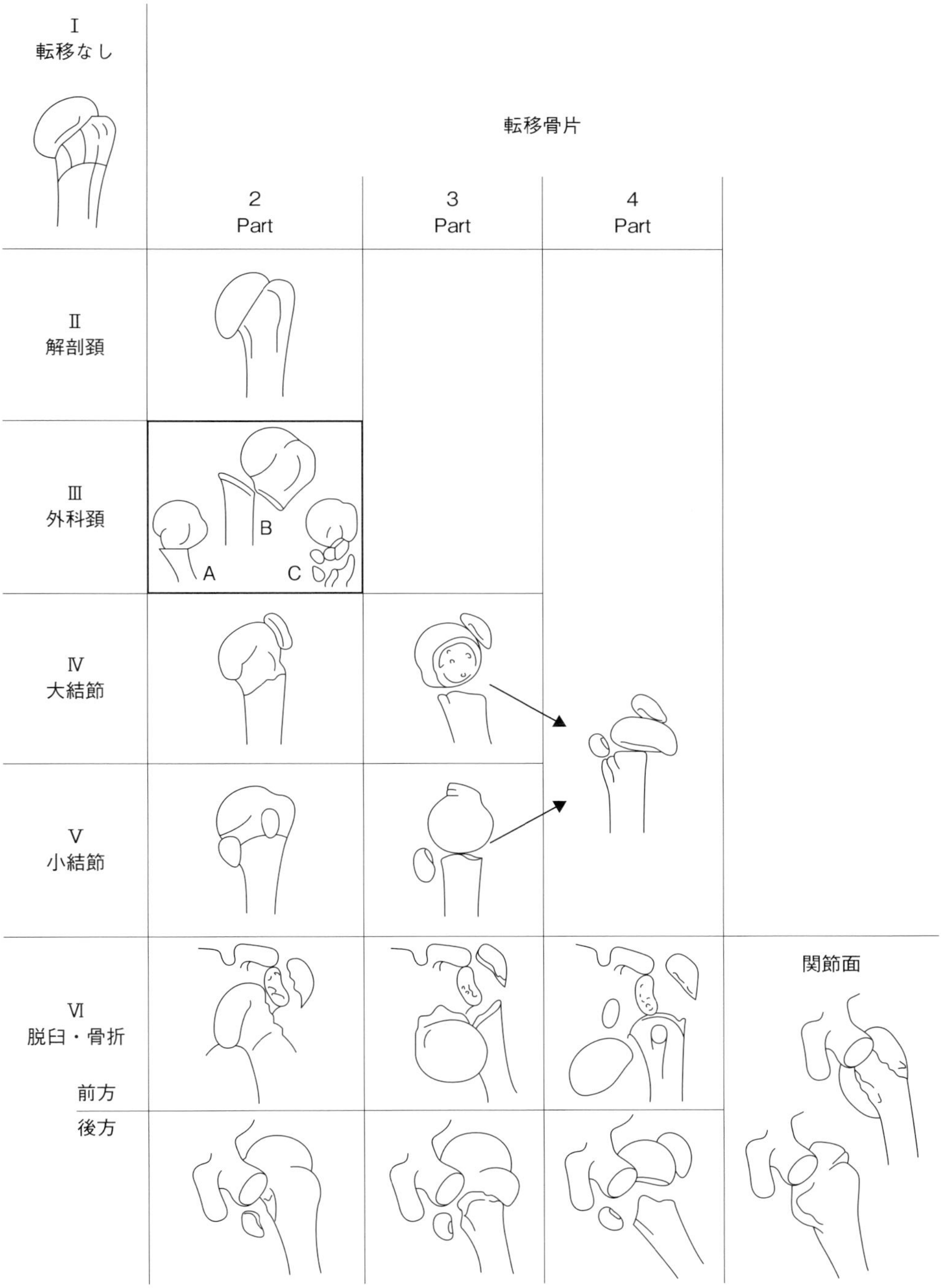

図 20　上腕骨頚部骨折 Neer 分類
（Neer CS Ⅱ：Displaced proximal humeral fractures. J Bone Joint Surg 52A：1090-1103, 1970 より）

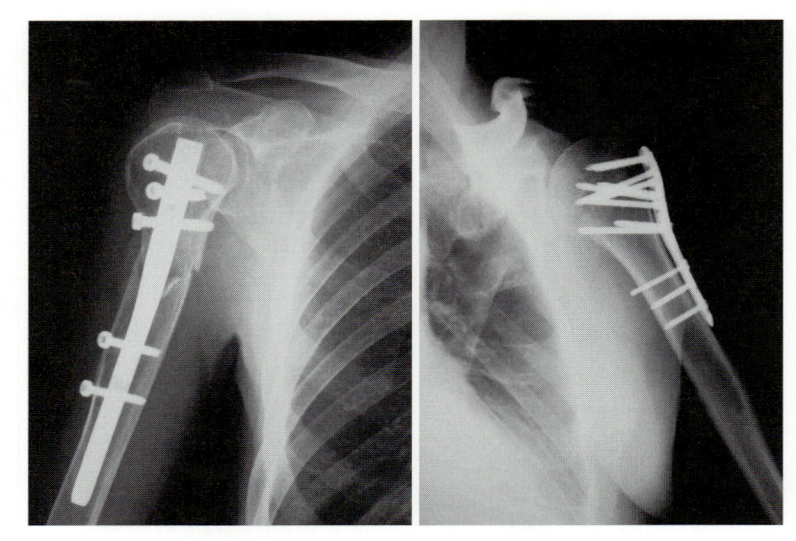

a. 髄内釘固定術　　　　　b. プレート固定術

図21　上腕骨頸部骨折後の外科的治療

髄内釘固定術の場合
手術侵襲により（上方侵襲のため）
滑液包，腱板（特に棘上筋）に損傷
↓
―生じる問題点―
腱板・滑液包間の滑動機構破綻に伴う
① 腱板機能低下
② 長期化に伴う癒着（腱板-滑液包）

プレート固定術の場合
プレートにより
第2肩関節狭小化
↓
―生じる問題点―
大結節の可動性低下に伴う
① G-H jt 可動域制限（特に外転）

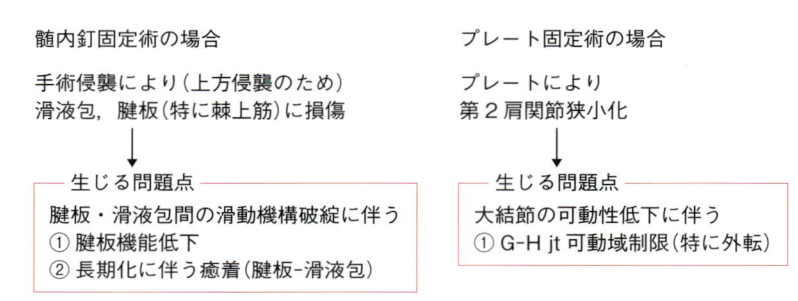

図22　術後生じる問題点と対策

　また，初回脱臼後に3回以上，脱臼が起こった場合を反復性肩関節脱臼と呼ぶ。このとき，いわゆる習慣性肩関節脱臼との呼び方の違いに混乱を招くかもしれないが，反復性と習慣性の最大の違いは外傷歴の有無である。外傷が機転で脱臼を起こし，反復性に移行した状態を外傷性反復性肩関節脱臼といい，習慣性肩関節脱臼は外傷歴がなく，靱帯および関節包の弛緩を原因病変とし，先天性・麻痺性要因が主とされている。しかし，general joint laxity（先天的に関節が緩い）を有している人が外傷を受け脱臼を起こす場合が多いので，習慣性とのはっきりとした区別がつけにくいというのが事実である。
　いずれにしろ，外傷性・習慣性肩関節脱臼は病態（表3）が大きく異なるため，発生機転を十分に確認する必要がある。本項では外傷性肩関節脱臼について述べる。

b　発生機転・分類

　上腕骨頭後方から加わる直達外力，肘，手などから伝わる介達外力により，上腕骨頭が前方移動したときに生じる。介達外力の例としては，転倒して手をつき，肩関節伸展・外

表3 反復性と習慣性肩関節脱臼の臨床所見の違い

	反復性 肩関節脱臼	習慣性 肩関節脱臼
外傷機転	+	−
Bankart lesion	+	−
apprehension test	+	−
sulcus sign	−	+

apprehension test：前方脱臼を誘発する肢位である外転・外旋位を他動的にとり，前方脱臼の不安感が生じれば陽性。
sulcus sign：患者を座位とし，肘関節を屈曲位として，検者は患者の前腕部を保持して上腕骨を下方へ牽引する。肩峰と上腕骨頭間に陥凹がみられれば陽性となる。

転を強制された場合，肩外転位で水平外転ないし外旋を強制された場合などが典型的である。

スポーツを好む青壮年男性(男女比2：1)に多く，小児には少ない。前方脱臼が圧倒的に多く，脱臼した骨頭の位置により，鎖骨下・烏口下・腋窩(または垂直)脱臼に分けられる。

c 合併症

外傷時に生じる Hill-Sachs lesion(上腕骨頭後外側の陥没骨折)があげられる。その他，上腕骨近位端骨折(特に大結節骨折)，関節窩骨折，腱板断裂，腋窩神経麻痺があげられる。

d 外科的治療

関節窩縁から剥離した関節唇・包をもとの位置に再縫着する Bankart 法，弛緩している前方関節包，肩甲下筋の縫縮によって，脱臼を防止する Putti-Platt 法(図23a)，烏口突起(二頭筋短頭腱・烏口腕筋腱を残したまま)を切離し，肩甲骨頸前面に移行固定する Bristow 法(図23b)，その他に関節鏡下手術がある。

e 反復性肩関節脱臼への移行

再脱臼率は約30％である。中でも活動性の高い青壮年に多く，40歳を超えると再脱臼率は大きく低下する。

固定期間からみると1～3週間以内では高率に再脱臼を起こすが，3週間以上ではほぼみられなくなる。また，再脱臼は初回脱臼から1年以内に起こすことが多い。

また，初回脱臼時の関節造影結果(表4)より，capsular detachment type に再脱臼率が高いことがわかっている。反復性肩関節脱臼に陥った症例の主な病変部位(図24)は，Bankart lesion(前下方関節窩縁からの関節包・関節唇・骨膜複合体の剥離)であり，初回脱臼後，確実な固定が必要であることがわかる。また，主病変に追加して，①中臼蓋上腕靱帯の損傷による関節包の緩み，②関節窩前縁の摩擦・欠損，③肩甲下筋のたわみによる筋収縮力低下，④上腕骨頭後外側陥没骨折(Hill-Sachs lesion)は脱臼をより起こしやすく

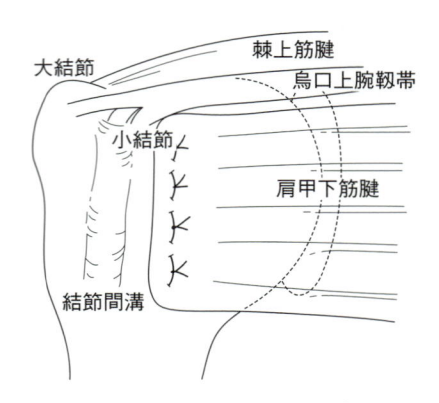

図 23a　Putti-Platt 法
肩甲下筋腱の遠位端を弛緩した関節包に縫着し，その上に中枢端を重ね合わせる．その後，肩甲下筋腱の中枢端を大結節あるいは結節間溝に縫着しオーバーラップさせる．

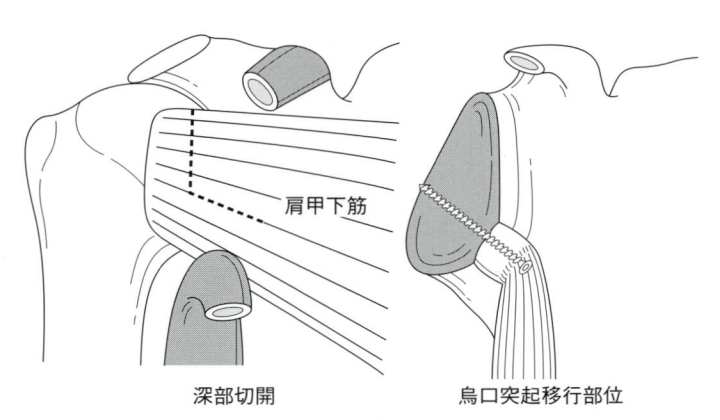

図 23b　Bristow 法
切離した烏口突起を付着腱（二頭筋短頭，烏口腕筋腱）とともに前方肩甲頸前面に移行し，骨性・筋性に固定させる．

表 4　初回脱臼時の関節造影結果

capsular detachment type	肩関節窩前下方の関節唇・関節包・靱帯の剥離が生じ，これに続く肩甲骨骨膜が剥離して脱臼するタイプ
capsular tear type	脱臼する際，関節包を破って骨頭が離脱するタイプ．整復後，瘢痕組織により修復（約10日間）され安定性が得られる

capsular detachment type を呈する症例で再脱臼率が高い．

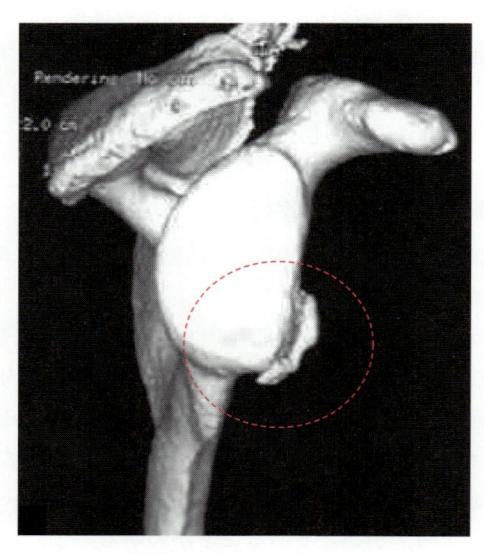

図 24　Bankart lesion
前下方関節窩縁からの関節包・唇・骨膜複合体の剥離

させてしまう可能性がある。

　筆者の施設では3週間の固定後，肩関節他動屈曲（90°まで）から始め，4週後よりfull rangeの可動域訓練を始めている。しかし，2nd position（肩外転90°，肘屈曲90°位）での外旋運動は積極的に行わないよう（いわゆる脱臼肢位の回避，肩甲下筋の過伸張の回避）にしている。

5 上腕骨骨幹部骨折

a 受傷機転

　直達外力（例：事故，転倒）による受傷が多く，その他，特殊損傷例として，投球時の捻転力が原因でらせん骨折を呈する場合がある。

b 治療方針

　骨幹部は，①開放骨折が少ない，②軟部組織に富み，血行が良好であることから骨癒合が得られやすく，基本的には保存的治療が選択される。しかし，橈骨神経麻痺の合併や二重骨折（図25a）により不安定性を示す場合は，外科的治療の対象となる。保存療法例は，ギプス包帯固定法もしくはfunctional brace（図26）[37]による固定が行われる。外科的治療は，主にプレート・髄内釘固定術（図25b）が選択される。

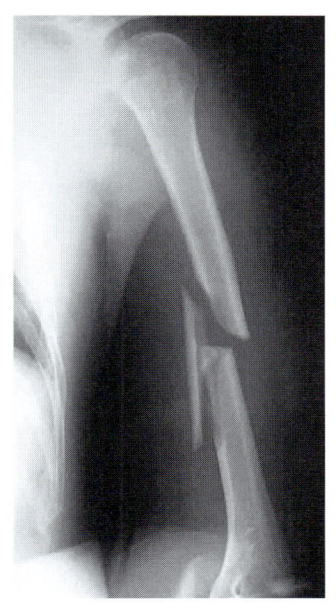

図25a　上腕骨骨幹部骨折のX線写真　　　図25b　髄内釘固定術

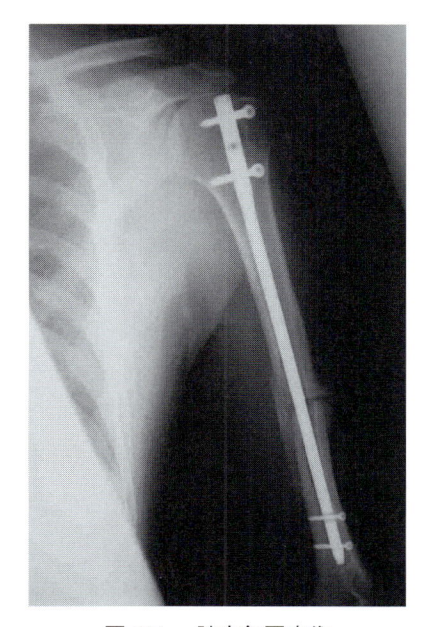

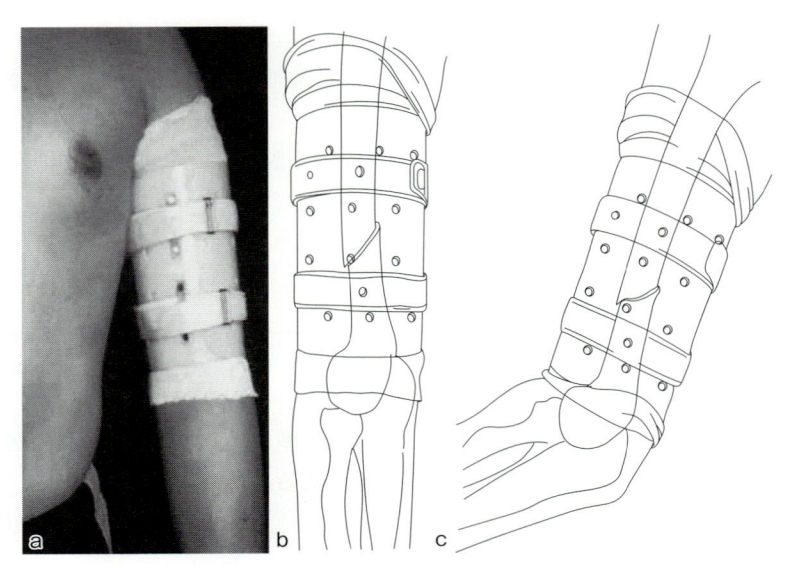

図 26　functional brace
a. 正面，b. 側面，c. 肘関節，自動屈曲
〔吉本隆昌：上腕骨骨幹部骨折に対する円筒型機能装具．清水克時（編）：装具療法—モデルと適応のすべて．新 OS Now No.17：p 24, メジカルビュー社，2003 より〕

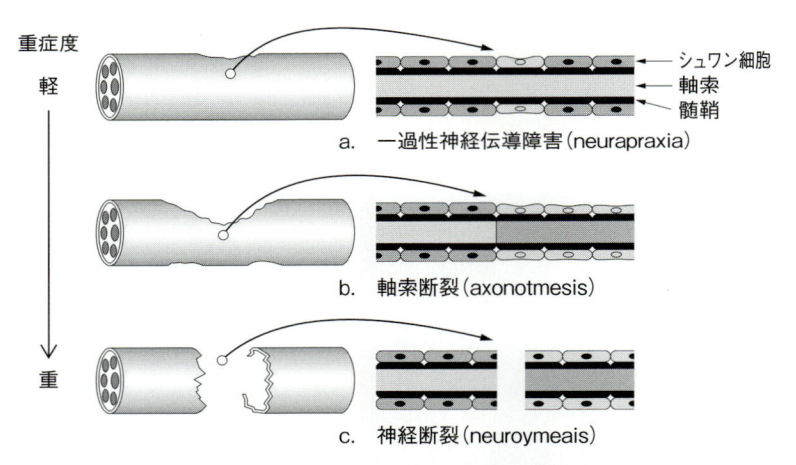

図 27　Seddon による末梢神経損傷の分類
〔Seddon HJ：Three types of nerve injury. Brain 66 (4)：237-288, 1943 より一部改変〕

c リハビリテーションでの留意点

　外科的治療がなされ，固定性が良好な症例に関しては，積極的に関節可動域（range of motion：ROM）訓練を行い早期関節可動域（特に他動可動域）の確保[38]に努めることが望ましい。保存療法例でも不安定性を認めない場合は，早期 stooping excercise（「D. 治療方

法とそのポイント」図47参照⇒83頁)の対象となる．留意すべき点は，回旋に伴う骨転位のおそれがあるので，回旋筋である腱板の過剰収縮を抑制することと，X線写真による適宜のチェックを行うことである．

橈骨神経麻痺を合併している場合，多くは軸索断裂かニューラプラキシー(図27)[39]であり，予後はよいといえる．しかし，受傷の外力により神経が骨折間に挟まれ神経損傷が重度な症例も存在し，回復期間が異なるため，執刀医に手術時の神経の状態を確認し，把握したうえで経過観察を行うことが望ましい．回復を認めない症例に関しては神経剥離術の適応となる．

C． 臨床症状の診かた・考えかた

1　疼痛・可動域制限の解釈

肩関節に主訴を持つ症例の場合，問題となるのが疼痛と可動域制限であり，それらの関係を解釈し，治療に臨むことが必要である．ここでは，肩関節に生じる疼痛と可動域制限のメカニズムについて述べる．

a　疼痛の解釈

1）肩関節神経支配[31,40]

肩関節神経支配については，Hiltonの法則が最も理解しやすい．Hiltonの法則では，「関節を通る神経はその関節付近に神経の枝を送り，関節構成体(筋肉，関節包，関節唇など)を支配する」と定義される．

つまり，肩関節前面は肩甲上神経・腋窩神経・筋皮神経による支配を受け，後面は肩甲上神経・腋窩神経の支配を受けていることがわかる(図28)[41]．

2）肩関節内に存在する知覚受容器[40,42]

① 関節包周囲

基本的に機械的受容器よりも侵害受容器が多く存在しており，疼痛に対して感受性が高いといえる．しかし，部位によりその傾向は若干異なり(図29)，後下方部(6～8時)には，侵害受容器が特に多く存在している．この部位は，骨棘形成(Bennette lesion：関節窩縁後下方の骨棘形成)や四辺形間隙(quadrilateral space：QLS)症候群(図30)の責任部位である．また，後下方関節包の硬化は，挙上時，骨頭突き上げ症状による肩峰下インピンジメントを発生する原因となる．

上方関節唇部(関節包～関節唇移行部)には，侵害受容器より機械的受容器が多く存在している．上方関節唇部と上腕二頭筋長頭腱間(「A-2．肩関節を連結する関節構造」の項参照⇒43頁)は，機械的受容器との関節制御構造により，挙上時の骨頭の支点形成に役立っているといえる．このように受容器の分布から，部位によって機能が異なることが理解できる．

肩甲上神経

腋窩神経

腋窩神経

肩関節前面　　　　　　　　　　　　　　肩関節後面

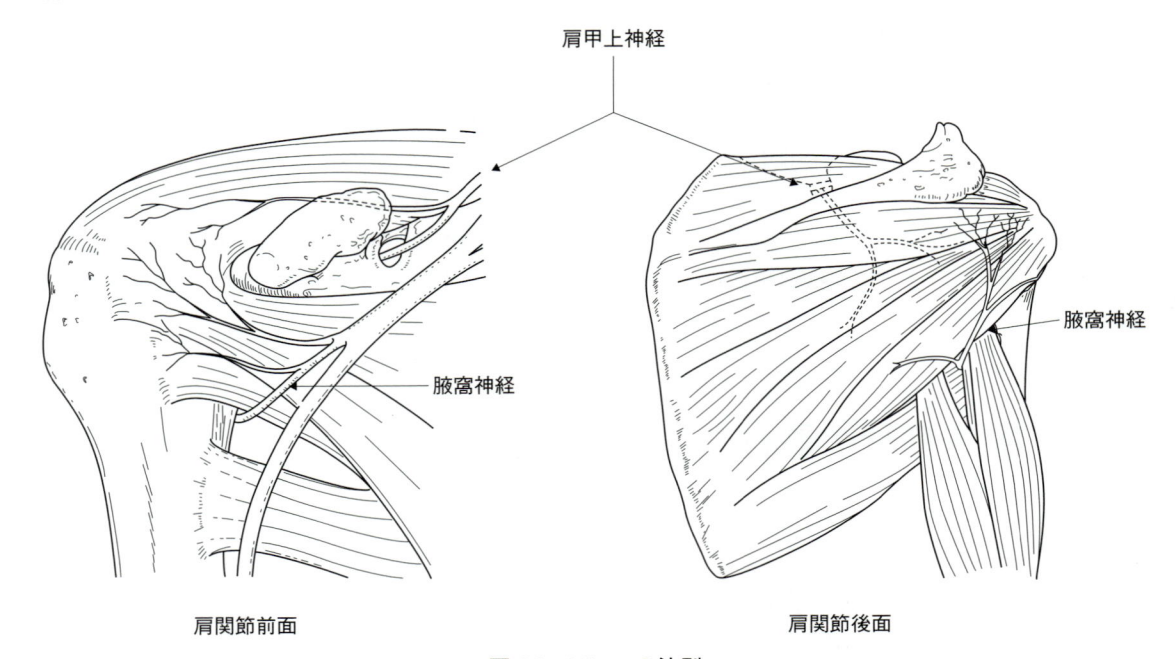

図 28　Hilton の法則
関節を通る神経はその関節に枝を送り，関節構成体を支配する。
(Rockwood CA, et al：The Shoulder. pp 30-31, WB Saunders, 1990 より)

関節包全周
　：侵害受容器が存在
　疼痛要素＞運動覚要素

関節包から関節唇移行部
　：機械的受容器が多く存在
　疼痛要素＜運動覚要素

特に侵害受容器が多く存在
四辺形間隙(quadrilateral space
：QLS)症候群症状に関与

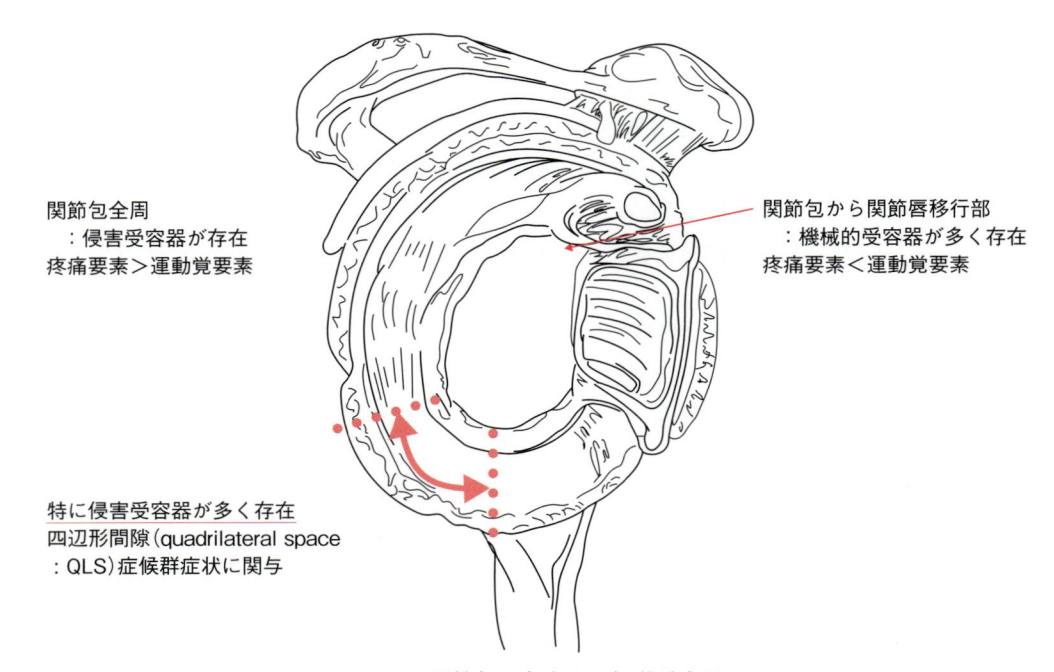

図 29　関節包に存在する知覚受容器
機械的受容器(低閾値)→ルフィニ小体，パチニ小体($A\beta$ 線維支配)
侵害受容器(高閾値)→自由神経終末(C 線維支配)

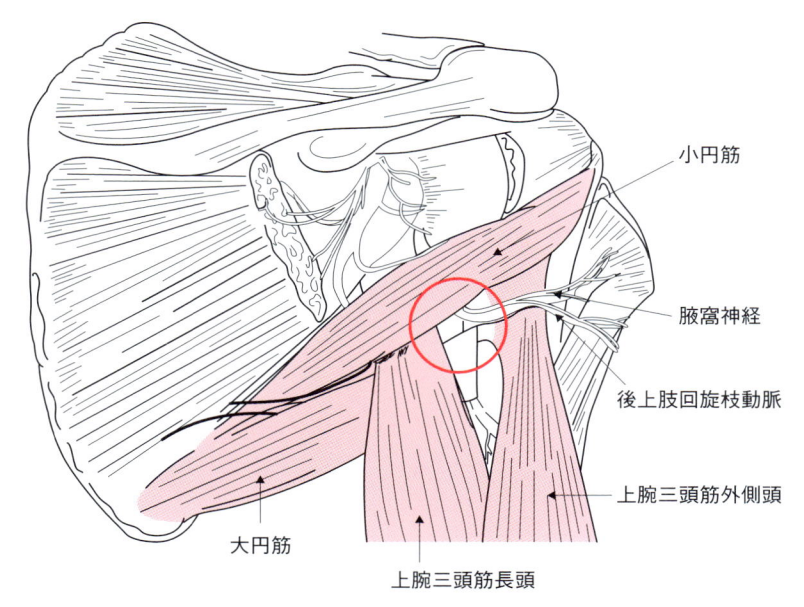

図 30　四辺形間隙症候群

四辺形間隙(quadrilateral space)とは肩後方に存在する小円筋，大円筋，上腕三頭筋長頭によって囲まれる間隙のことをいう。
その間隙の間を腋窩神経と後上腕回旋枝動脈が通過している。
この間隙が外傷などにより損傷を受けると腋窩神経麻痺が生じることがある。

② **肩峰下滑液包・腱板筋**

　滑液包・腱板筋にも受容器の存在が確認されている(図31)。腱板関節腔側(capsule side)では受容器自体少なく，滑液包・腱板滑液包側(bursa side)に機械的・侵害受容器ともに多く存在している。滑液包と棘上筋間には，滑動機構(滑液包と棘上筋の滑動機構)(bursa-SSP mechanism)が存在し，肩運動に重要であることからも，受容器の発達は理解しやすい。反面，肩峰下滑液包炎，腱板断裂に伴う堪えがたい疼痛は，受容器の分布からも容易に想像がつく。

3) **疼痛発現**[40,43]

　疼痛発現には，物理的刺激作用と生化学的刺激作用によるものがある。物理的刺激作用は，組織への侵害刺激によって発現する疼痛で，Ⅲ・Ⅳ群線維の反応であるのに対し，生化学的刺激作用は，物理的刺激から20秒後くらいに生じる疼痛で，内因性発痛物質による反応である。図32に肩関節包内に内因性発痛物質(ブラジキニン)を注入した筋電図結果を示す。注入による刺激作用により，まず物理的刺激による疼痛が生じ，その後，再度，疼痛刺激反応(図32中の②)が認められる。これが生化学的刺激作用による疼痛であり，主に腱板筋群に認められる。Hiltonの法則から肩関節包は，肩甲上・肩甲下・腋窩神経により支配されていることがわかり，関節包への侵害刺激は，伸張反射を介し，腱板筋群に疼痛をもたらすといえる。内因性発痛物質による痛みは，筋自体の痛みとなり，疼痛による筋短縮位が長期化すれば，筋短縮につながるといえる。

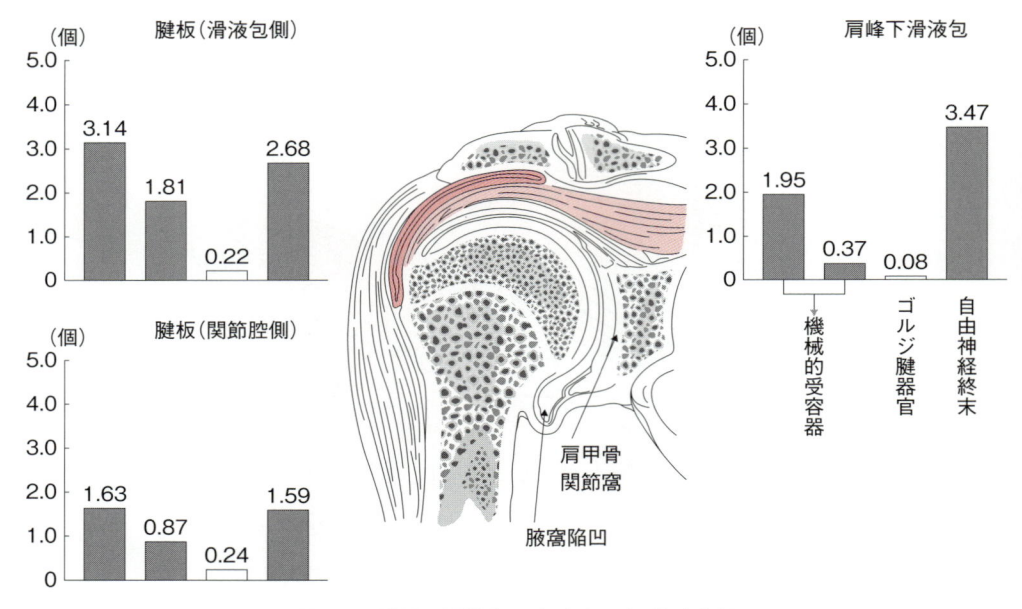

図31 腱板・滑液包に存在する知覚受容器
〔森澤　豊，上村　貫，道中泰典：肩関節における神経終末の形態と分布—腱板断裂例の腱板断端，肩峰下滑液包，烏口肩峰靱帯での比較．関節外科 16(8)：43-48，1997 より改変〕

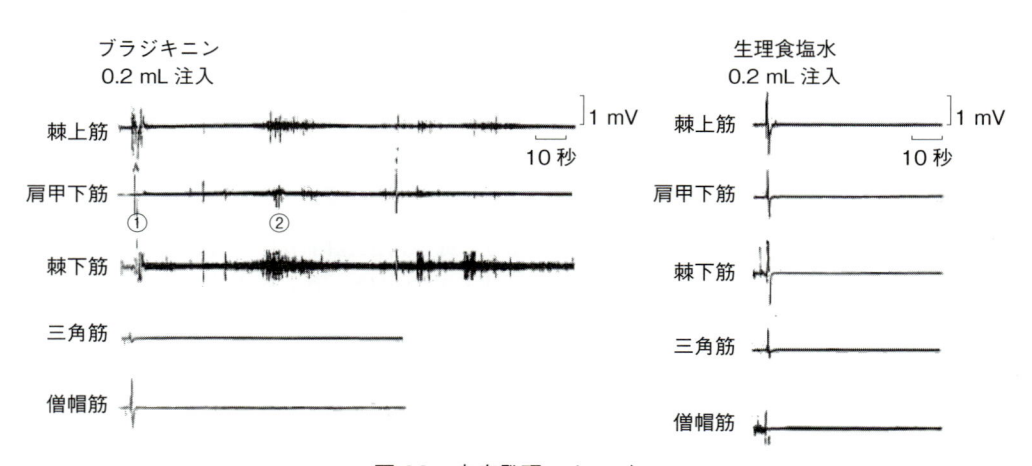

図32　疼痛発現メカニズム
①物理的刺激作用→直接的刺激(Ⅲ・Ⅳ群線維の反応)
②生化学的刺激作用→①よりも 20 秒後くらいに生じる(内因性発痛物質が作用する)
〔村上元庸，土肥潤二，吉川玄逸：肩関節包の神経支配と疼痛発生機序．関節外科 16(8)：49-57，1997 より〕

b 可動域制限の解釈

　拘縮とは関節の安定性が過剰に保たれた状態であり，拘縮により疼痛や ADL 障害を生じているのであれば，その安定化された状態を崩し，自由度を再獲得させる必要がある．骨折・脱臼などで肩関節構成体が損傷された場合，その損傷部位の伸張性を評価していくことで可動域制限の原因は解釈でき，損傷から経過を考えれば治療方針はみえてくるはず

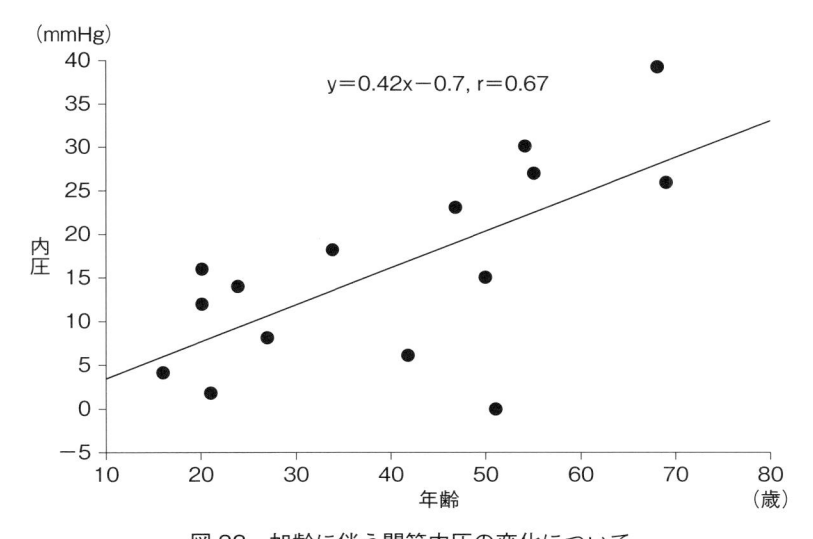

図33 加齢に伴う関節内圧の変化について
〔伊藤信之,伊藤 茂:肩関節内圧の測定.肩関節 19(1):50-53,1995より〕

である.ここでもうひとつ考慮しておかねばならないのは,年齢により関節構成体の状態は異なっており,関節を安定化させる要因についても変化しているということである.そもそも若年者の場合,関節安定化には筋要素(動的支持機構)が大きいのに対し,加齢に伴いその筋力は低下(退行変性含む)する傾向にある.そのため,徐々に靱帯・関節包・関節内圧など筋肉以外のいわゆる静的支持機構により安定化を頼らざるをえなくなる.

特に加齢とともに関節内圧が上昇することと RIC(rotator interval complex)の肥厚変性を理解することが重要である.以下にそれぞれの要素について示すが,関節内圧上昇・RIC の肥厚変性は,あくまで低下した筋力に代わり,関節を安定化させようとする生体反応であることを忘れてはならない.

1) 関節内圧

関節内は通常,陰圧に保たれ安定性を保っているが,加齢に伴い関節内圧がさらに上昇(陰圧増大)していくことが実験的(図33)[44]にわかっている.関節内圧が上昇していくということは,関節を取り巻いている肩甲上腕靱帯・関節包の伸張性が妨げられることにつながり,その結果,加齢とともに可動域の低下が生じていくといえる.

2) RIC(rotator interval complex)[45-48]

RIC(図34)は烏口上腕靱帯(coraco-humeral ligament:CHL)と腱板疎部(rotator interval:RI)により構成される.

伸縮性に優れていることから,肩可動域の調節機構(主に外旋方向,図35a)の作用を持つ反面,抗張力には劣るため,外力などの損傷を受けやすい組織であるともいえる.つまり,RIC が伸縮することにより自由度が生まれ,肩甲上腕関節(glenohumeral joint:G-H jt)の複雑な動きを可能としているといえるが,外傷や固定後,伸張性を失えば当然,可動域制限にも大きくつながっていくとも理解できる.

また,RIC は加齢とともに肥厚変性していく傾向にあり,肥厚変性により伸張性を失え

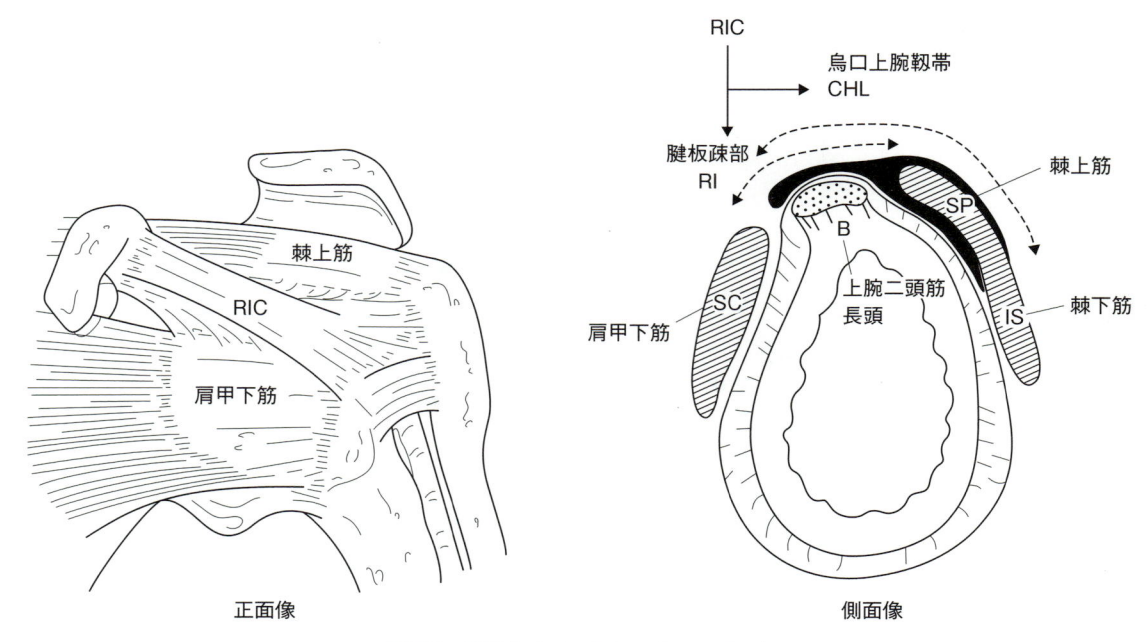

図34　RIC(rotator interval complex)
側面から見るとCHLはRIに比べ広範囲に存在していることがわかる。
〔Harryman, DT, Sidles JA, Harris SL：The role of the rotator interval copsle in passive motion and stability of the shoulder. J Bone Joint Surg 74-A(1)：53-66, 1992 より〕

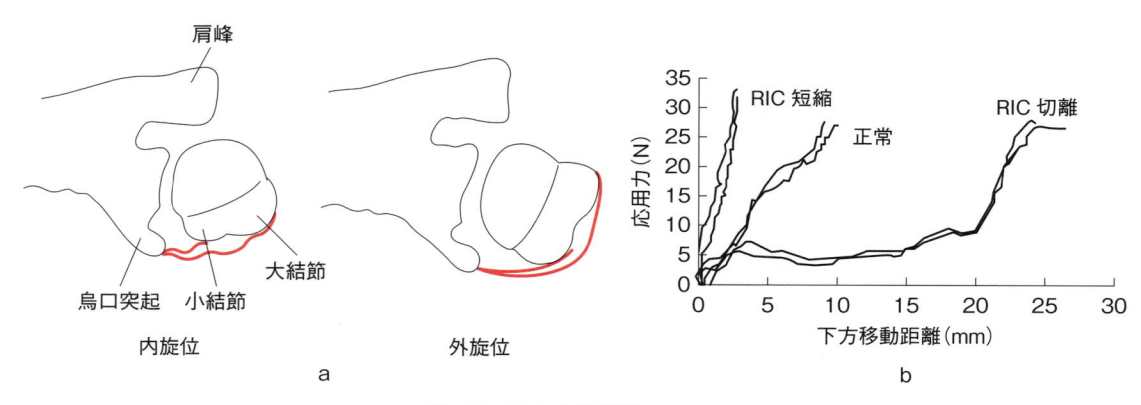

図35　RICの伸張性について
a. 外旋するとRICは伸張される.
b. RICが短縮すれば下方への移動距離は低下し，RICが切離されれば上腕骨頭は下方へ転位していく。
〔Harryman DT, Sidles, JA, Harris SL：The role of the rotator interval capsule in passive motion and stability of the shoulder. J Bone Joint Surg 74-A(1)：53-66, 1992 より〕

ば，制御方向への可動域を低下させることとなる。以下に烏口上腕靱帯(CHL)と腱板疎部(RI)の特徴について述べる。

① 烏口上腕靱帯（CHL）

烏口突起から大小結節まで走行する靱帯である。粗性結合織に近く（約64%），伸縮性に富んでいるが強度は低い。烏口突起下面の付着部は4層構造ではなく骨膜のまま結合し，表層は滑液包からの滑膜に被われる。また，小胸筋からの腱線維が約8%加わっており，発生学的に小胸筋腱の腱鞘組織である可能性も示唆されている。

② 腱板疎部（RI）

いわゆる腱板筋を欠く部位（棘上筋と肩甲下筋の間）に存在し，弾性線維に富む組織である。図35b[45]を見てわかるように，RIを切離した場合，上腕骨頭の下方への移動が大幅に増大し，逆に短くなった場合は下方への移動距離が減少することがわかる。そのことからRIは上腕骨頭の下方への制動効果としても作用することが推測できる。

2 経過から診る問題点の違い[49]

臨床経過は，大きく3期（図36）に分けることができる。リハビリテーションはそれぞれの病期に生じる臨床症状に対応していくことが重要である。

a freezing phase（発症〜2週）

いわゆる炎症症状による痛みが主症状として現れる。この時期に生じている可動域制限は，炎症に伴う腫脹が軟部組織を圧迫しているために生じる。また，この時期の特有な痛みとして夜間時痛があげられる。この時期に出現する夜間時痛は，肩峰下で生じている腫脹により，肩峰下圧が上昇していることが主な原因と考えられる。そのため，リハビリテーションでの改善は難しいが，ポジショニングなどにより少しでも安楽な肢位を指導することが重要といえる。

b frozen phase（〜4週）

炎症症状が消失し始め，除痛が得られ始める時期である。この時期には損傷組織の癒着

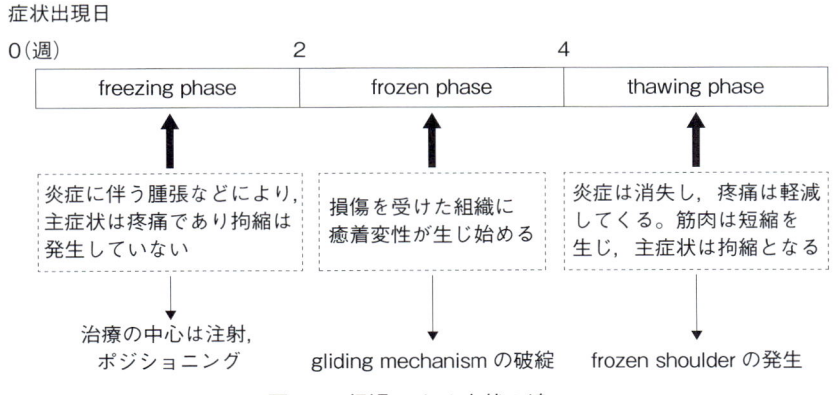

図36　経過による症状の違い
〔山田稔晃, 甲斐義浩：肩関節周囲炎に対するセルフエクササイズ. 理学療法 25(7)：1038-1043, 2008 より改変〕

瘢痕化が生じ始め，特に上方支持組織の癒着変性は，gliding mechanism〔滑液包と腱板（特に棘上筋）の滑動機構〕の障害により肩挙上障害を呈する．筆者は，この時期にいわゆる他動関節可動域を確保することが何より重要と考えている．

この時期になると夜間時痛は軽減してくる傾向にある．しかし，疼痛回避肢位（肩甲骨上方回旋位，上肢内旋位）により，二次的に肩峰下圧の上昇を引き起こし，疼痛が続く場合もあるため，肩甲骨の位置に左右差がないかを確認することが必要である．

c thawing phase（4 週〜）

損傷組織の線維化により，拘縮が発生する時期である．疼痛は動作時痛のみとなり，可動域制限に対する主訴が多くを占める．肩関節周囲炎の場合，この時期を越えてから来院することが多く，可動域拡大が治療の中心となる（「D-1．肩関節障害へのアプローチ」の項参照⇒82 頁）．

3 通過障害の解釈

日常診療における肩関節障害の問題の多くは通過障害であり，いわゆる rotational glide（大結節が肩峰下に存在）（表 5）での問題といえる．リハビリテーションでは，通過障害を生じる要因について解釈・治療することが望まれ，特に腱板機能の再獲得が運動パフォーマンスを向上させるポイントとなる．

以下に通過障害をみていくために必要な臨床所見について述べる．

a medial path（内方路）と lateral path（外方路）（図 37）

肩峰下を通過する大結節の通路は，肩峰の前方を通過する medial path と側方から後方を通過する lateral path が存在する．運動方向でいえば，medial path は屈曲，lateral path は外転となり，その中間に位置する肢位が scapula plane（肩甲骨面，45°）である．外転は，屈曲に比べ大結節の肩峰下への通過角度が小さい．通過障害例の外転角度は，屈曲よりも制限を認め，scapula plane にて最も挙上角度がよい．これらは通過障害症例の重要な臨床所見となるので知っておきたい．

b X 線写真所見[50,51]（図 38）

通過障害を呈す症例の X 線写真では，①肩峰-上腕骨頭間距離（acromiohumeral interval：AHI）の狭小，②大結節の硬化像，③肩峰下骨棘形成，④石灰沈着性腱板炎を確認することができる．当然，肩峰下スペースの狭小は，通過障害を呈する要因となるため，見

表 5 肩関節運動

① pre-rotational glide（大結節が肩峰下に入り込む前の時期）0〜80°
② rotational glide（大結節が肩峰下に存在）80〜120° 　大結節が肩峰下を通過する
③ post-rotational glide（大結節が肩峰下から通過した後の時期）120〜180°

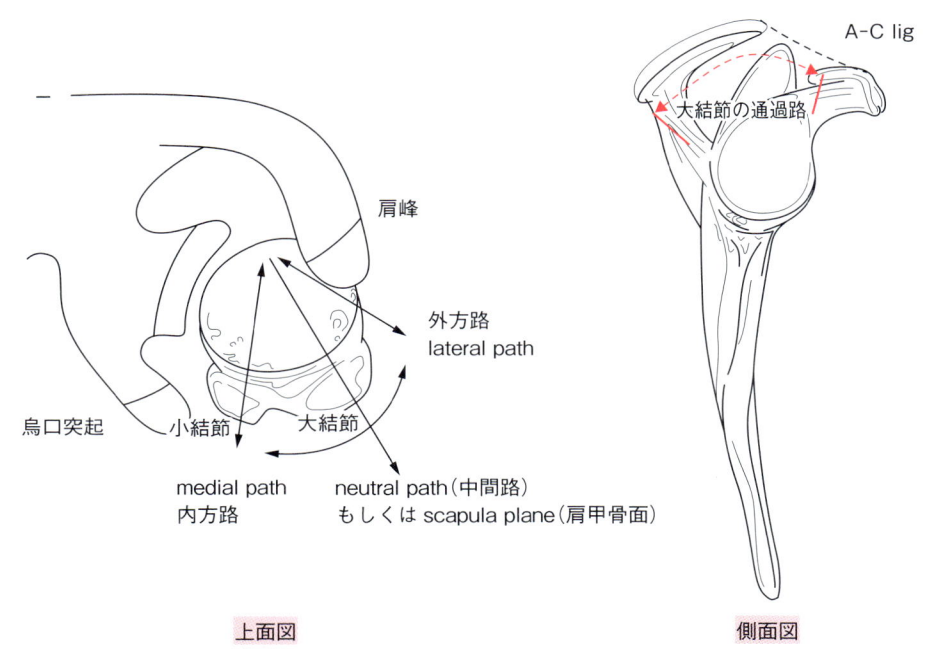

C. 臨床症状の診かた・考えかた　75

図37　大結節の挙上通路

上面図：肩峰、烏口突起、小結節、大結節、外方路 lateral path、medial path 内方路、neutral path（中間路）もしくは scapula plane（肩甲骨面）

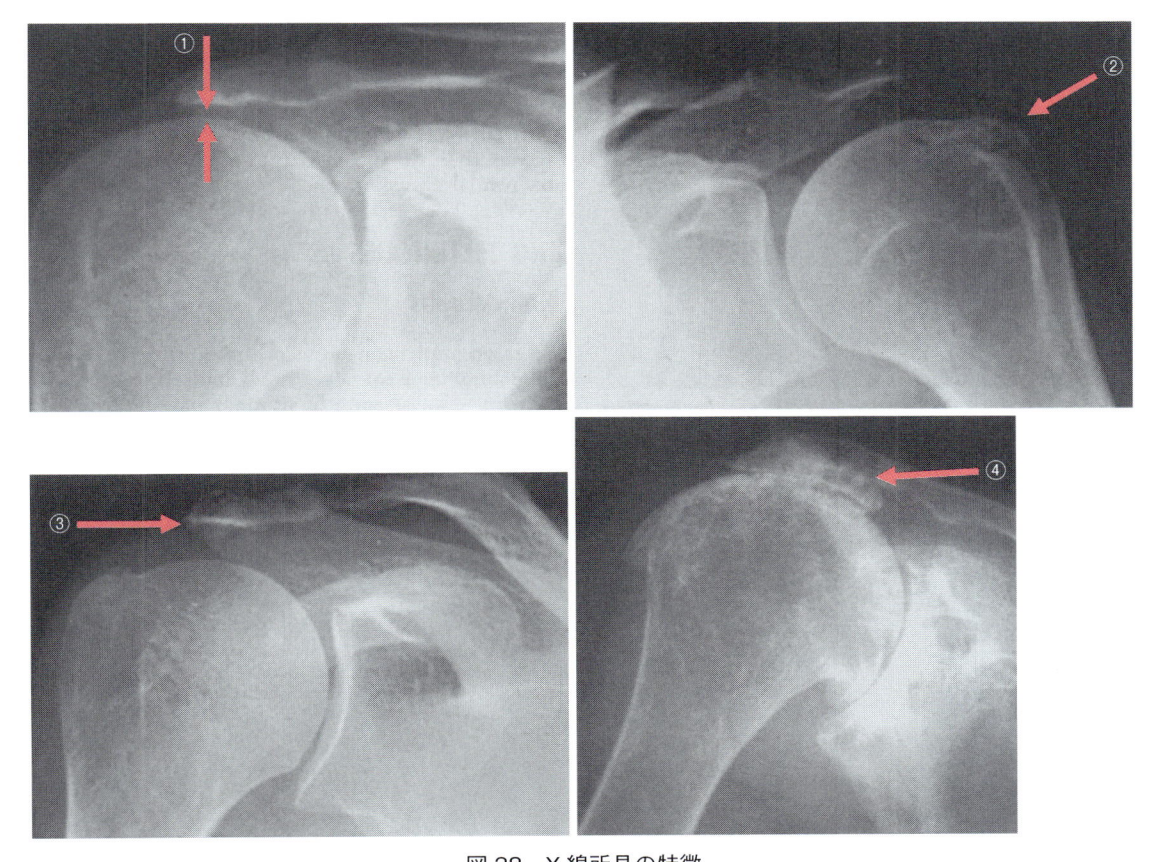

側面図：A-C lig、大結節の通過路

図38　X線所見の特徴
① AHI の狭小（肩峰-上腕骨頭間距離），② 大結節の硬化，③ 肩峰下骨棘，④ 腱板の石灰化（重度関節症も認める）

逃してはならない所見である。

　AHI の狭小は，①腱板筋（特に棘上筋）の短縮および過緊張による大結節の上方偏位，②肩甲骨アライメント異常（特に下方回旋）により生じるといえる。上方支持組織が，肩峰下滑液包炎，腱板断裂，腱板炎などにより損傷を受けた場合，患者は損傷組織を安静に保つため，肩甲上腕関節（glenohumeral joint：G-H jt）を外転させ，肩甲骨を下方回旋位に保っている（疼痛回避のための生体反応）[52]。

　療法士は，患者をその肢位から逸脱させることがどのような意味を持つのかを考える必要があり，無理にその肢位を逸脱すれば，損傷部位の治癒が不完全となり疼痛が慢性化するおそれもあるので留意が必要である。

c 肩甲骨アライメント由来

　肩甲骨は，肩甲下筋と前鋸筋間にある疎性結合織の上をすべることで運動が行われる。この面がいわゆる肩甲胸郭関節（scapula-thorasic joint：S-T jt，「A-2．肩関節を連結する関節構造」の項参照⇒43頁）であり，G-H jt との協調作用により肩のパフォーマンスが達成されることになる。S-T jt に起因する通過障害は，①肩甲胸郭関節筋群（inter-scapula-thoracic muscle：ISTM）の筋力低下〔胸郭出口症候群（thoracic outlet syndrome：TOS）など〕，②術後，炎症期の疼痛回避に伴う不良肢位（例：三角巾による吊り下げ）などでみられる。

1）肩甲胸郭関節筋群（ISTM）の筋力低下

　ISTM の筋力が低下した場合は，肩甲骨上方回旋の惹起が遅くなり，結果，肩峰下での障害を生じる。代表疾患として TOS があげられるが，骨折や脱臼後，固定により肩甲骨の運動を一時的にでも行っていなかった場合には留意すべきである。また，時折ではあるが，下角と胸郭間に存在する滑液包の滑動不良により肩甲骨の上方回旋が阻害され，挙上角度が低下する症例に遭遇することもある。

2）不良肢位（三角巾による吊り下げ）

　不良肢位（図39）による肩甲帯の挙上・前傾は，上腕三頭筋の過緊張により肘後方移動を誘発し，骨頭の前方移動（内旋・内転ストレス）が生じる。内旋・内転ストレスは，腱板への伸張ストレスとなり，肩峰下滑液包との摩擦や腱板自体の疼痛を引き起こす原因となる。結果，腱板の過緊張により AHI は狭小化され，肩峰下内圧を上昇させる原因となる。

　損傷組織実質（例：肩峰下滑液包炎）の腫脹による肩峰下内圧の上昇は仕方がないが，二次的な肩峰下内圧亢進（不良肢位や腱板の過緊張）による疼痛の発生は，防ぐことが十分に可能である。

　良肢位保持を保つポイントは，肩甲骨アライメント（左右対称）と上腕骨頭の支点形成力であるが，腱板筋機能による上腕骨頭の支点形成力は，炎症期や術後早期には障害されているため，上腕二頭筋長頭腱（long head biceps：LHB）の支点形成力（上方移動を抑制する作用を持つ）が必須となる。

　筆者は biceps tendon effect test（図40）を行い，短頭の過剰収縮を抑制した状態で，三角巾を巻くようにしている。

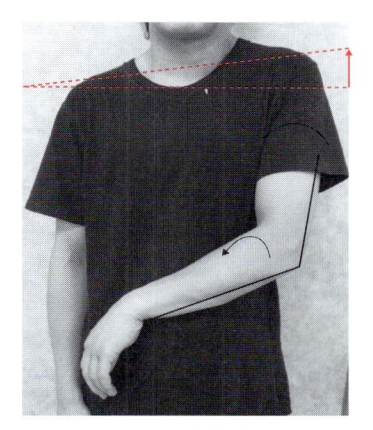

C. 臨床症状の診かた・考えかた　77

問題 1

肘伸展　前腕回内
↓
腕橈骨筋の緊張異常による
上腕内旋トルク発生

問題 2

前腕回内　手掌屈
↓
橈骨神経への過牽引
指屈筋緊張亢進

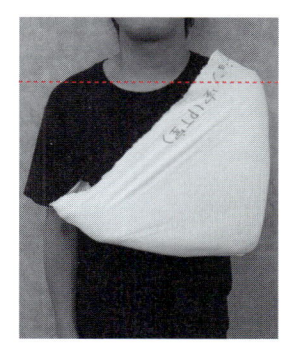

不良例　　　　　　　　　　　　　　　　　　　　　　　　良好例

図39a　三角巾によるアライメント調整①

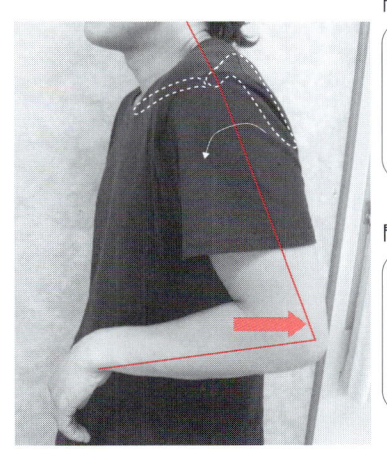

問題 1

肩甲帯挙上前傾
↓
鎖骨下動脈の圧迫
による上肢循環不良

問題 2

肘後方移動
↓
上腕三頭筋過緊張
による肘伸展

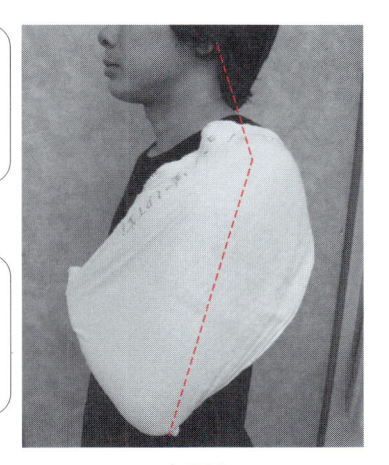

不良例　　　　　　　　　　　　　　　　　　　　　　　　良好例

図39b　三角巾によるアライメント調整②

d 腱板機能低下由来

　肩甲上腕関節(G-H jt)を考える際の腱板筋による動的安定化機構の重要性は，現在でも指摘され続け，肩パフォーマンスを達成するためには欠かすことができない．
　腱板機能低下は，①腱板断裂・疼痛(「C-1. 疼痛・可動域制限の解釈」の項参照⇒67頁)に伴う ampulitude(筋収縮力)低下，②疼痛・短縮に伴う伸張性低下を指し，outer muscle(上腕骨頭に動きを与える筋)と inner muscle(上腕骨頭を求心位に保持する筋，いわゆる腱板)の協調作用低下(図41)による通過障害を生じる原因になる．
　また，腱板炎や滑液包炎後の腱板と滑液包との間に存在する滑動機構(図42)の障害は，肩関節パフォーマンスを大きく低下させることとなる．

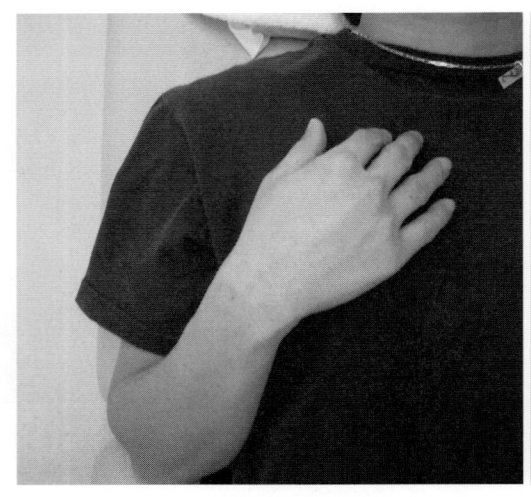

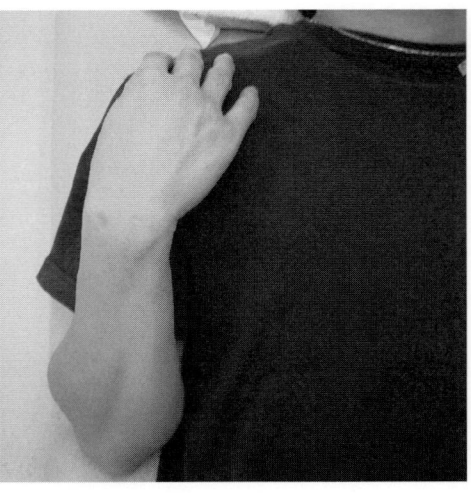

短頭優位　　　　　　　　　　　　　　　長頭優位

図40　biceps tendon effect test

上腕二頭筋長頭は上腕骨頭を引き下げ(depression)，支点形成に関与する．腱板筋機能が低下した場合，長頭による支点形成力は重要な肩安定化機構のひとつとなる．短頭が優位に作用している場合，症例は上腕骨が内旋し，長軸上で上腕骨を保持することは不可能となる．この状態では，上腕骨頭の支点形成がとれていないこととなり，疼痛の原因となりうる．簡易な上腕二頭筋機能をみるテストで有効である．

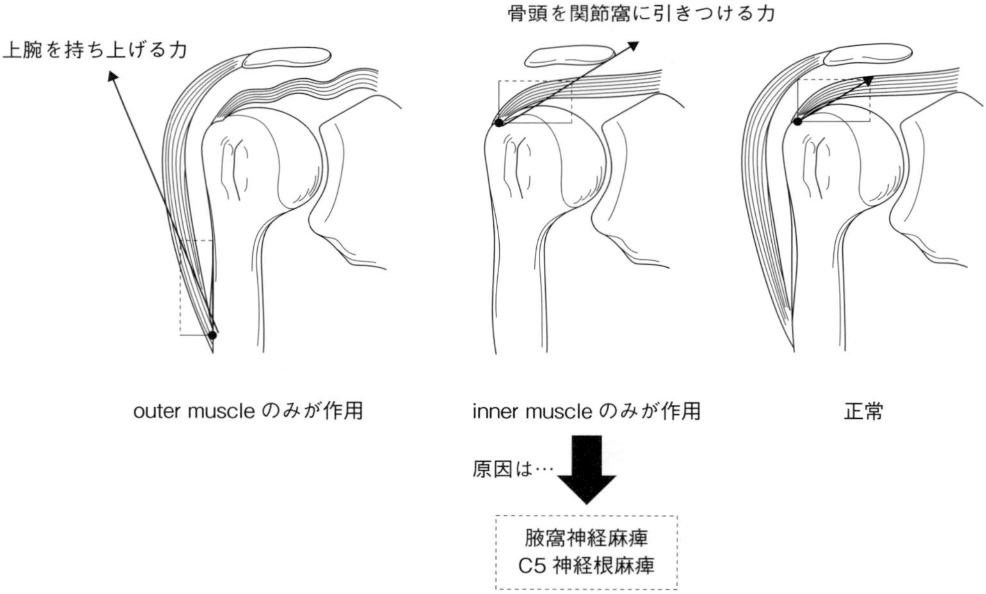

上腕を持ち上げる力　　　　　　骨頭を関節窩に引きつける力

outer muscle のみが作用　　　inner muscle のみが作用　　　正常

原因は…

脇窩神経麻痺
C5 神経根麻痺

図41　肩筋群の協調不良により生じる問題
(橋本貴幸：腱板損傷に対する McLaughlin 法後の運動療法，整形外科リハビリテーション学会(編)：関節機能解剖学に基づく整形外科運動療法リハビリテーションナビゲーション　上肢，p51，メジカルビュー社，2008 より改変)

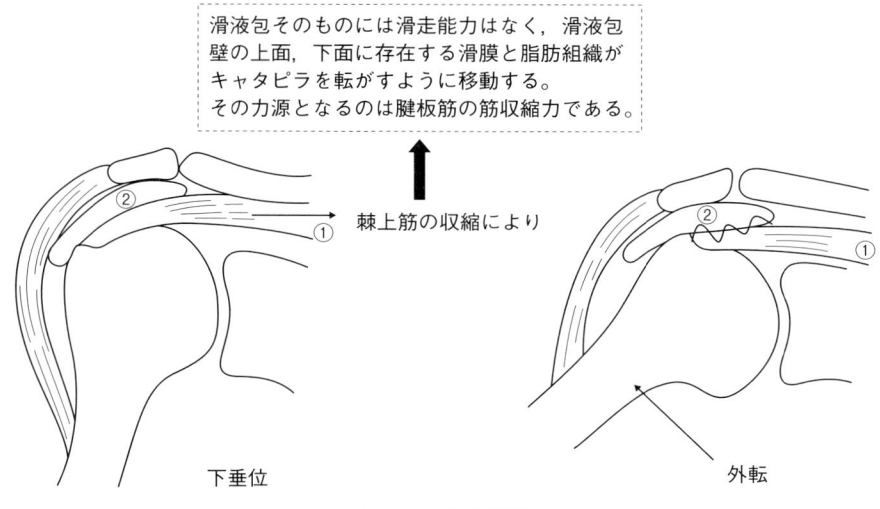

C. 臨床症状の診かた・考えかた　79

滑液包そのものには滑走能力はなく，滑液包壁の上面，下面に存在する滑膜と脂肪組織がキャタピラを転がすように移動する。
その力源となるのは腱板筋の筋収縮力である。

棘上筋の収縮により

下垂位　　　　　　　　　　　　　　　外転

図42　滑動機構
①棘上筋，②滑液包

　疼痛（「C-1. 疼痛・可動域制限の解釈」の項参照⇒67頁）は，関節包・滑液包の障害・腱板のover useでも生じ，腱板機能に大きな影響をもたらすため，第1治療要因として捉えることが原則といえる。

　腱板損傷を考える場合，若年層では高エネルギー損傷やスポーツ外傷による突発性損傷が主である反面，中高年以降の場合は腱板にはすでに退行変性が生じており，そこに何らかの外力や外傷が加わり障害が生じるといえる。リハビリテーションの役目は，外力や外傷により生じたストレスを排除させ，疼痛や可動域を改善させることといえる。

　臨床所見として，腱板の伸張性・関節包靱帯を含めた可動域の測定と適切な筋力測定が何より重要となり，1〜3 position回旋角度（関節包靱帯の伸張を確認）とともに，結滞（特に棘上筋），結髪（肩甲下筋を含めた前下方組織），水平内転（棘下筋・小円筋）の可動域をみる必要がある（図43）。その制限が拘縮によるものであるのか，また，筋自体の痛みによるのかをみる必要があり，簡易的には圧痛所見をとることが有効である。もし，圧痛が陽性であるのであれば筋のリラクゼーションを加え，柔軟性が得られれば，もう一度可動域を確認し，制限が緩和されていれば筋自体の痛みによるものと判断できる。

　腱板筋機能は，上腕骨頭を求心位に保持し支点形成に関与するというのは周知のことだが，他関節の関節求心位保持機能（膝関節では膝窩筋，肘関節では肘筋）を有する筋に比べて筋の長さが長いことを考えなければならない。

　その理由は，上腕骨頭の自由度にあると考えており，下垂位・挙上位では作用する筋線維部位が異なるからである。挙上に伴い，遠位部の線維は当然，収縮力を失ってくるはずなので，挙上して近位の線維が作用しなければ自由度の高い関節運動は不可能である。

　図44は腱板断裂例である。近位部の筋活動の欠損は，挙上角度の増大に伴い支点形成力は低下すると考えられ，その結果，挙上位での動的安定化機構としての機能が低下し，疼痛などの障害が生じるのではないかと考えられる。

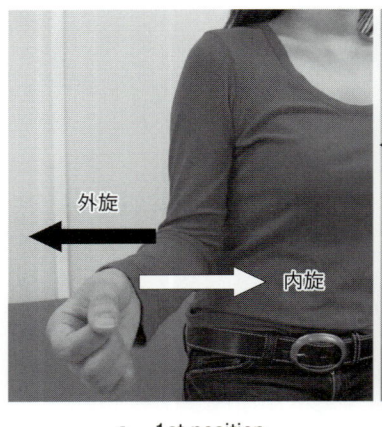

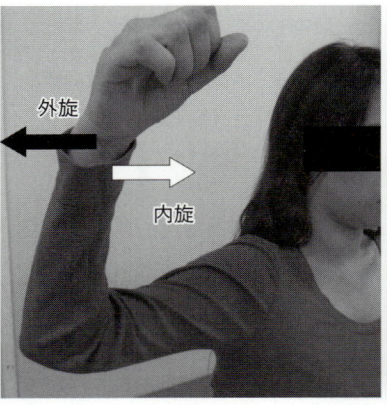

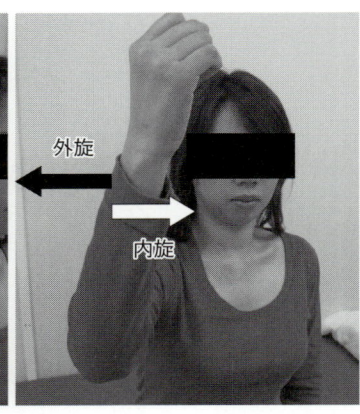

a. 1st position 　　b. 2nd position 　　c. 3rd position

図43 肩の肢位(position)の違いによる回旋運動
  a. 肩下垂位，肘屈曲90°位
  b. 肩外転90°，肘屈曲90°位
  c. 肩屈曲90°，肘屈曲90°位

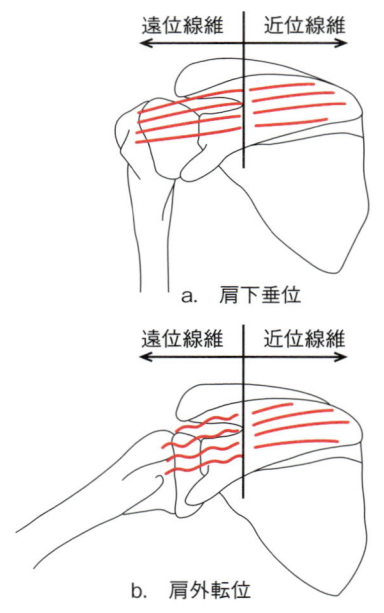

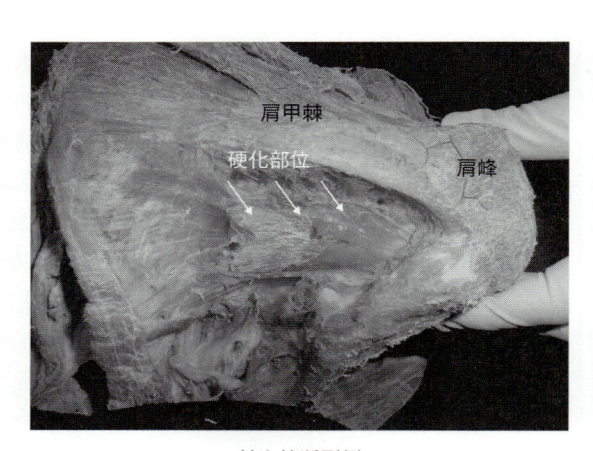

a. 肩下垂位

b. 肩外転位

筋線維レベルからの協調作用も考慮する必要あり

図44 棘上筋の支点形成力

a：棘上筋は遠位・近位線維ともに緊張位である．挙上開始は遠位線維のほうが収縮しやすい位置にあり，常にストレスが加わるのは遠位線維であるといえる．
b：外転していくにつれ，遠位線維は大結節が近づいてくるために緩んだ状態となる．反面，近位線維は緊張位にあり，外転角度が増していくにつれ，骨頭の支点形成には近位線維が主に作用すると考えられる．

e 拘縮由来

いわゆる肩甲上腕関節に拘縮が生じた場合，当然通過障害が生じることとなる。原因として，① RIC（rotator interval complex）の拘縮による外旋角度低下（特に 1st position での外旋）によって肩峰下を通過できなくなる場合，②下関節上腕靱帯（IGHL）を含めた下方組織の短縮により挙上に伴い上腕骨頭が突き上げてしまう場合が考えられる。以下にそれぞれの要因について示す。

1）RIC（図 45）

RIC が短縮を起こせば，肩挙上時，大結節が肩峰下を通過するための外旋角度が不足するので，いわゆる通過障害の原因となる。可動域では 1st position での外旋角度を調べる必要があり，他の外旋肢位に比べ 1st position での外旋角度が著明に低下している場合は RIC 由来の可動域制限を考えればよい。

2）下方支持組織（図 46）

下方支持組織は下関節上腕靱帯（IGHL）により構成され，特に後下方部位に存在する後下関節上腕靱帯（PIGHL）の拘縮は，挙上時，骨頭が前上方に突き上げられ，通過障害を呈する。可動域では，3rd position での内旋角度，水平内転角度を調べることと小円筋と棘下筋（下方線維）の評価が必要となる。

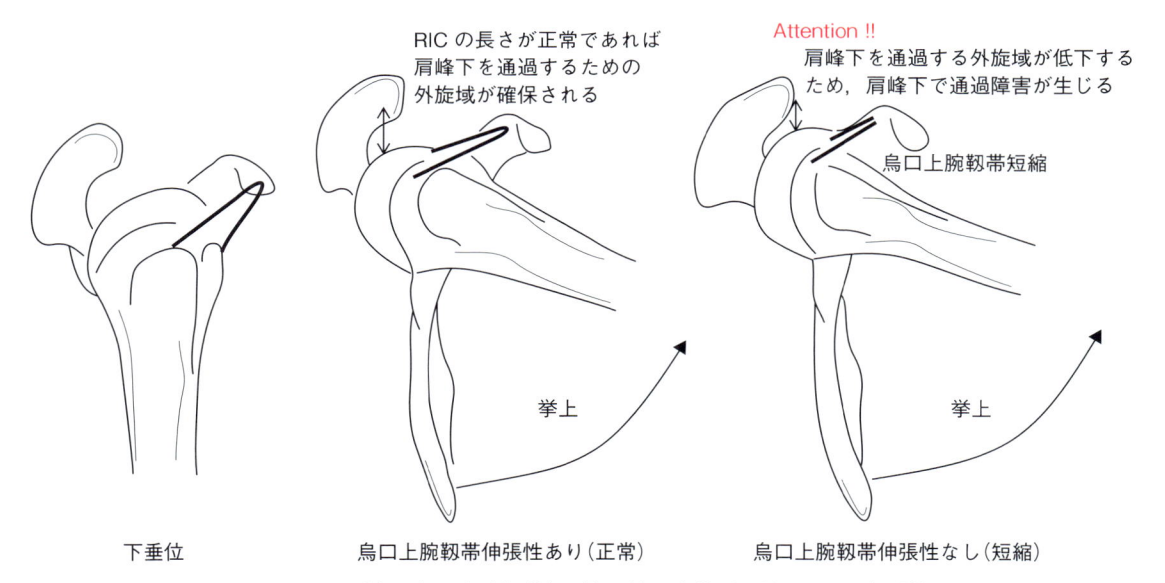

図 45　RIC（特に烏口上腕靱帯）の伸張性の変化が肩峰下に及ぼす影響

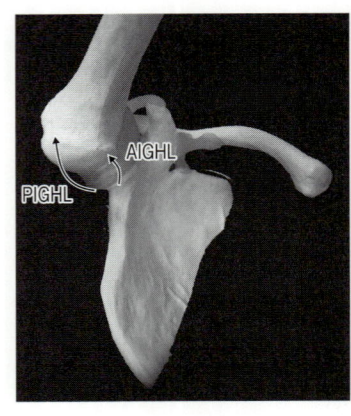

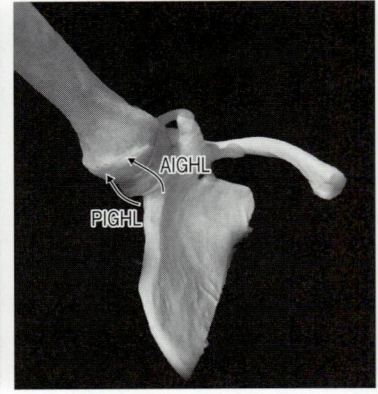

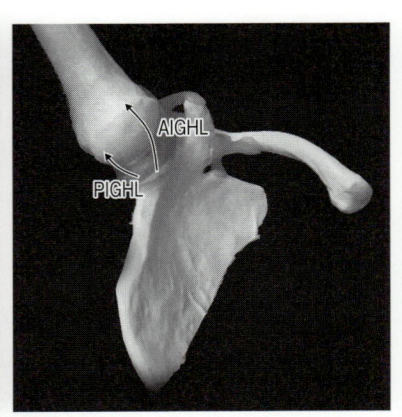

水平内転位	外転 90°	2nd position 外旋位
後下関節上腕靱帯（PIGHL）が緊張してくる ←	下方支持組織は腋窩液陥凹により緊張せず →	前下関節上腕靱帯（AIGHL）が緊張してくる

図46　下方支持組織の緊張変化

D　治療方法とそのポイント

1　肩関節障害へのアプローチ方法

　肩関節運動が円滑に行われるためには，肩甲上腕関節（glenohumeral joint：G-H jt）と肩甲胸郭関節（scapula-throcic joint：S-T jt）が協調し連動することが必要である．ここでは，主に G-H jt に由来して生じる freezing phase，frozen phase，thawing phase（C-2 図36 ⇒73頁参照）のアプローチ方法について述べる．

a　freezing phase の対応

　肩関節内に，何らかの炎症症状（例：滑液包炎，腱板炎）が惹起されている場合，患者は安静時痛の出現，他動運動時の end feel（最終域感）の感知なく，疼痛症状誘発を訴えるはずである．
　この時期は，安静が第一となり，鎮痛薬や関節内注射による除痛が主な治療となる．リハビリテーションにおいては，良肢位保持を指導するしかなく，炎症が消失した時期に，なるべく機能障害を少なくし，ADL・職業上での実用性を持たせることが重要である．治療としては，肩甲骨を含めたアライメントの修正が必要となる．

b　frozing phase の対応

　骨折術後や脱臼整復後（3週以降）は，医師との相談のうえ，早期からの運動療法が望まれる．
　癒着瘢痕組織が形成される前であるこの時期に，大結節を肩峰下に通しておくことは，通過障害を予防するために有効であり，その方法は stooping excercise が推奨される（図

D. 治療方法とそのポイント　83

目的：1. 棘上筋と肩峰下滑液包との癒着予防
　　　2. 肩甲上腕関節の可動域(120°)確保
　　　※目的はあくまで大結節を肩峰下に通過させておくことである

方法：　療法士1

防御性収縮を触知し，上腕骨頚部に回旋ストレスが生じないようにする

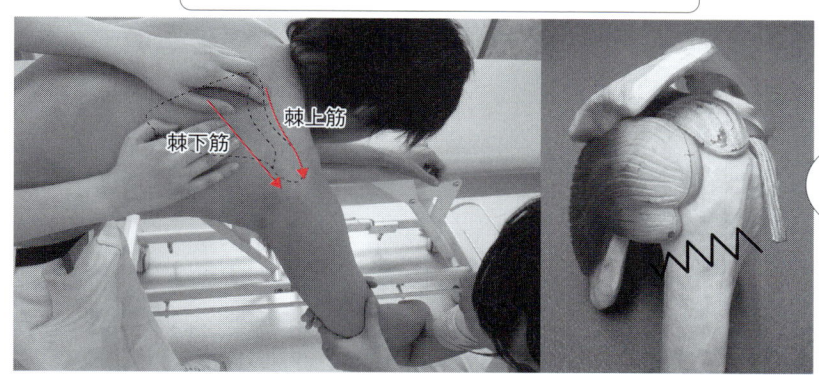

棘下筋　棘上筋

注意！
回旋ストレスを避ける

療法士2　骨幹部，肘関節からの回旋ストレスを防ぎ，屈曲角度を拡大(>120°)していく

図47　stooping excercise

47)。ただしこの時期は，骨折例には骨転位，脱臼例には再脱臼の可能性があること，リハビリテーションの治療技術が求められるともいえる。拘縮が完成された症例には，stooping excercise は適応外となるので留意が必要である。

c thawing phase の対応

　数週間〜数カ月前から続く症状(疼痛・可動域制限)を主訴として来院する患者は多い。
　多くの場合，上腕外側部に放散する疼痛・動作時痛(次いで夜間時痛)を訴え，可動域は，medial path(内方路)よりも lateral path(外方路)にて著明な低下を認めることが多い。治療の前に骨折線(X線写真)や外傷歴の確認は必要であるが，それらが明らかでない場合は，まず腱板のリラクゼーションから始めるべきである。その理由は，拘縮期とはいえ，G-H jt 内に炎症が生じていたのであれば，関節内には癒着瘢痕組織(特に肩峰下滑液包と腱板間)の存在と，腱板には筋攣縮・筋短縮が多かれ少なかれ発生しているはずだからである(図48)。
　疼痛による腱板の筋収縮力の低下が通過障害(outer-inner 協調不調)を生じさせているのであれば，リラクゼーションにより症状は多少なりとも軽減する。疼痛が軽減しても可動域(特に rotational glide〔大結節が肩峰下に存在する時期〕)，動作時痛の改善が認められない場合は，各組織に対しての伸張性の獲得が必要となる。特に後下方支持組織・RIC(rotator interval complex)の拘縮は，通過障害の直接の原因となるため，それら組織の伸張性を獲得する必要がある。
　後下方支持組織がトリガーとなり通過障害を生じている場合は，可動域は 3rd position での内旋角度・水平内転に制限を認め，RIC がトリガーとなり通過障害を生じている場合

II 肩関節

挙上位より下垂させ，上方組織の緊張が緩和された状態で挙上・外転運動を加える

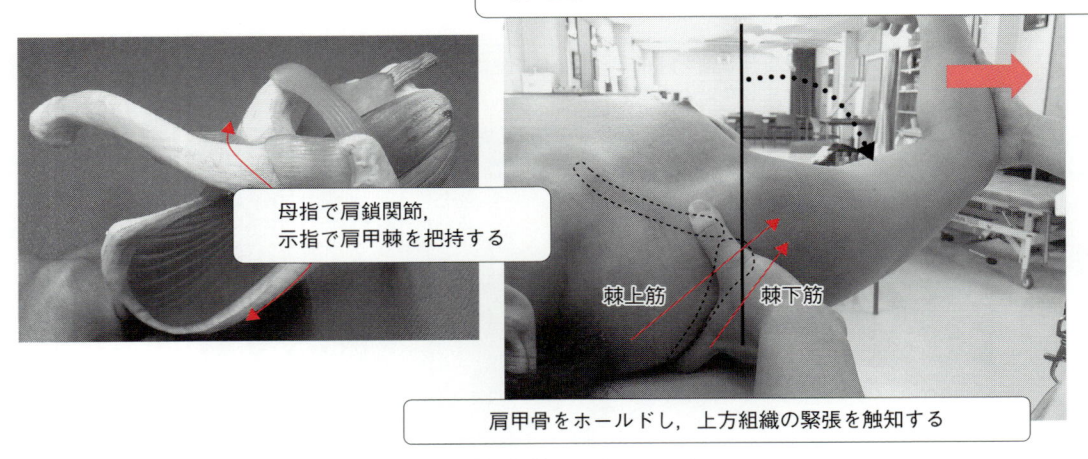

母指で肩鎖関節，示指で肩甲棘を把持する

棘上筋　棘下筋

肩甲骨をホールドし，上方組織の緊張を触知する

図 48a　棘上筋のリラクゼーション

各ポジションに肢位を変化させ後方腱板の緊張が緩和された状態で外旋運動を加える

1st position
2nd position
3rd position

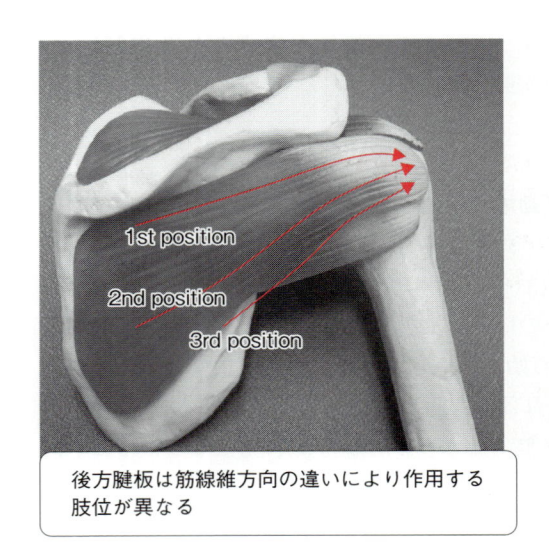

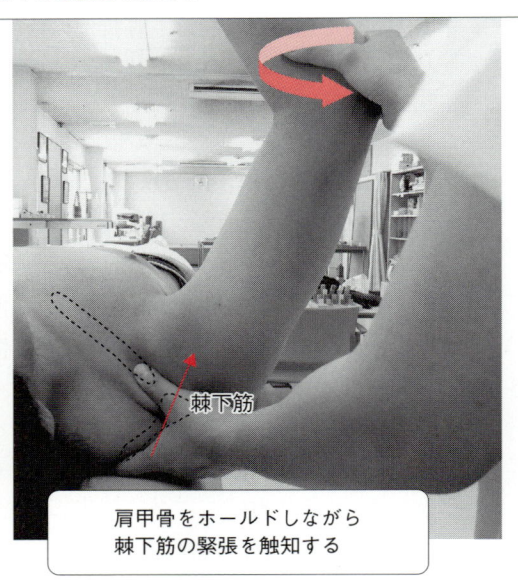

棘下筋

後方腱板は筋線維方向の違いにより作用する肢位が異なる

肩甲骨をホールドしながら棘下筋の緊張を触知する

図 48b　棘下筋・小円筋のリラクゼーション

D. 治療方法とそのポイント　85

治療 point !!
① 腱板（特に棘上筋）の収縮力（ampulitude）
② 肩峰下滑液包と腱板筋との滑走性（excursion）

①，②を獲得するためにストレッチを加え伸張性を確保しながら収縮を促す必要がある。

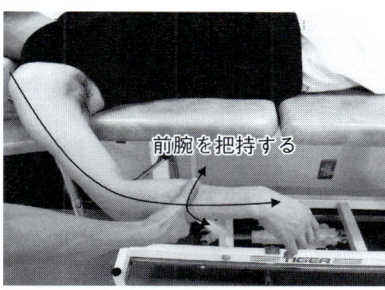

療法士は対象者の前腕を把持し，肩の緊張が緩和される肢位を探る。

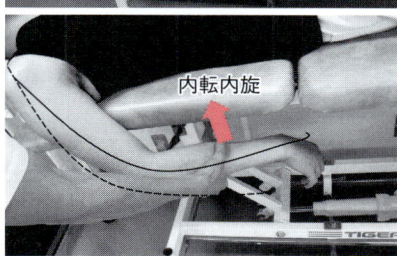

前腕を把持する

療法士は内旋・内転方向にストレッチを加えていき，棘上筋の伸張性増大を獲得する。

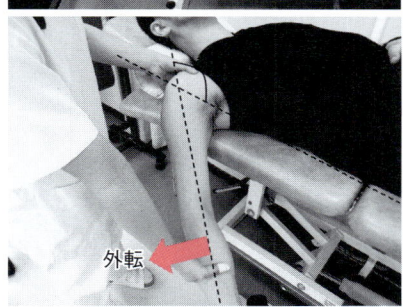

内転内旋

棘上筋の伸張性が得られれば次は収縮力の増大のために自動運動を誘導する。

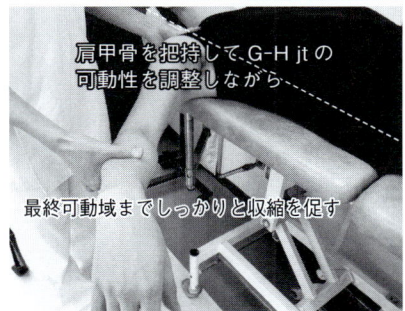

外転

療法士は肩甲骨を確実に把持し，肩甲上腕関節（G-H jt）の可動性を調整しながら全般的に収縮を促すようにする。
重要なのは lag（自動運動可動域と他動運動可動域の差）をつくらないことである。

肩甲骨を把持して，G-H jt の可動性を調整しながら

最終可動域までしっかりと収縮を促す

図 49　滑動機構へのアプローチ方法

は，可動域は 1st position・2nd position での外旋角度に制限を認めている．いずれにしても骨頭突き上げ症状により滑動機構は傷害を受けていると考えられるため，滑動機構の再獲得が必要である（図 49）．

E ケーススタディ

1 交通事故により肩関節脱臼を呈した症例

症例：20 歳代，男性，加工業
診断名：左肩関節脱臼骨折（大結節）
現病歴：交通事故により受傷．徒手整復後，3 週間バストバンド・三角巾により固定．受傷 4 週後，リハビリテーション（以下リハ）開始（再脱臼なし）
リハ依頼内容：肩関節他動運動．5 週より自動運動開始
OT 初期評価：
・主訴：左肩が重くて動かない
・X 線所見（図 50）：肩峰骨頭間距離（AHI）10 mm，肩甲上腕角（gleno-humeral angle：GHA）20°，大結節の転位なし
・関節可動域（ROM）：肩関節；屈曲 90°，外転 60°（疼痛により制限）．肘関節；屈曲 135°，伸展 −15°
・圧痛所見：前鋸筋，小胸筋，腱板筋群

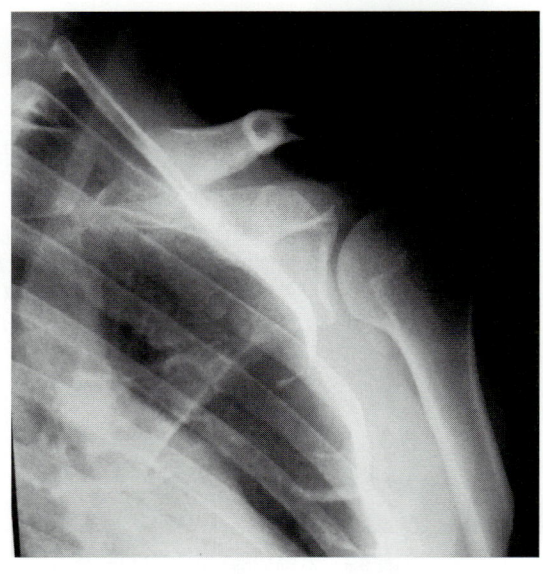

図 50　脱臼リハ開始図

- **Thinking Point !!**
1) 脱臼後，拘縮改善に必要な軟部組織要素
2) 固定に伴う肩甲胸郭関節への影響
3) 早期に行っておくべき治療内容

a Thinking Point の解釈
1) 脱臼後，拘縮改善に必要な軟部組織要素

症例は前下方に脱臼を呈していることから，損傷部位は，①肩甲下筋〜下関節上肢靱帯（関節窩側），②棘上筋〜RIC（上腕骨側）が考えられる。

①は 2nd・3rd position での内外旋（特に外旋），②は 1st position での外旋可動域制限につながるため，①②の柔軟性獲得が必要である（C-3．図 43 参照⇒ 80 頁）。

2) 固定に伴う肩甲胸郭関節への影響

肩甲胸郭関節（scapula-thoracic joint : S-T jt）の硬化を最小限に抑えるためには，固定中に良肢位を保ち肩甲骨の運動を維持するかどうかがポイントとなる。しかし，固定を外した後にリハの依頼がくることもあり，リハ開始時には S-T jt が硬化している症例も少なくない。

また，小胸筋腱鞘が烏口上腕靱帯（caraco-humeral-ligament : CHL）との考えもあり，肩障害後，特に小胸筋は影響を受けやすい。小胸筋の過緊張は，肩甲骨を前傾肢位に強制させることから腱板へのストレスを増大させ，疼痛発現に関与している例も多い。小胸筋は呼吸筋としての作用を持つことから，臥位で呼吸に合わせながら伸張を加えていくなどの治療も有用である。

3) 早期に行っておくべき治療内容

S-T jt の可動性はもちろんであるが，脱臼後問題となる関節は肩甲上腕関節（gleno humeral joint : G-H jt）であり，その部位をいかにアプローチしていくかが機能獲得に重要である。前〜下方組織にかけては損傷によって早期からのアプローチは困難だが，後方組織へのアプローチは十分可能である。後方腱板をはじめ，後方支持組織の柔軟性を確保することは，内旋可動域の拡大・挙上時に骨頭の突き上げを防止する意味でも重要であるので，なるべく早期のアプローチが望まれる。脱臼後早期は疼痛を伴っている場合が多いので可能であれば等張性収縮よりも等尺性収縮のほうが治療は行いやすい。

b Thinking Point を考慮しアプローチした結果

受傷から 4 カ月後，肩関節の屈曲 150°，外転 140°，背まわし上位胸椎レベル，結髪動作可能となり，職業に支障がなくなったため，リハ終了となった。

❷ 事故により鎖骨骨折を呈した症例

症例：40 歳代，女性，主婦
診断名：右鎖骨遠位端骨折

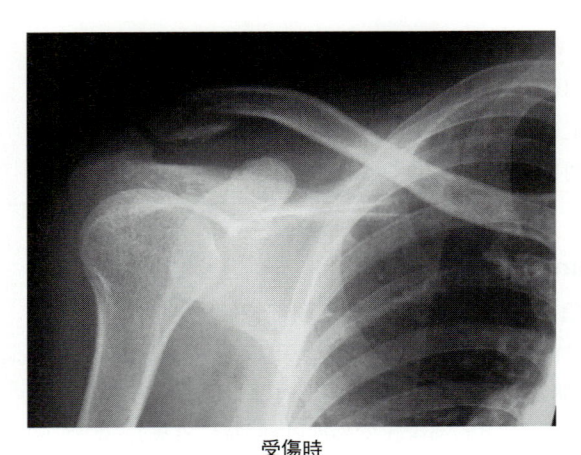

88　Ⅱ　肩関節

受傷時
図 51　右鎖骨遠位端骨折のX線所見

現病歴：自転車事故により受傷。X線写真で鎖骨遠位部に骨折を認めた。4週間クラビカルバンドにて固定後，仮骨形成を認めたので機能改善を目的にリハビリテーション（以下リハ）開始となった（図 51）。

リハ依頼内容：ROM 拡大，筋力増強

OT 初期評価：
・主訴：肩関節周囲に疼痛あり。可動域制限。自転車に乗れない。
・視診：肩甲骨アライメント左右差あり。右肩甲骨下制し，不良肢位を呈している。
・ROM：肘関節以遠は特に問題なし。肩関節屈曲 30°（60°），外転 35°（60°），1st position での外旋 30°（30°），結滞（腰に手を回す動作）・結髪不可であり，すべての運動において上腕外側部に放散する疼痛を認めた。※（　）内は他動可動域
・圧痛：烏口肩峰アーチ

― **Thinking Point !!** ―
1) 鎖骨骨折後，肩関節可動域に与える影響
2) リハを進行するにあたり留意すべき事柄
3) リハ開始時に生じている疼痛の解釈

a　Thinking Point の解釈

1) 鎖骨骨折後，肩関節可動域に与える影響
　鎖骨は A4 項の図 11（52 頁）に示す運動範囲を持ち，その運動は肩鎖関節・胸鎖関節により制御されている。鎖骨自体，細く特有の弯曲を持つことから，骨折した場合は癒合に時間を要することが多い。固定を長期化すればするほど肩鎖・胸鎖関節の拘縮が発生し，肩関節複合体への影響が生じうることは容易に推測できる。

2) リハを進行するにあたり留意すべき事柄
　鎖骨骨折の場合，肩鎖関節の運動制限や不良肢位により肩甲骨が下制し，烏口肩峰アー

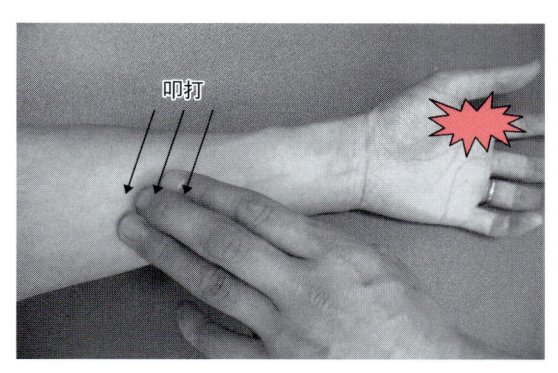

図 52 Tinel's 徴候
損傷された末梢神経を遠位より近位へ軽く叩いていくと，損傷された部位では，その神経の固有知覚領域にチクチク感や蟻走感が生じる。損傷された神経が再生過程において，髄鞘に覆われていない軸索の先端を叩打するために生じる徴候である。

チ下でのインピンジメントが発生することがある。また，本症例のように鎖骨遠位部での骨折の場合，骨折時の炎症が肩峰下にまで波及し，瘢痕が形成され，第2肩関節下の狭小が起こることもある。なるべく早期に関節可動域（特に他動）の確保が望ましいが，それらについて留意が必要である。また，固定後，鎖骨の可動性を無視した暴力的な挙上は，鎖骨下での腕神経叢の牽引症状を惹起する場合もある。患者が手指にしびれを訴えた場合，療法士はすぐに鎖骨下でのTinel's徴候（図52）を確認し，原因を明らかにすべきである。

3）リハ開始時に生じている疼痛の解釈

本症例の場合，鎖骨遠位部での骨折であること，圧痛が烏口肩峰アーチに存在していること，1st positionでの外旋可動域制限が著明であることから，受傷時に烏口肩峰アーチ下に炎症が生じた前方関節包からの関連痛であると考えた。

そのため，リハはまずscapula plane（肩甲骨面上）で運動を行い，疼痛が緩和されてきたら屈曲運動を加えるようにした。運動の際，大胸筋の過緊張は上肢の内転を強め前方関節包への刺激を惹起してしまうため，大胸筋を触診しながら運動を行うようにした。

b Thinking Point を考慮しアプローチした結果

受傷から4カ月後，疼痛は消失し，ROMは肩関節の屈曲150°，外転150°，結髪可，結滞（腰に手を回す動作）は下位胸椎レベルに改善した。主婦業に支障がなくなり，自転車の運転も問題なく行えるようになったため，リハビリテーション終了とした。

文献

1) 坂井建雄，松村譲兒（監訳）：プロメテウス解剖学アトラス 解剖学総論/運動器系．医学書院，2007
2) 浦山雅和，井樋栄二：屍体肩におけるsublabral recessの観察．東北整災紀要 43(1)：115-117, 1999
3) Gohlke F, et al：The pattern of the collagen fiber bundles of the capsule of the glenohumeral joint. J shoulder Elbow Surg 3：111-128, 1994

4) 杉本勝正, 松井宣夫：解剖学的, 組織学的所見による病態の推測. 骨・関節・靱帯 6(1)：31-35, 1993
5) 中野幸雄：烏口上腕靱帯および周辺組織の解剖学的特徴と神経分布. 名市大医誌 48(2・3 号)：75-89, 1997
6) Clark JM, et al：Tendons, ligaments, and capsule of the rotator cuff. J Bone Joint Surg 74A：713-725, 1992
7) Codman EA：The shoulder. Thomas Todd, 1934
8) Inman VT, et al：Observation on the function of the shoulder joint. J Bone Joint Surg 26：1-30, 1944
9) 戸松泰介：鎖骨の運動機能とその障害. 整形外科 21(10)：787-794, 1970
10) 信原克哉：肩　その機能と臨床. 第 3 版, 医学書院, 1991
11) 信原克哉・他：肩領域のバイオメカニクス. 整・災外 34：45-53, 1991
12) Neumann DA, 嶋田智明・他（監訳）：筋骨格系のキネシオロジー. pp 99-144, 医歯薬出版, 2005
13) Neer CS Ⅱ：Impingement lesions. Clin Orthop 173：70-77, 1983
14) Tobis JS：Posthemiplegic shoulder pain. NY State J Med 57：1377-1380, 1957
15) Nejenson T, Pikieln SS：Malalignment of the gleno-humeral joint following hemiplegia ; a review of 500cases. Ann Phys Med 8：96-99, 1965
16) Moskowitz H, et al.：Hemiplegic shoulder. NY State J Med 69：548-550, 1969
17) Fitzgerald-Finch OP, Gibson I I J M：Subluxation of the shoulder in hemiplegia. Age Ageing 4：16-18, 1975
18) 白野 明, 佐鹿博信：片麻痺肩の関節造影所見―亜脱臼肩における変化. 総合リハ 14(3)：203-207, 1986
19) Miglietta O, et al：Subluxation of the shoulder in hemiplegia patient. NY state J Med 59：457-460, 1959
20) 福井國彦：片麻痺の肩. 総合リハ 5：665-670, 1977
21) 福井國彦：片麻痺肩関節の造影 X 線像を中心とする所見および経過について. リハ医学 9：182-183, 1972
22) 本田哲三, 千野直一：脳卒中片麻痺患者のリハビリテーションと肩関節亜脱臼. 脳卒中 2：167, 1980
23) Chaco J, et al：Subluzation of the gleno humeral joint in hemiplegia. Am J Phys Med 50：139-143, 1970
24) 野田幸男, 千野直一：片麻痺患者の肩関節亜脱臼. 総合リハ 13(10)：775-778, 1985
25) 関節機能障害研究会（編）：関節機能解剖学に基づく臨床症状から捉える上肢関節機能障害. pp 264-282, 関節機能障害研究会, 2009
26) Aldwell CB, et al：Evaluation and treatment of the upper extremity in the hemiplegic stroke patient. Clin Orthop 63：69-93, 1969
27) Rene C（著）, 荻島秀男（訳）：カリエ肩の痛み. 原著 3 版, pp 208-241, 医歯薬出版, 1994
28) 小泉正明・他：片麻痺患者の肩部痛について―1219 例の調査およびその手術的治療―. 整形外科 30(10)：1140-1146, 1979
29) 野村栄貴・他：片麻痺の肩―臨床症状と動態 X 線所見. 整形外科 40(12)：1743-1751, 1989
30) 橋内智尚・他：脳卒中片麻痺患者の肩関節痛の病態と治療. 肩関節 25(3)：415-418, 2001
31) Davies PM（著）, 富田昌夫（訳）：Steps to Follow　ボバース概念にもとづく片麻卑の治療法. シュプリンガーフェラーク東京, 1993
32) Bobath B：Adult Hemiplegia ; Evaluation and Treatment. Heinemann. 3rd ed, 1990
33) Neer CS Ⅱ：Displaced proximal humeral fractures. J Bone Joint Surg 52A：1090-1103, 1970
34) 中図 健, 竹岡千里：上腕骨頚部骨折後（3-parts）の早期作業療法について―髄内釘固定術例と保存療法例を通して. 第 25 回近畿作業療法学会抄録集：87-89, 2005
35) 中図 健：上腕骨頚部骨折に対する髄内釘固定術後の運動療法. 整形外科リハビリテーション学会（編）：関節機能解剖学に基づく整形外科運動療法リハビリテーションナビゲーション　上肢. pp 46-49, メジカルビュー社, 2008
36) 吉田 篤：肩関節の解剖. 関節外科 15(2)：28-38, 1996
37) 吉本隆昌：上腕骨骨幹部骨折に対する円筒型機能装具. 清水克時（編）：装具療法―モデルと適応のすべて, 新 OS Now No. 17, pp 21-26, メジカルビュー社, 2003

38) 山根一恭, 中図 健, 竹岡千里：上腕骨骨幹部骨折後の早期作業療法. 整形外科リハビリテーション研究会誌 9：37-39, 2006
39) Seddon HJ：Three types of nerve injury. Brain 66（4）：237-288, 1943
40) 村上元庸・他：肩関節包の神経支配と疼痛発生機序. 関節外科 16(8)：49-57, 1997
41) Rockwood CA, et al：The Shoulder. pp 30-31, WB Saunders, 1990
42) 森澤 豊, 上村 寛, 道中泰典：肩関節における神経終末の形態と分布―腱板断裂例の腱板断端, 肩峰下滑液包, 烏口肩峰靱帯での比較. 関節外科 16(8)：43-48, 1997
43) 土肥潤二, 村上元庸：五十肩の痛みのメカニズムについて. 肩関節 19(1)：108-111, 1995
44) 伊藤信之, 伊藤 茂：肩関節内圧の測定. 肩関節 19(1)：50-53, 1995
45) Harryman DT, Sidles JA, Harris SL：The role of the rotator interval capsule in passive motion and stability of the shoulder. J Bone Joint Surg 74A(1)：53-66, 1992
46) 尾崎二郎：烏口上腕靱帯と rotator interval からみた loose shoulder の病態. 関節外科 10(4)：33-39, 1991
47) 蛭崎隆男, 高岸直人：屍体肩関節の解剖―Rotator interval を中心に. 肩関節 8：4-7, 1984
48) 井樋栄二：烏口上腕靱帯と腱板疎部関節包の肩関節下方安定化作用. 日整会誌 70(8)：Ⅱ-J-13, 1996
49) 山田稔晃, 甲斐義浩：肩関節周囲炎に対するセルフエクササイズ. 理学療法 25(7)：1038-1043, 2008
50) 池田全良：肩関節後方不安定症の診断と治療. 関節外科 13：1382-1388, 1994
51) 松井宣夫・他（編）：整形外科画像診断マニュアル―上肢. pp 25-46, メジカルビュー社, 2000
52) 林 典雄：夜間痛を合併する肩関節周囲炎の可動域制限の特徴とX線学的検討. The Journal of Clinical Physical Therapy 7：1-5, 2005

参考文献

森 於菟・他：分担解剖学 1, 総説・骨学・靱帯学・筋学. 金原出版, 1982
国分正一, 鳥単岳彦（監修）：標準整形外科学. 第 10 版, 医学書院, 2008
相磯貞和：ネッター解剖学図譜. 丸善, 2001
山崎 勉：肩関節（Cuff-Y exercise）, 整形外科理学療法の理論と技術. pp 202-252, メジカルビュー社, 2001
皆川洋至：腱板の構造とバイオメカニクス：高岡邦夫（編）：肩関節 病態・診断・治療の新たな展開, 別冊整形外科 No. 36, pp 2-6, 南江堂, 1999
菅谷啓之：関節鏡を利用した腱板修復術. 高岡邦夫（編）：肩関節 病態・診断・治療の新たな展開, 別冊整形外科 No. 36, pp 94-97, 南江堂, 1999
緑川孝次：腱板完全断裂に対する鏡視下手術. 高岡邦夫（編）：肩関節 病態・診断・治療の新たな展開, 別冊整形外科 No. 36, pp 98-101, 南江堂, 1999
黒川高秀・他（編）：肩・肘関節の手術. 中山書店, 1994
井上尚美：上腕骨近位端骨折に対する髄内釘骨接合術. 整・災外 50：309-317, 2007
杉本義久, 高橋正明：上腕骨骨幹部骨折に対する横止め髄内釘の治療経験. 整形外科 54(1)：27-30, 2003
林 典雄：腱板機能の診かたと治療の考え方. 整形外科リハビリテーション研究会誌 9：96-102, 2006
吉田 篤：肩関節部・上腕の痛み. 柏崎禎夫（編）：運動器の痛み―診かた・治しかた. pp 51-63, 医薬ジャーナル社, 1995
橋本貴幸：腱板損傷に対する McLaughlin 法後の運動療法, 整形外科リハビリテーション学会（編）：整形外科運動療法リハビリテーションナビゲーション 上肢. pp 50-53, メジカルビュー社, 2008

肘関節 III

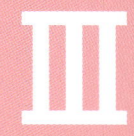

A 基本構造

1 肘関節の骨格

　肘関節は，上腕骨下端部と尺骨・橈骨の上端部により形成（図1）される。
　上腕骨下端は，前方に約45°の傾斜を持ち，左右に内側上顆と外側上顆が突出している。内・外側上顆間の下端部は，全体として上腕骨顆部と呼ぶ。顆部中央には上腕骨滑車，その外側には上腕骨小頭が存在する。上腕骨滑車は，尺骨滑車切痕（前面）・肘頭（後面）と関節面〔腕尺関節（humeroulnar joint：H-U jt）〕を形成し，上腕骨小頭は，橈骨頭と関節面を形成〔腕橈関節（humeroradial joint：H-R jt）〕する。上腕骨顆部と尺骨滑車切痕（尺骨体に対して前上方に45°）が上腕骨・尺骨に対して傾斜を持つことにより，腕尺関節は，理論的に180°の屈伸運動が可能となっている（図2）[1]。
　上腕骨滑車の形状は個体差があり，3タイプに分けられる。その形態により運動方向に変化が生じる（図3）[2]。滑車の上には，肘関節屈曲運動時，尺骨の鉤状突起が納まるための鉤突窩，後面には肘頭が納まるための肘頭窩が存在する。鉤突窩の横には，橈骨頭が納まる橈骨窩が存在するが，鉤突窩に比べ浅い。内外側上顆・肘頭により結ばれる線をHüter三角（図4a）といい，肘伸展位ではHüter三角は直線上にあるが，屈曲位では肘頭を頂点とする二等辺三角形を形成する。また，肘関節伸展，前腕回外位で上腕と前腕のなす角を肘外反角（carry angle）という（図4b）。一般的には20°以上を外反肘，0°より減少していると内反肘と呼ばれる。肘治療にあたり，いわゆる骨アライメント評価に用いられる。

2 肘関節を連結する関節構造

　肘関節は腕尺関節，腕橈関節，近位橈尺関節（「IV．前腕」の章参照⇒137頁）の3つの関節により構成され，肘関節複合体としてひとつの関節包により包まれ機能している（図5）。また，肘関節を被う関節包は，骨性要素を包み込むだけでなく，側副靱帯とともに関節の安定性にも関与している。以下にそれぞれの関節・関節包の構造について述べる。

a 腕尺関節（H-U jt）

　上腕骨滑車と尺骨滑車切痕により構成される蝶番関節である。主に屈曲・伸展に関与し，尺骨の滑車切痕が上腕骨滑車の上をすべることにより運動が可能となっている。屈曲は鉤状突起が鉤突窩に，伸展は肘頭が肘頭窩に納まることにより終了する。肘関節内側部の固定支持機構に重要な靱帯として，内側側副靱帯（medial collateral ligament：MCL）が

III 肘関節

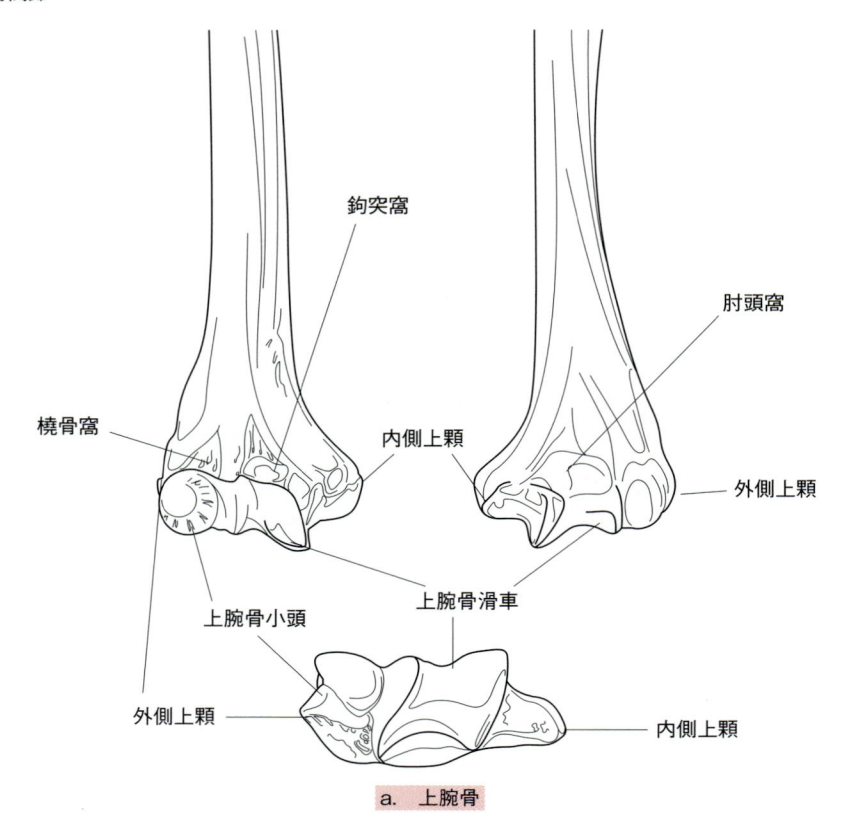

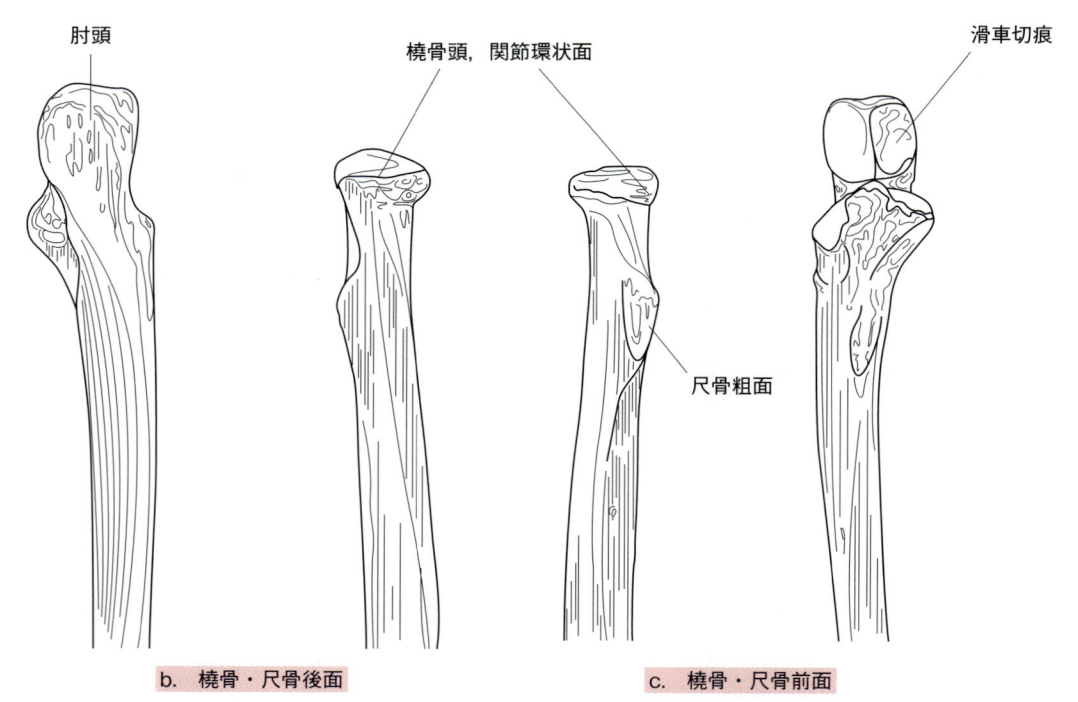

鉤突窩
肘頭窩
橈骨窩
内側上顆
外側上顆
上腕骨小頭
上腕骨滑車
外側上顆
内側上顆

a. 上腕骨

肘頭
橈骨頭，関節環状面
滑車切痕
尺骨粗面

b. 橈骨・尺骨後面　　　　c. 橈骨・尺骨前面

図1　肘関節を構成する骨

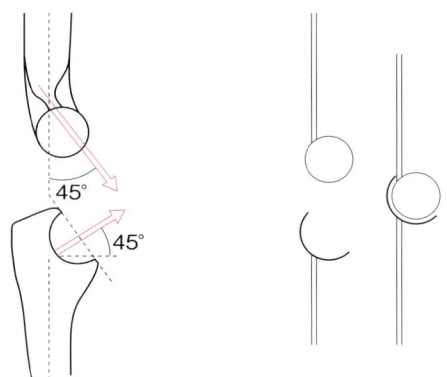

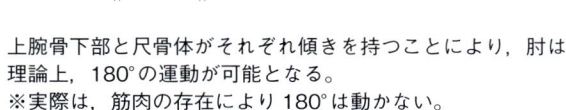

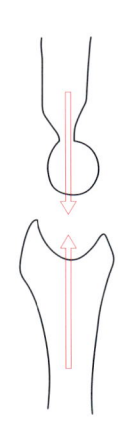

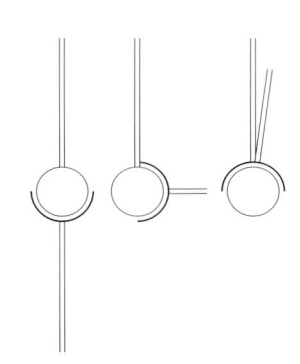

上腕骨下部と尺骨体がそれぞれ傾きを持つことにより，肘は理論上，180°の運動が可能となる。
※実際は，筋肉の存在により180°は動かない。

上腕骨下部と尺骨体の傾きを持たなければ，肘は運動制限が生じることとなる。

図2　上腕骨遠位部の傾きによる角度の変化
〔Kapandji IA（著），荻島秀男（監訳）：カパンディ関節の生理学I，上肢．p 81，医歯薬出版，1986より改変〕

ある。MCL（図6a）は，前斜走部・後斜走部・横走部の3つのパーツに分けられる。

1) 内側側副靱帯（MCL）

① 前斜走線維 anterior oblique ligament（AOL）

上腕骨内上顆基部前面より起始し，尺骨鉤状突起内側前縁に付着する。また，表層部位には浅指屈筋の起始部も一部付着している。

MCLの中で最も強靱な線維構造（primary stability）を持ち，この線維が損傷を受けると外反動揺の原因となりうる。AOLは，肘の位置に左右されず伸張性はほぼ一定であるため，拘縮の原因とはなりづらいといえる。

② 後斜走線維 posterior oblique ligament（POL）

上腕骨内上顆の下面より起始し，尺骨鉤状突起内側に扇状に広がり付着する。うすい膜状の線維構造を呈し，前方部はAOL，後方部は一部後方関節包へと移行し，はっきりとした靱帯線維の境界は不明瞭である。

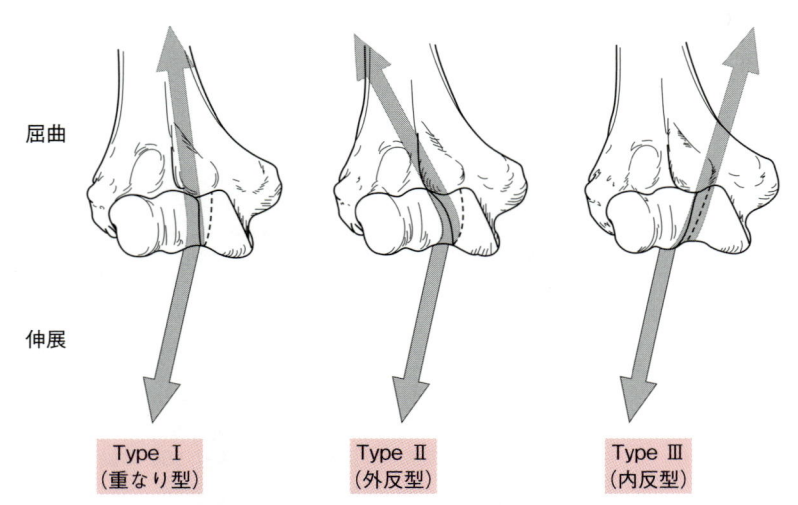

Type Ⅰ (重なり型)	Type Ⅱ (外反型)	Type Ⅲ (内反型)

屈曲

伸展

Type Ⅰ：上腕骨の長軸に対して一致した中心溝で，屈曲により前腕と上腕骨が一致する。

Type Ⅱ：中心溝が外反方向に走行し，屈曲により前腕は上腕骨の外側へ偏位する。

Type Ⅲ：Type Ⅱと逆に，上腕骨に対し内方へ偏位する。

図3　上腕骨滑車の形状の変化による肘屈曲方向の違い
(Kapandji IA : The Phisiology of the Joints. vol. 1, E&S, Livingstone, Edinburgh and London, 1970 より)

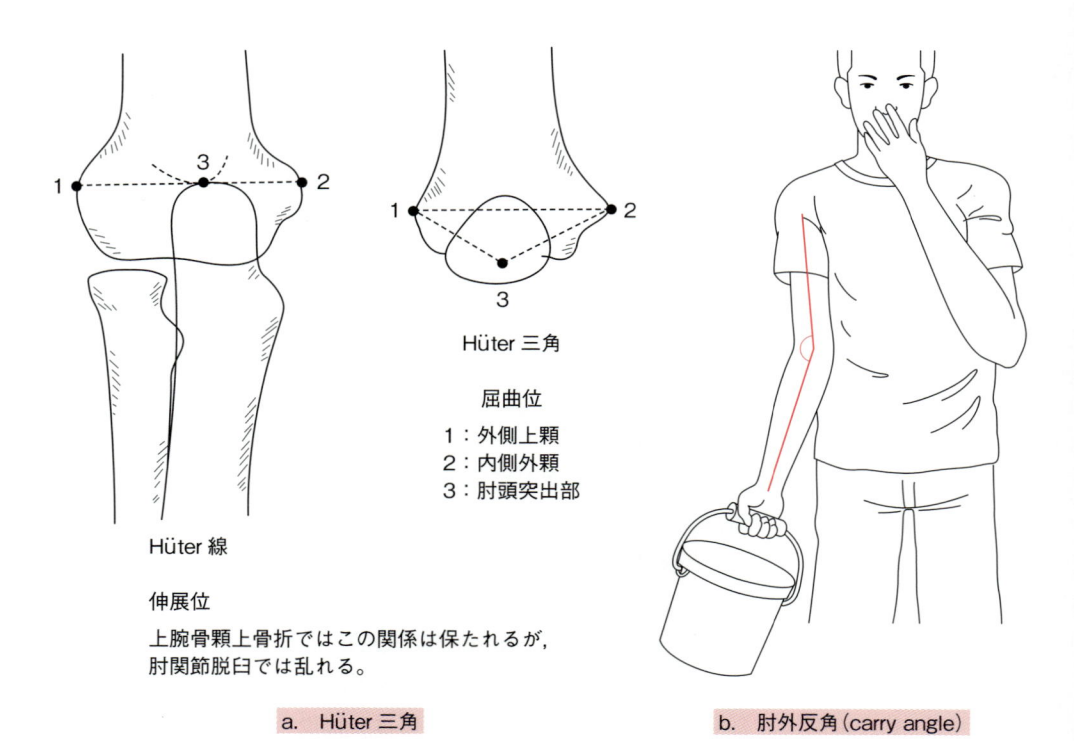

Hüter 三角

屈曲位
1：外側上顆
2：内側外顆
3：肘頭突出部

Hüter 線

伸展位
上腕骨顆上骨折ではこの関係は保たれるが，肘関節脱臼では乱れる。

a. Hüter 三角　　　　　b. 肘外反角 (carry angle)

図4　肘アライメント

図5 肘関節構造

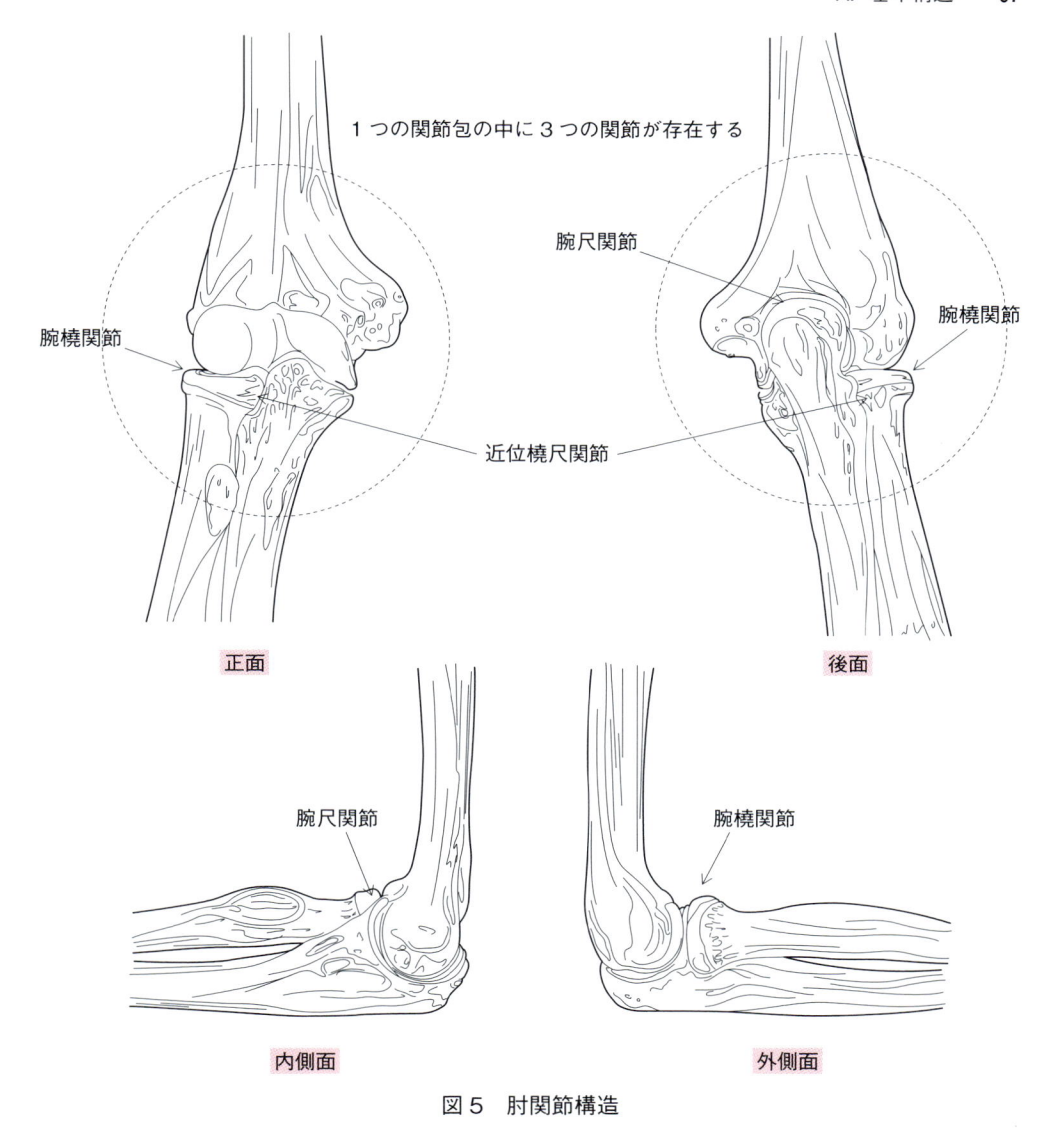

図6aを見てわかるようにPOL(L3〜5部分)は、伸張性に富む。飛弾[3]はこの部分が外傷、あるいは徒手矯正などで瘢痕化し伸張性を失った場合、肘屈曲可動域に重篤な制限が生じると報告している。また、異所性骨化の好発部位としても報告されており、療法士は特に注意を払うべきである。

③ 横走線維 transverse ligament(TL)

鉤状突起内縁と肘頭の間を走行する線維であり、尺骨間を走行していることからも関節安定性への関与は低いといえる。まだ機能的役割については解明はされていない。

b 腕橈関節(H-R jt)

半球状の上腕骨小頭と橈骨頭で形成され、球関節構造を呈する。肘関節屈曲・伸展に関

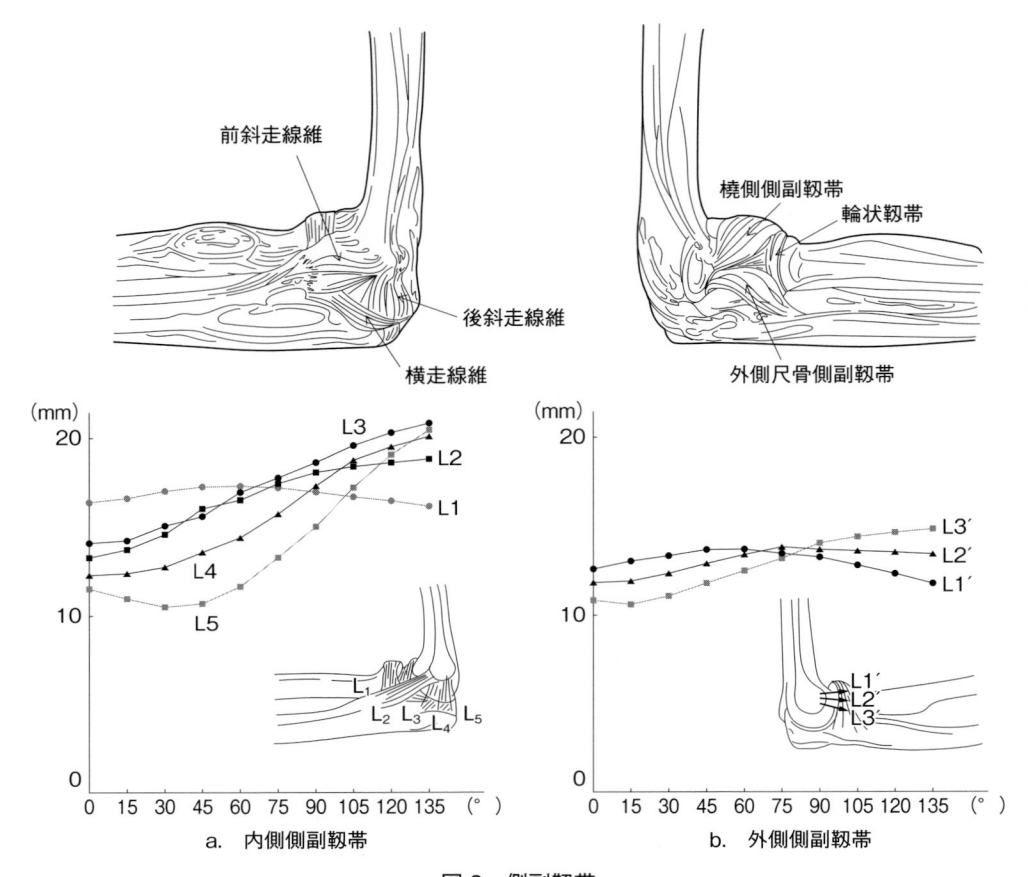

図6 側副靱帯
〔飛弾進：肘関節の軟部支持組織と機能解剖．関節外科 9(3)：299-305，1990 より〕

与するほか，前腕回旋運動にも関与する。

屈曲は，上腕頭小頭の球の上を浅い臼状の橈骨頭の関節面がすべるように動き，上腕骨の橈骨窩に納まることにより終了する。

回旋運動は，近位橈尺関節(proximal radioulnar joint：PRUJ)との強調作用により行われる。肘関節外側部の固定支持機構に重要な靱帯として，外側側副靱帯(lateral collateral ligament：LCL)がある(図6b)。

1）外側側副靱帯(LCL)

① 橈側側副靱帯 radial collateral ligament(RCL)

上腕骨外上顆遠位前方より起始し，輪状靱帯に停止する。肘関節内反方向への安定器(stabilizar)として作用し，この靱帯が損傷を受けると肘内反動揺の原因となりうる。図6bを見てわかるように，肘の肢位による靱帯の長さはほとんど変化なく，肘関節拘縮には大きく関与しないものと考えられる。

しかし，外側上顆炎などにより外側部に瘢痕組織などが生じた場合，靱帯の長さが正常であっても靱帯が瘢痕組織部分を乗り越えることができず，いわゆる拘縮(特に伸展方向)として発生するといえる。

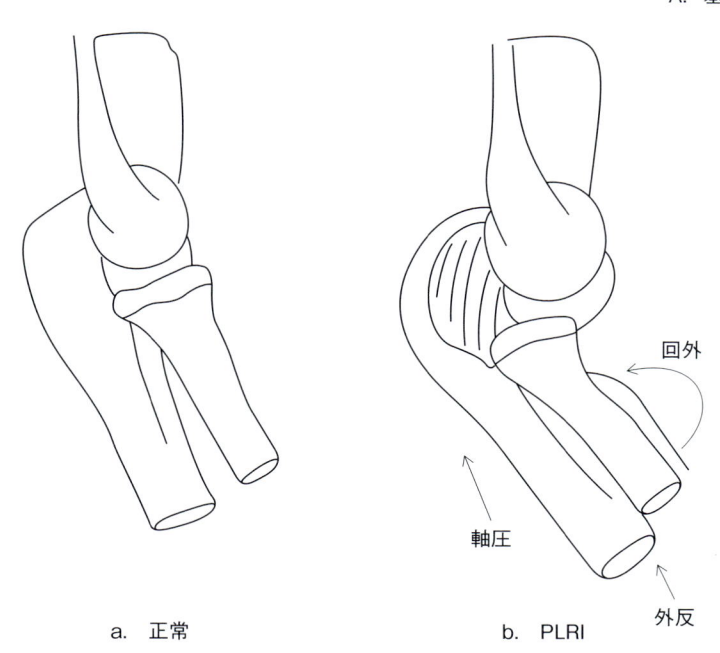

図 7　腕尺関節亜脱臼
a. 正常
b. PLRI：内側側副靱帯を残して靱帯・関節包を切離すると，外反・軸圧・回外の pivot shift test により，MCL を軸として回転し，容易に亜脱臼状態に移行する。

② 輪状靱帯

「IV．前腕 A-2．前腕を連結する関節構造」図 3 参照（⇒ 139 頁）。

③ 外側尺骨側副靱帯

上腕骨外側上顆から尺骨回外筋稜に向けて走行する靱帯である。幅と厚さが RCL の 1/2 以下であることから，外側の安定化機構としては補助的なものと考えられている。

損傷や断裂により後外側回旋不安定症（postero-lateral rotatory instability：PLRI）[4,5] が生じる。PLRI は，肘関節軽度屈曲位で外反ストレスがかかることにより，橈骨頭が後方脱臼し，腕尺関節は亜脱臼の状態となる[6]（図 7）。ストレステストとして，pivot shift test（図 8）[5] が用いられる。

c 肘関節包（図 9）

関節包上方は内外側上顆を除き，鉤突窩，橈骨窩，肘頭窩を包み込んでいる。下方は橈骨頚部，尺骨滑車切痕の周りに付着している。上から下方にかけて存在する関節包は，比較的緩く，伸張性に富む。対して，外内側方は側副靱帯により関節包が形成されており，上下に比べると短く，常に緊張した状態となっている。関節包前面[7]は，斜走線維（内上顆より輪状靱帯に向けて走行），縦走線維（鉤状突起窩の近位より鉤状突起に向けて走行），横走線維（鉤状突起内縁より輪状靱帯へ走行）により構成されている。関節包後面は，肘頭窩辺縁より肘頭に向けて存在し，斜走線維と縦走線維により構成され，斜走線維はいわゆ

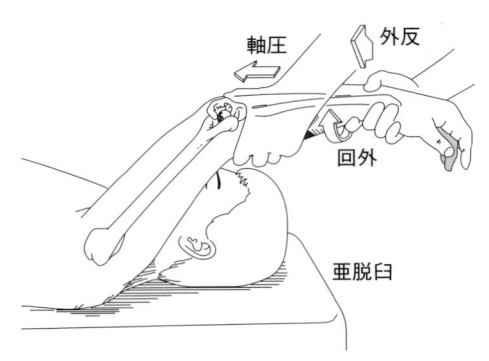

図8 pivot shift test（後外側回旋不安定性テスト）
被検者を仰臥位とし，肩関節を90°以上屈曲させて，前腕を回外したまま肘に対して外反と軸圧をかける。その状態を保ちながら，肘関節を伸展位から徐々に屈曲する。陽性所見は，apprehension（はずれそうな不安感）や，腕橈関節部のdimple（くぼみ）の出現である。
〔O'Driscoll SW, Bell DF : Postero-lateral rotatory instability of the elbow. J Bone Joint Surg 73A : 440-446, 1991 より〕

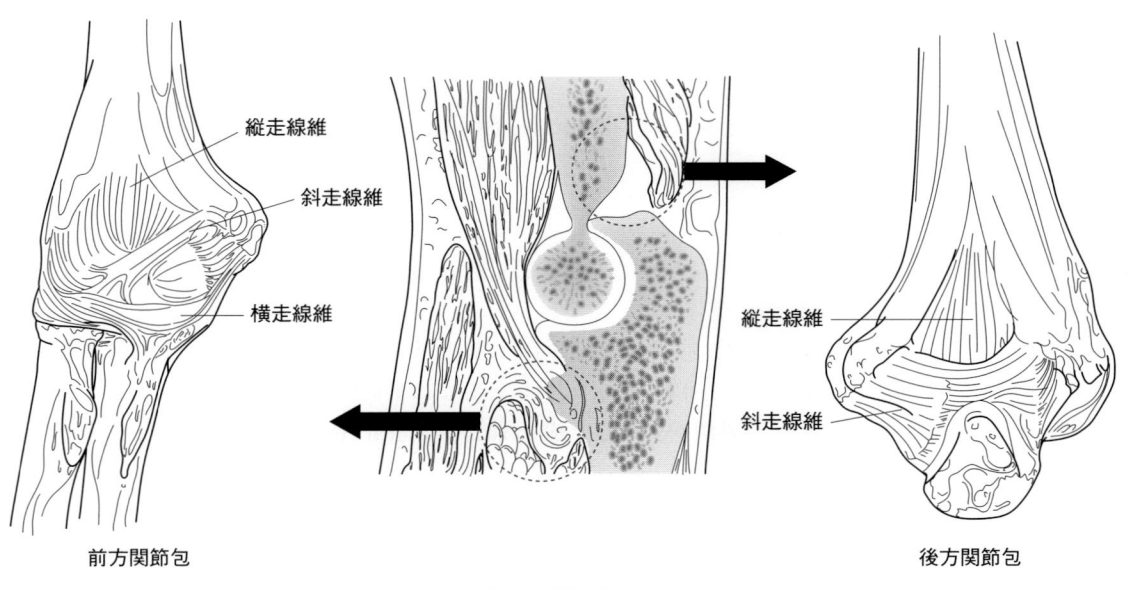

図9 肘関節包

る側副靱帯の延長にあたる。また，前方関節包には上腕筋，後方関節包には上腕三頭筋が付着することにより，肘の屈曲・伸展時に，関節包が関節面内[8]に挟み込まれないようにしている。

3 肘関節を構成する筋群

　肘関節の主な作用は，肘屈曲伸展動作である．肘屈曲は，上腕二頭筋・上腕筋・腕橈骨筋，伸展は上腕三頭筋・肘筋が主動作筋としてあげられる．作用としては，①肘関節に動きを与える，②関節支持機能，③関節求心位保持機能に大別することができる．
　①には，上腕二頭筋と上腕三頭筋（長頭）のいわゆる二関節筋が主な要素となる．
　②には，関節包に付着を持つ筋である上腕筋・上腕三頭筋外側・内側頭があげられる．
　③には，腕橈骨筋，回外筋，肘筋，円回内筋があげられる．

4 肘関節のバイオメカニズム

　肘関節は腕尺・腕橈・近位橈尺関節の3関節より構成される複合関節であり，3つの関節が1ユニットとして作用する．それぞれの関節について述べる．

a 腕尺関節（H-U jt）

　上腕骨の滑車と尺骨滑車切痕とでなる一軸性の蝶番関節である．運動は屈曲・伸展のみであり，腕尺関節自体には回旋運動の要素はない．理論上，180°の屈曲運動が可能であるが，前腕と肘関節筋群の接触により end feel（最終域感）を迎えるために実際は140°の可動性しかもたない．また，H-U jt は側方への偏位（関節の遊び）があり，この関節の生理的動揺が大きければ，他動的に側方偏位を再現することもできる．

b 腕橈関節（H-R jt）

　上腕骨小頭と橈骨頭により形成され，理論上は球関節構造を有する．上腕骨小頭は上腕骨腹側のみに軟骨が存在し，その形はドーム状である．H-R jt は伸展位で小頭関節面遠位の狭い部分でしか適合せず，深屈曲でも小頭との接触面が狭い．構造学的に前腕回内位の肘関節屈曲は，運動最終域で橈骨頭が上腕骨橈骨頭窩に当たって制限を受ける．実際にはそれ以前に肘関節屈筋群・前腕屈筋伸筋の収縮による見かけ上の肥大とともに肘関節の制限を生じる[9]．H-R jt 間には，滑膜ひだの存在が明らかになっており，滑膜ひだは橈骨輪状靱帯の近位縁から橈骨頭関節面の周縁を被うように増生している．H-R jt の内壁の滑膜組織の増生がその本体である．関節ひだは肘関節外側部痛を伴う爆発肘との関連が推測されている．磯貝ら[10]は，H-R jt の滑膜ひだの機能解剖学的観察を行い，以下の結果を得ている．
① 出現頻度は，H-R jt の前方92％，外方36％，後方100％であった．
② 滑膜ひだの肉眼的性状は，前方ひだは絨毛様，外方ひだは半月板様，後方ひだは膜様と半月板様の3型に分類できた．
③ 胎児標本では，(1)外方ひだが認められない，(2)前方と後方滑膜ひだの出現頻度は100％でその多くは膜様であったことが成人との相違点であった．

5 加齢に伴う変性変化

a 原因と病態

　肘関節は荷重関節（例：膝関節）でないため，加齢に伴う発症は少なく，労働とスポーツなどによる発症が主とされている[11]。

　労働による障害は，農業・林業・建設業などに多いが，40歳代以上で初めて愁訴が出現する症例がほとんどで，若年層で治療対象となることはまれである。スポーツ障害は，野球・相撲・柔道・剣道があるが，競技人口からも野球における障害が最も多い。

　肘関節症は，まず H-R jt から生じることが知られている。H-R jt は前腕回外ではほぼ均一な圧分布を呈するものの，中間位と回内位では圧分布が不均一になり，関節適合性の変化が軟骨変性の原因のひとつとして考えられている[11]。H-U jt は，H-R jt とは異なり，骨棘形成による変性変化を多く認める。

b 症状

　症状は，関節可動域制限と疼痛に代表される。鉤状突起と肘頭の内側辺縁に骨棘が形成されると，上腕骨滑車関節面に適合する尺骨滑車切痕の曲率半径が少なくなり可動域制限が出現することとなる[12]。伸側の肘頭・肘頭窩の骨棘により伸展制限が，屈側の鉤状突起・鉤突窩の骨棘により屈曲制限が生じるが，その他，関節遊離体，橈骨頭の肥大化などH-R jt の障害も可動域制限の要素となりうる。

　労働による変形性肘関節症では，可動域制限を訴え受診する例も多いが，軽度な可動域制限で，疼痛が高度でない限り，放置している患者も少なくない。肘部管症候群などが発症してから，医療機関[11]を訪れる患者も多い。

B おさえておくべき疾患

1 肘頭骨折

a 受傷機転，頻度

　肘関節では最も頻度が高い骨折である。

　受傷機転は，肘関節屈曲位で肘後面を強打する直達外力と，転倒などにより手をつく介達外力に分けられる（全般的に直達外力による発症が多い）。多くは関節内骨折で，上腕三頭筋の牽引力により，骨片は後上方へ転位しており，加えて若年層の場合は，高エネルギー下での受傷も多いので，前方脱臼骨折を合併していることも少なくない。

b 分類

骨折型の分類には，肘頭の剥離骨折・斜骨折・脱臼骨折などに分けた Colton 分類，骨折の転位・粉砕と脱臼骨折に伴う不安定性の程度から分けた Mayo 分類が汎用される。臨床でよく使われる Colton 分類（図 10）を示す。

c 外科的治療法

一般的に，滑車関節面に 2 mm 以上の離開あるいは骨折部に 2 mm 以上のずれがあるものが手術適応となる。

手術方法として，①引き寄せ（鋼線）締結法：tension band wiring（Zuggurtung 法，図 11），②髄内スクリュー固定法，③両骨皮質固定法，④プレート固定術が行われる。単純骨折には，tension band wiring（Zuggurtung 法）が最も普遍的に行われているが，関節面

1 型 （裂離骨折）	高齢者に多い。骨折線は横走する	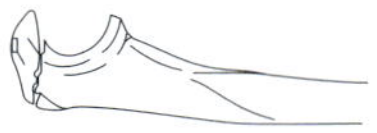
2 型 （斜骨折）	滑車切痕の最深部から背側に向かう骨折 Stage A：単純な斜骨折。転位があってもよい Stage B：Stage A に第 3 骨片を伴い，転位がないもの Stage C：Stage B で転位があるもの Stage D：Stage C の第 3 骨片が粉砕されたもの	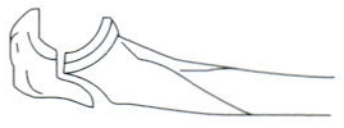 Stage A 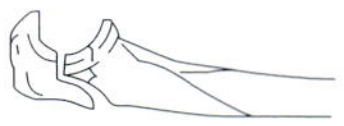 Stage B 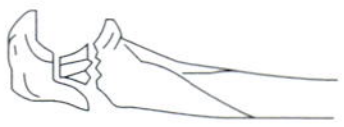 Stage C 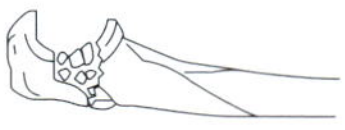 Stage D
3 型 （脱臼骨折）	尺骨の骨折は鉤状突起の中枢側にあり，多くの場合両前腕骨は前方へ脱臼する	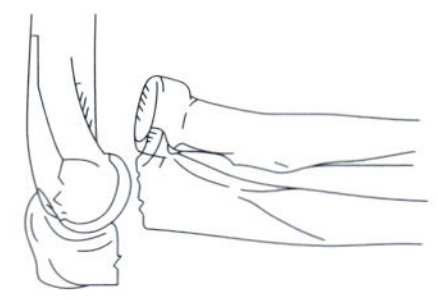
4 型 （分類不能型）	強大な直達外力による。骨片は粉砕され肘頭のみでなく前腕骨骨幹部や上腕骨遠位端部の骨折を合併することが多い	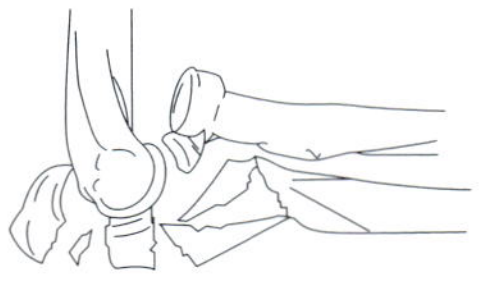

図 10　Colton 分類

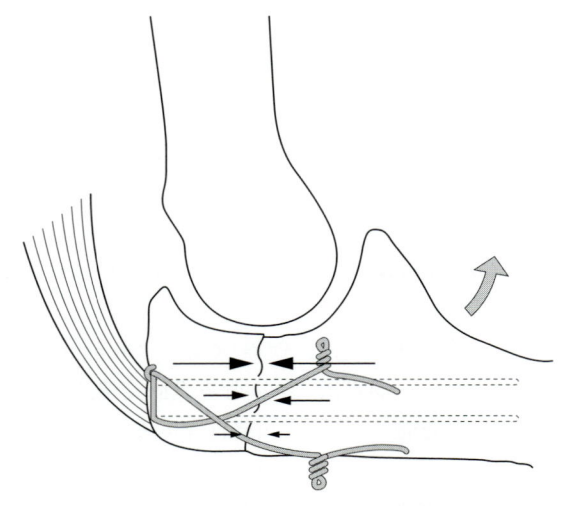

図11 引き寄せ（鋼線）締結法後の臨床的特徴
離開の大きい背側を8字型鋼線で締結すると，上腕三頭筋の張力および肘屈曲力は骨折面への圧迫力となる。
このメカニズムは伸展時には働かないため，骨折部が不安定な時期での不適切な伸展運動は，骨片の離開や偽関節を生じる可能性がある。そのため早期の肘頭骨折のリハビリテーションでは，屈曲方向からの可動域訓練が重要である。

の陥没を伴う場合にはプレート固定術が適応される。
　以下に tension band wiring の術式を示す。
① 腋窩部から伝達麻酔（上腕神経ブロック）を行う。骨折部を露出させた後，周辺を洗浄し血腫を除去する。
② 遠位骨片の後背側部分にドリル孔を横に開け，軟鋼線を通す。骨折部を整復し，2本のキルシュナー鋼線を肘頭先端から刺入し，尺骨遠位骨幹部に進める。
③ X線写真で腕尺関節の動きを確認し，問題なければ軟鋼線をキルシュナー鋼線にかかるように8の字に締結する。
　本法の欠点として術後のキルシュナー鋼線の逸脱がある。そのために，キルシュナー鋼線の先端を鋭角に曲げてカットし，肘頭先端に打ち込むなどの工夫を要する場合もある。

d 合併症・予後

　肘頭骨折は，良好な整復固定位のもと，術後早期から積極的な肘関節の自動運動を開始すれば予後は良好である。しかし，術後3カ月以上の後療法を行っても可動域の改善が不良の場合は，関節授動術の適応を考慮することもある。この骨折に対する治療方針・手術方法は比較的確立されているので，療法士は術式の内容・意味を熟知のうえ，後療法に臨む必要がある。

2 肘関節脱臼

a 受傷機転・頻度

　肘関節伸展位あるいは軽度屈曲位で手をついた場合に生じる。肘の過伸展によって、前方の関節包や上腕筋が断裂し、次いで外反力によって内側側副靱帯(MCL)の断裂が加わり、上腕骨滑車が鉤状突起を越えて脱臼が発生する(図12)。

　全脱臼の中でも高頻度に発生するとされ、小児では最も多く、成人では肩関節に次いで多い。原因は、伸展位で腕尺関節の適合面が小さいことと前後方向における軟部組織の支持性の弱さなど、解剖学的構造に起因しているといえる。

b 分類・治療方針

　脱臼方向により、前方・後方・側方・分散型に分類されるが、約90%が後方・後外方

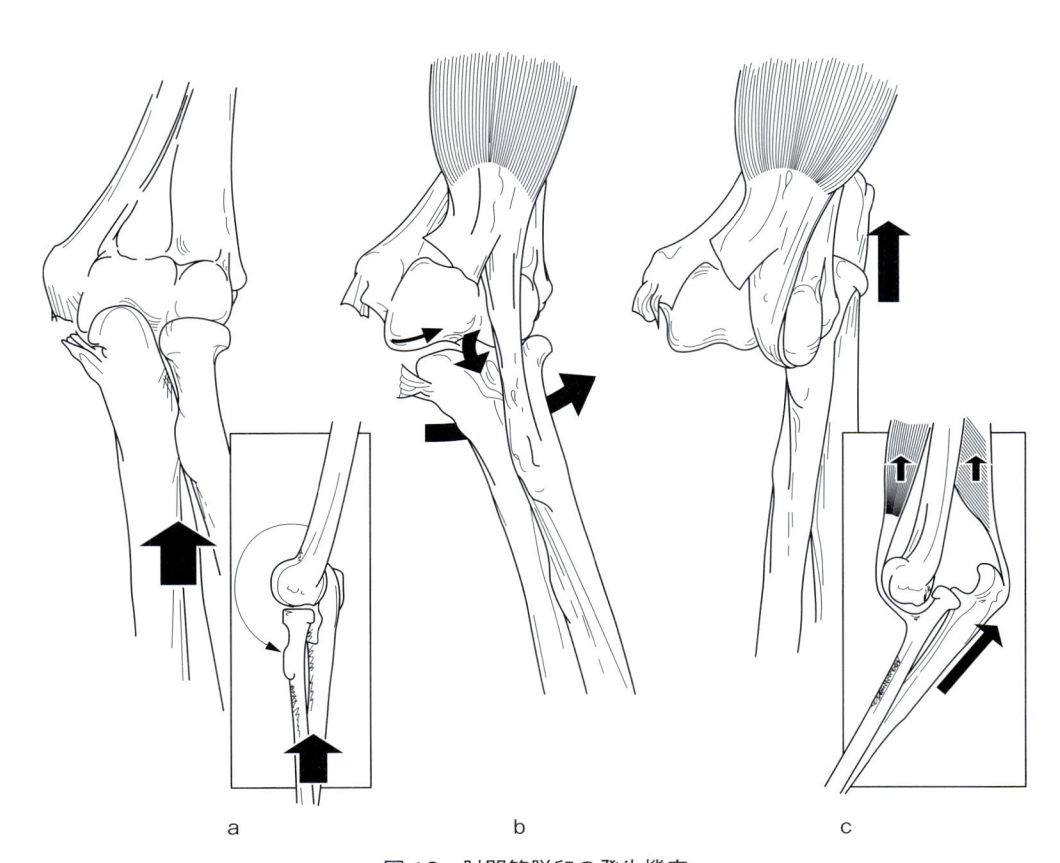

図12　肘関節脱臼の発生機序
a. 肘伸展で手をつく。
b. 外反矯正が加わりMCLが断裂する。
c. 腕尺関節が不安定性を起こし肘頭が後方に脱臼する。

脱臼である。基本的に，徒手整復後に保存療法（ギプス固定法）が選択されるが，伸展位で左右への不安定性を認める場合は，靱帯修復術が行われる。

保存・外科的治療のどちらにしろ問題となるのは，固定後の可動域制限なので，早期可動域訓練（固定期間は2週間程度）が推奨されている。

当院では，固定後2週より肘関節屈曲伸展運動，3週で回内外運動を開始している。

c 合併症

肘不安定症および再脱臼があげられる。特に外側側副靱帯（LCL）損傷や機能不全による肘関節後外側回旋不安定性（「A-2．肘関節を連結する関節構造」図8参照⇒100頁）など，靱帯修復術を行っていない保存例は留意する必要がある。また，肘関節脱臼骨折は脱臼を起こした成人の約半数に生じやすく，不安定性や再脱臼防止のために観血的骨整復術が行われる。損傷の組み合わせにもよるが，橈骨頭骨折（Morrey分類typeⅡ以上，「Ⅳ．前腕B-2．橈骨頭骨折」の項参照⇒147頁）・鉤状突起骨折（Regan分類TypeⅢ以上，図13）[13]）が対象としてあげられる。その他，受傷時の血管損傷や軟部組織損傷に伴う腫脹，過度のギプス固定によるコンパートメント症候群にも留意が必要である（「C．臨床症状の診かた・考えかた」参照⇒114頁）。

d リハビリテーションにおける留意点

後方脱臼では，前腕骨の転位による後方関節包やMCL・LCLの損傷を伴うため，いわゆる肘関節後方支持組織がいったん破綻する。後方支持組織の癒着が生じ始める2週までに運動を開始し，拘縮を予防することが重要である。しかし，浮腫を認めた状態では，後方支持組織の伸張性は確保できず，創部・損傷組織への伸張ストレスにより，浮腫の助長・長期化を招くこととなる。

治療戦略としては，①浮腫コントロールとして創部・損傷部位への伸張ストレスを回避

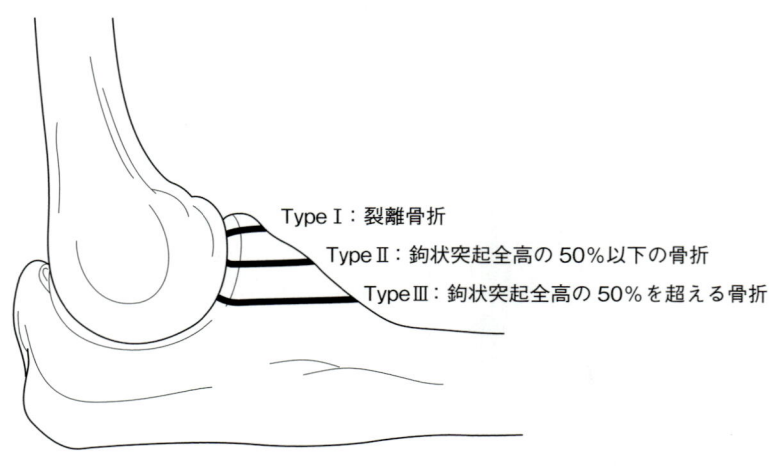

図13 Reganの分類
（Regan W, Morrey B：Fractures of the coronoid process of the ulna. J Bone Joint Surg 71-A：1348-1354, 1989 より）

すること，②ポジショニングによる良肢位指導より開始する．その後，早期に屈曲可動域を確保し，後方支持組織全体の伸張性を獲得していく（「D．治療方法とそのポイント」参照⇒123頁）．また，屈曲可動域増大に伴い，肘部管下での尺骨神経麻痺に留意する必要もある．

3 上腕骨外側上顆炎

a 定義・発生機転・病態

上腕骨外側上顆炎とは，通称テニス肘ともいわれ，肘外側の有痛性の障害である．いったん障害が発生するとスポーツ活動・肉体活動はいうに及ばず，日常生活でも少なからずその疼痛のために活動の制限を受ける．実際の臨床ではスポーツが関係しているのは5%以下で，スポーツとは関係のない一般人の40～60歳に多い．テニスの場合には30歳以降に開始した人に発症率が高い傾向がみられた．

病態は，短橈側手根伸筋（extensor carpi radialis brevis：ECRB）を中心とした上腕骨外側上顆の付着部における付着部障害とする説が一般的である．ECRBの腱の起始部は幅の狭い平型の起始腱膜で，この部分に強い力が集中し障害が起こると考えられている．またそのほかにも，輪状靱帯の狭窄・断裂，滑膜組織の炎症などが障害になっているものがある．

b 臨床所見の特徴

1）圧痛所見

外側上顆に付着する筋は，①短橈側手根伸筋，②総指伸筋，③尺側手根伸筋である．どのようにこの3筋が外側上顆に付着するのかを熟知しておく必要がある．

2）ストレステスト（図14）

① Thomsen test：手関節の抵抗下伸展テストともいい，手関節背屈に対して抵抗を加えると疼痛が増強する．

② 中指伸展テスト（middle finger extension test）：中指伸展に対して抵抗を加えると疼

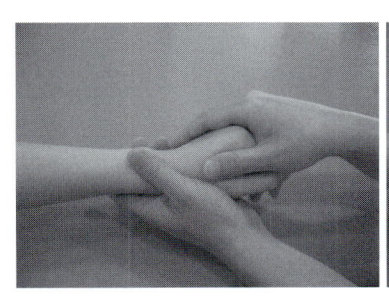

① Thomsen test
（手関節の抵抗下伸展テスト）

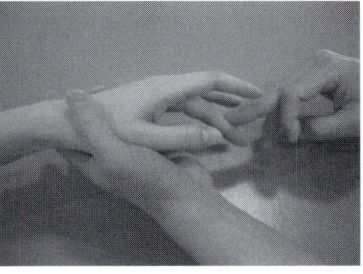

② 中指伸展テスト
（middle finger extension test）

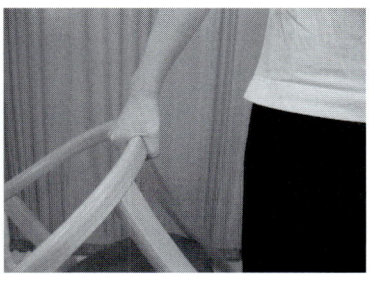

③ chair test

図14　ストレステスト

痛が増大する。
③ chair test：前腕回内・手関節背屈にて椅子を持ち上げようとすると疼痛が増大する。反対に前腕回外・手関節掌屈にて行うと疼痛の軽減・消失があることも確認する。

c 鑑別診断

橈骨神経管症候群（後骨間神経の絞扼神経障害）が主にあげられ，以下の5項目中，4項目に陽性反応がみられれば外側上顆炎の診断となる。
① 伸筋群の外側上顆付着部に圧痛がある。
② 手関節伸展テストや中指伸展テストなどの抵抗下疼痛誘発テストが陽性である。
③ 外上顆へのブロック注射により疼痛の軽減がみられること。
④ 筋電図検査で長橈側手根伸筋腱，短橈側手根伸筋腱，総指伸筋腱のいずれにも異常を認めない。
⑤ 橈骨神経浅枝領域に知覚異常を認めない。

d 予後

一般に40～50歳代に好発し，無治療群と治療群の比較では後者が早期に改善する傾向があるが，治療内容に関係なく6カ月以内に約90～95％で改善が得られていると考えられている。

e 治療法

1）急性期
激しい疼痛のある急性期は疼痛緩和を目的に患部の安静を最優先とする。その際，完全な固定を行うのでなく，夜間は手関節背屈副子（cock up splint）などで固定し，日中はテーピングで固定するとよいとされる。

2）亜急性期，維持期
日常生活において疼痛が軽減すれば，前腕筋群の筋力・柔軟性の向上を目的にストレッチなどの運動療法を施行する。伸筋群への負荷量の増大は，外側側副靱帯の緊張をさらに高め，疼痛の増悪につながるとも考えられるので，伸筋の伸張性が獲得できた後，外側側副靱帯（「D．治療方法とそのポイント」の項参照⇒123頁）・輪状靱帯（「Ⅳ．前腕 D．治療方法とそのポイント」の項参照⇒156頁）の選択的ストレッチも行っていくとよい。

4 肘関節後外側部痛

a 定義，成因

日常診療において，肘関節外側部や後方に疼痛を訴える症例は多く，原因は上腕骨外側上顆炎，橈骨頭骨折，上腕三頭筋由来の後方インピンジメントなどがあげられる。
しかし時折，肘関節後外側部に疼痛を訴える症例を経験することもあり，その臨床症状，所見を解釈することに難渋する場合もある。後外側部痛に関しての報告は少ないが，

Steinmann ら[14]は肘筋のコンパートメント症候群によって生じた後外側部痛に対し，筋膜切開により症状の改善が得られたことを報告(図15)している。

筆者は肘関節後外側部痛の原因を，肘筋の機能不全により生じる後外側インピンジメントと考えている。

肘筋の機能解剖学的特性を把握し，機能不全によって生じる臨床症状，所見を適切に判断することが重要である。

b 肘筋の機能解剖学的特徴

肘筋は尺骨後縁から上腕骨外側上顆，後外側関節包に走行する単関節筋である。筋作用については，過去の記載からも，一定の見解はないというのが現状である(図16)[15, 16]。

前腕回内時，橈骨頭の前下方への移動とともに尺骨もわずかであるが外転が生じる。

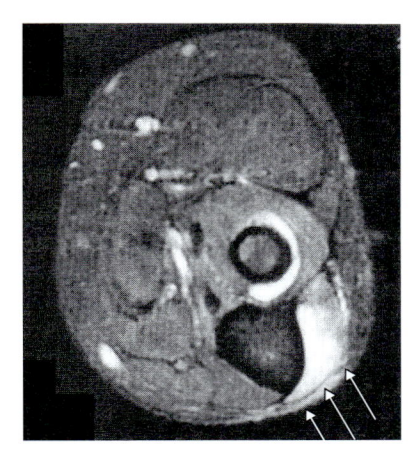

図15 肘筋のコンパートメント症候群のMRI所見
〔Steinmann SP, et al：Chronic Anconeus Compartment Syndrome A case Report. J Hand Surg 25A：959-961, 2000 より〕

尺骨の外転を制動する作用がある〔林(2006)[16]〕

前腕回内時 → 尺骨外転させる〔Basmajian(1972)[15]〕

中指が前腕回転軸を通過する場合，最も大きくなる

外側関節包に停止し，肘伸展を補助する

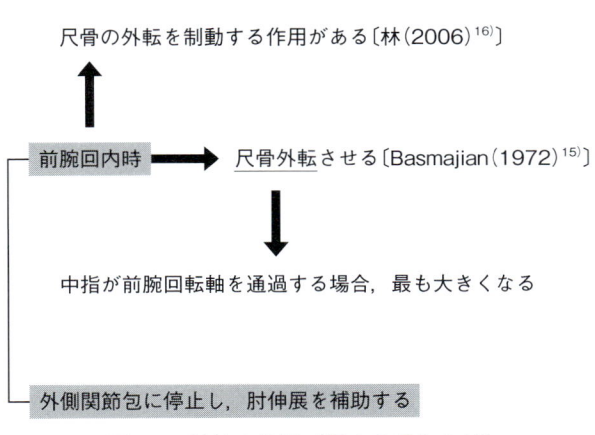

図16 肘筋の作用（過去の報告より）

III　肘関節

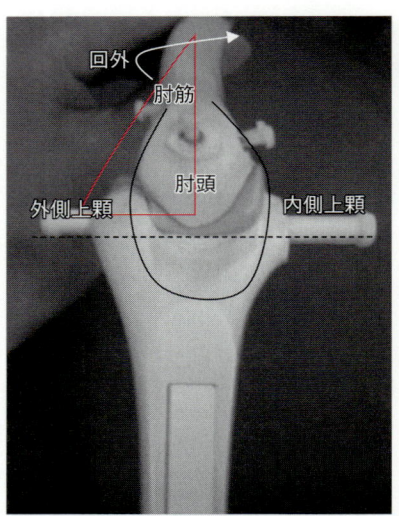

a. 前腕回外位
前腕回外位では尺骨の外転は生じないため，左右関節包の緊張状態は均等である。

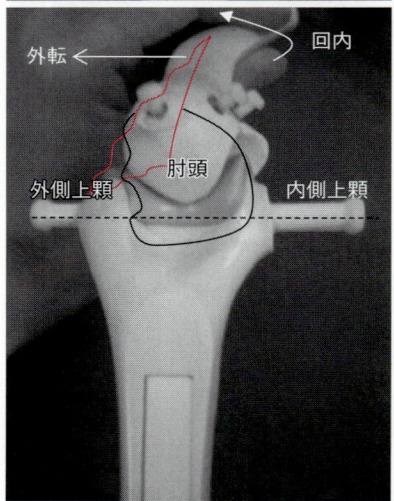

b. 回内位（肘筋の作用なし）
前腕回内に伴い，尺骨外転が生じるため，後外側関節包に緩みが生じる。この状態で肘伸展運動を行うと，後外側部でのインピンジメントを生じる原因となる。

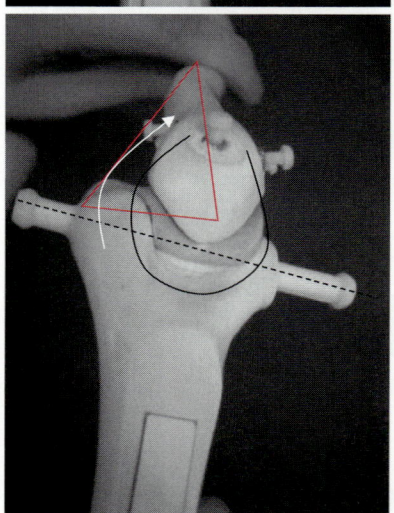

c. 回内位（肘筋が正常に作用している）
肘筋は，後外側関節包の緩みに対し，直接緊張をあたえるのではなく，回内に伴い生じた尺骨外転に対して，肘頭を求心位に保ち，左右関節包の緊張を均等に保つ作用を有すると考えられる。肘筋が上腕骨外側上顆を挙上させることにより，回内により生じた尺骨外転を制動する。

図17　肘筋の作用（筆者）

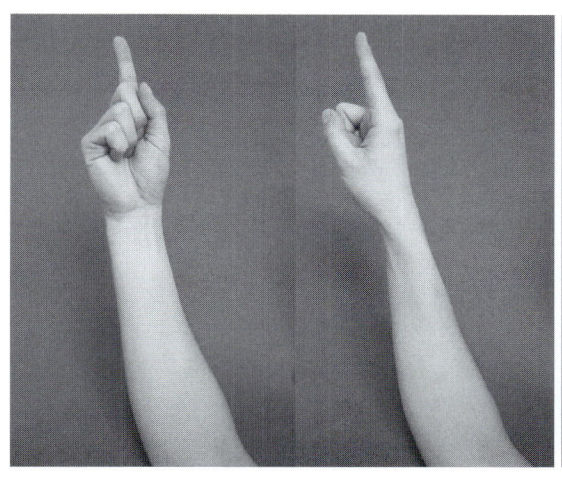

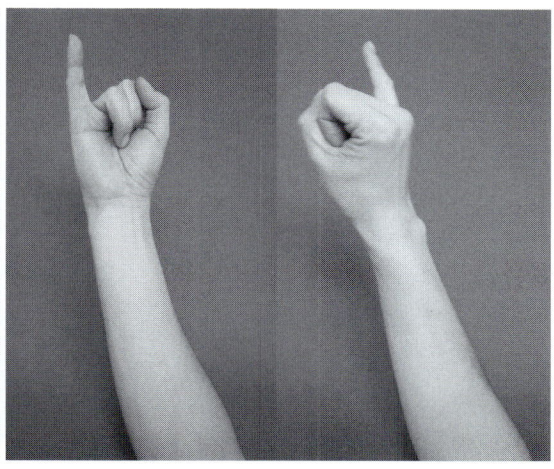

a. 第2中手骨を軸にした場合　　　　　　　　b. 第5中手骨を軸にした場合

図18　ストレステスト（前腕回転軸テスト）
第2中手骨を軸とした場合，尺骨の外方偏位量が大きくなる。どちらの中手骨を軸にして回旋した場合に疼痛が誘発されるか検討する。

そのため，後外側関節包には緩みが生じることとなり，その状態で肘を伸展すれば，当然後外側のインピンジメントが発生する要因となる。それを防ぐ役割をもつのが肘筋であると考えられる。

筆者は肘筋の筋作用は，回内に伴い生じた尺骨外転に対して，肘頭を求心位に保ち，左右関節包の緊張を均等に保つ作用（図17）を有すると考えている。

c 臨床症状と臨床所見の特徴（図18）

臨床所見としては，①肘関節後外側部痛を有する，②肘筋に圧痛が存在，③前腕回内位での肘伸展ストレステスト陽性，④第2中手骨を軸とした前腕回転軸テスト陽性，があげられる。

d 鑑別すべき疾患

外側上顆炎，橈骨頭骨折があげられる。筆者は，外側上顆と橈骨頭を線で結び（図19），その線より外側に痛みを訴える場合は，外側上顆炎・橈骨頭骨折を疑い，その線より内側に痛みを訴える場合は，肘筋由来の疼痛が原因と考え治療している。

5 上腕骨顆上骨折（成人）

a 受傷機転・頻度

転倒時に，肘伸展位で手をついて受傷することが多い。成人では比較的まれな骨折であり頻度はそれほど多くない。

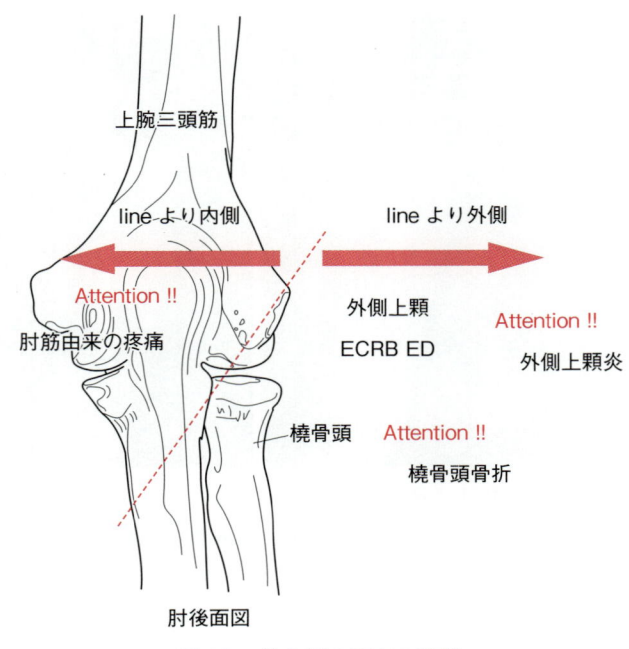

図19 後方部の圧痛の特徴

　骨折部位（顆上部，顆間部）・程度（関節外・関節内骨折，粉砕骨折）により，予後・治療方針が異なる。
　高エネルギー外傷による粉砕骨折は，整復位が得られにくく，治療に難渋する傾向にある。

b 分類・外科的治療

　Riseborough and Radin 分類（図20）[17] と AO 分類（図21）[18] がよく用いられる。転位が少ない場合は，保存療法の適応となる。
　確実な整復固定が望めない粉砕骨折（AO 分類 C3 型など）や骨粗鬆症の強い場合などには牽引療法が選択されることもある。基本的に，関節内・粉砕骨折を呈している場合，①解剖学的整復位を保持できるか，②強固な内固定が可能か，といった骨性要因への配慮が重要となる。強固な固定性が得られれば早期リハビリテーションの対象となるため，外科的治療の可否が予後を大きく左右すると言っても過言ではない。
　関節外骨折の場合，整復位が保持できていれば，筋・軟部組織性の要因を考慮して肘関節機能を獲得していくこととなる。特に上腕骨前面の深層部にある上腕筋は，骨折部によっては近い支持組織で損傷しやすく，硬化すると肘関節伸展制限に大きく関与するため，治療上重要となる。

c 合併症

1）変形癒合

　治療後，解剖学的整復位が得られているかどうかが肘関節機能に大きく影響する。詳し

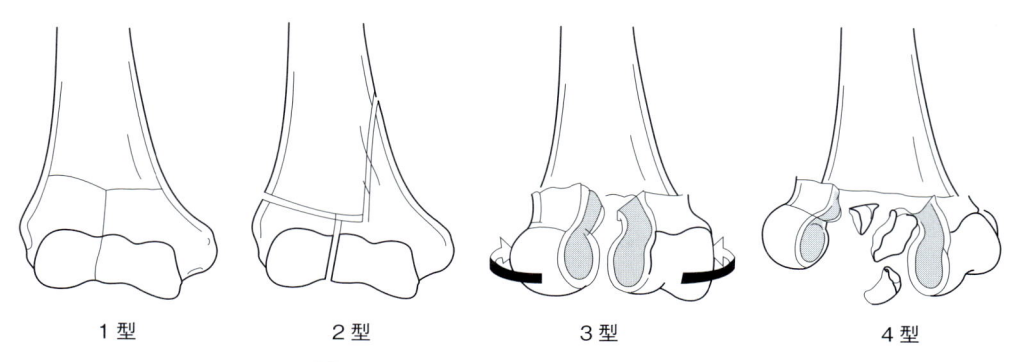

図20　Riseborough and Radin の分類
〔Riseborough E, et al : Intercondylar T-fractures of the humerus in the adult ; A comparison of operative and non-operative treatment in twenty-nine cases. J Bone Joint Surg 51-A : 997-1004, 1969 より〕

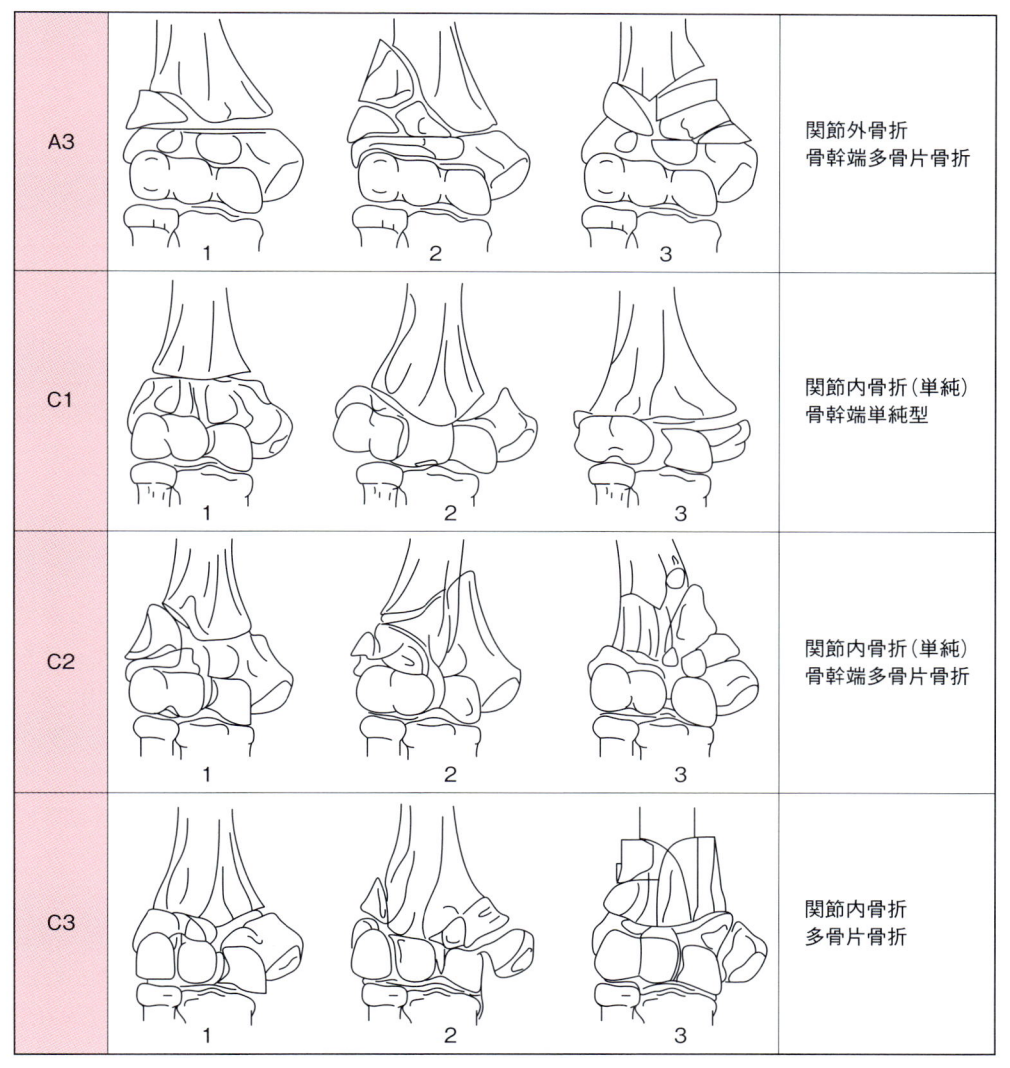

A3	1	2	3	関節外骨折 骨幹端多骨片骨折
C1	1	2	3	関節内骨折（単純） 骨幹端単純型
C2	1	2	3	関節内骨折（単純） 骨幹端多骨片骨折
C3	1	2	3	関節内骨折 多骨片骨折

図21　上腕骨遠位端粉砕骨折の AO 分類
(Müller ME, et al : The Comprehensive Classification of Fracture of Long Bones. Springer-Verlag, 1994 より)

くは，①上腕骨遠位関節面が上腕骨長軸に対し45°，（「A-1．肘関節の骨格」図２参照⇒95頁）前傾している，②関節軟骨面が正確に整復されている，③鉤突窩の形状が維持されているかが重要なポイントとなる．

2）フォルクマン拘縮

肘・前腕部の外傷とともに，上腕骨顆上骨折はフォルクマン拘縮を合併しやすい疾患として知られている．深筋膜に囲まれる前腕屈筋群の変性や，正中・尺骨神経の圧迫性麻痺により，手の変形を生じやすい．要因は，①受傷時の正中神経，上腕動脈の過牽引・損傷，②整復を繰り返すことでの血行障害，③過度なギプス固定による肘・前腕部の圧迫などがあげられる．しかし，何より早期発見が最善の予防となる．また，直接神経損傷がない場合であっても，上腕筋の滑走障害がある状態での肘他動伸展可動域拡大は，直下を通過する正中神経の摩擦や過牽引が引き起こされ，神経症状を呈する場合もあるので注意が必要である．また③が原因であれば，圧迫原因を取り除き，前腕部のコンパートメント（筋区画）内圧上昇を改善させることが重要である．改善が認められなければ，深筋膜切開が行われる．

C 臨床症状の診かた・考えかた

1 肘関節浮腫の解釈

浮腫の発生機序に関してまず述べ，その後，外傷・骨折後に生じる浮腫の治療アプローチの考えかたを記載する．

a 毛細血管内での体液の移動（図22）

血液は，毛細血管の内皮細胞の間隙と細胞膜を通して絶えず循環している．

毛細血管は，一種の半透膜であるが，ほとんどの物質を透過させることができるほどのうすさである．しかし，アルブミンやグロブリンなどの比較的大きなたんぱく粒子は透過が困難である．このようなたんぱく分子を膠質といい，これらを血管内に残すため（体内にとって重要であるため）に膠質浸透圧（細胞間液から血管にかかる圧，常に25 mmHg）が存在している．毛細血管内での水や物質のやりとりにはこの膠質浸透圧と毛細血管内を通る血圧（動脈，静脈）の３者の関係によって，血液と間質液・細胞内液は常に一定濃度に保たれている．動脈・静脈側での圧調節について以下に述べる．

1）動脈・静脈側での圧調節

① <u>毛細血管の動脈側</u>：動脈壁には心臓からのポンプ作用により，約35 mmHgの圧がかかっている．これは血漿（血管側）のもつ膠質浸透圧25 mmHgより大きいため，血漿中の水や電解質・糖質などが間質液中（細胞側）に10 mmHg移動する（35−25＝10 mmHg）．

② <u>毛細血管の静脈側</u>：静脈側では心臓からのポンプ作用はなく，末梢から中枢へ血液を還す役割となる．そのため，静脈壁の血圧は約15 mmHgまで下がり，膠質浸透圧25

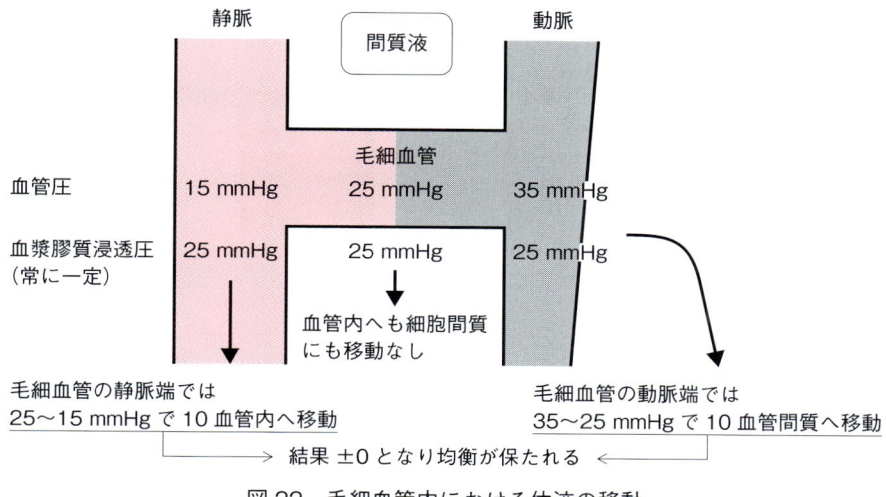

図22 毛細血管内における体液の移動

mmHgより小さくなるため，間質液中の水や電解質を血管内10 mmHg引き込むこととなる（25 − 15 = 10 mmHg）。

　動脈・静脈側で10 mmHgの不均衡を補う形となり，この状態では，浮腫は発生しない。では，なぜこの不均衡が生じるのだろうか。まず第1に炎症の影響があげられる。炎症が起こると，毛細血管透過性の上昇が生じ，膠質浸透圧が低下する。その結果，大量の液が組織間隙にたまり，いわゆる腫脹が生じる。これは炎症期に起こる問題であり，リハビリテーションでは対応ができない。炎症期以降，骨折や外傷後に起こる浮腫の発生機序は2つある。

2) 炎症期以降の浮腫

① <u>静脈還流量の低下</u>：静脈は比較的表層を走行しており，いわゆる皮下組織の直下に存在する。手術侵襲などにより皮膚が損傷を受け，その皮膚が硬化した場合，当然その近くを走行する静脈も影響を受ける。もともと，静脈は動脈に比べコンプライアンス（血管の伸びやすさ）が低いので，硬化による循環不良を起こせば，還流量が低下する結果となる。

② <u>動脈圧の低下</u>：深部組織にも血液供給は必要であり，そのためにも動脈は深部にまで存在している。深部組織には，関節を支持する単関節筋や知覚受容器が多数存在し，その周囲に動脈が存在している。骨折や外傷によって，深部組織が損傷を受けた場合，当然，近くを走行する微細動脈も圧迫や牽引を受けることとなる。無理な伸張訓練などによる疼痛刺激は，交感神経反射を起こす結果となり，交感神経反射はさらに動脈を収縮させ，動脈圧が低下することにつながる。

b 外傷・骨折後に生じる浮腫の治療アプローチの考え方

　上記の結果より，浮腫治療の大原則は，①皮下組織の柔軟性獲得による静脈還流量の増大，②深部組織の柔軟性を獲得し，疼痛に伴う血管収縮を抑制させることであるといえる。

当然，治療初期からの深部へのアプローチは難しく，初期はまず表層組織のアプローチからとなる。

まずは，損傷（例：手術侵襲）を受けた皮下組織の柔軟性を確保し，表層組織の血流（静脈還流量）を改善させることが必須といえる。皮膚への無理な伸張ストレスを避けるように関節可動域（range of motion：ROM）訓練を行うことや，良肢位保持により，上肢全体のアライメント（不良肢位が与える影響は「Ⅱ．肩関節 C-3．通過障害の解釈」図 39 参照 ⇒ 77 頁）を整えることが，シンプルで最も有効な手段と考える。

表層組織の柔軟性が得られれば，徐々に深部組織へのアプローチが可能となってくる。治療方法は，確実な触診のもと，筋ポンプ作用により筋の柔軟性を確保し，徐々に伸張を加えていく操作が必要となる。最も難渋するのだが，これが治療成績を左右する因子であることを忘れてはならない。

2 可動域拡大を考える際の留意点

肘関節拘縮の原因は，①前方および後方の肥厚・瘢痕化した関節包，②上腕三頭筋の瘢痕化と癒着，③内側側副靱帯（特に後斜走線維）の瘢痕化，④前方の異所性骨化，⑤肘頭窩・鉤突窩の骨性肥厚，⑥後内側の異所性骨化⑦上腕筋の瘢痕化，⑧後方の巨大な骨化であると記されている（図 23）[19]。

つまり，肘関節拘縮を改善させるためには，筋・靱帯・関節包の要因に対して治療していくことが必須であり，また，それを解釈することは拘縮を予防するという意味にもつながる。以下に筆者が可動域拡大を考えていく際に留意していることについて記載する。

a 骨形態異常に伴う ROM 制限因子

肘関節治療に際し，①回転軸の変形，②異所性骨化（heterotopic bone formation）の発生は骨性の ROM 低下を起こす要因となる。以下にそれぞれの因子について記載する。

1）回転軸アライメント異常に伴う ROM 低下

肘関節における屈伸運動は，上腕骨滑車（約 45°前下方）と尺骨滑車切痕（約 45°前上方）の傾きと回転軸の存在により理論上，0〜180°まで可能であることは A-1 項の図 2（⇒ 95 頁）で述べた。しかし，骨折後（顆上骨折，通過骨折）の変形癒合（図 24）は，回転軸の変形（特に矢状面）をもたらすことがあり，屈曲・伸展可動域制限を起こす要因となりうる。診断は X 線写真で可能であり，上記骨折の場合，定期的な X 線写真のチェックと end feel（最終域感）の確認が必要となる。無理な ROM 訓練は疼痛の発生につながるおそれがあるため，発見次第，主治医にコンサルトすべきである。

2）異所性骨化に伴う ROM 低下

骨や関節周囲の軟部組織に外傷などの刺激が加わって起こる異常骨化現象である。原因は明確になってはいないが，暴力的な ROM 訓練や過度な伸張訓練により発生しやすく，肘後内側部に好発する。発生部位から考え，肘伸展拘縮を認める症例への ROM 訓練は，内側側副靱帯〔特に後斜走線維（POL）〕，上腕三頭筋の緊張状態を常に触知しながら治療を行うべきと考えられる。特に疼痛を訴える症例には配慮が必要である。

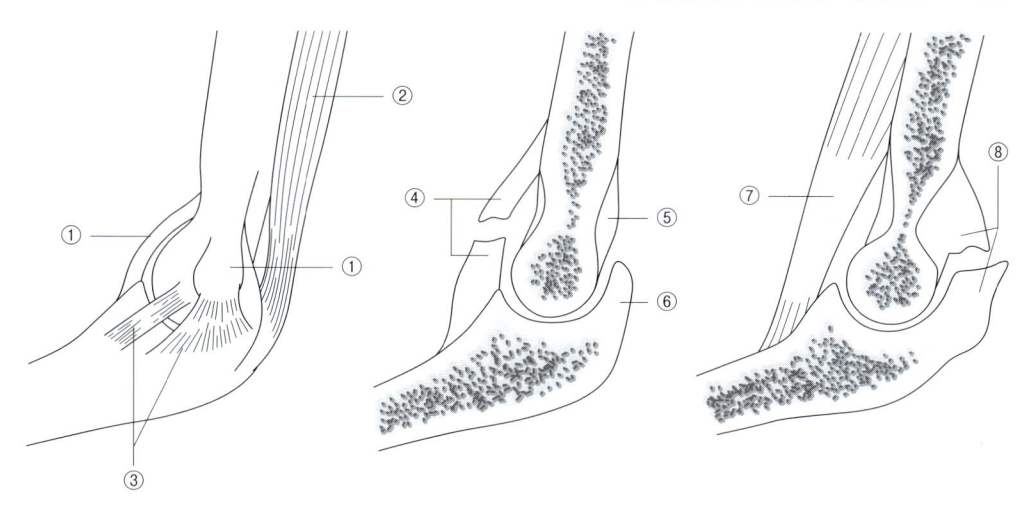

図23 肘関節拘縮の病態
①前方および後方の肥厚・瘢痕化した関節包，②上腕三頭筋の瘢痕化と癒着，③内側側副靱帯，特に後斜走靱帯の瘢痕化，④前方の異所性骨化，⑤肘頭窩・鉤突窩の骨性肥厚，⑥後内側の異所性骨化，⑦上腕筋の瘢痕化，⑧後方の巨大な骨化
〔伊藤恵康：第4章 拘縮．五井和哉・他（編）：肩・肘関節の手術，整形外科手術 第3巻，pp 139-151，中山書店，1994 より〕

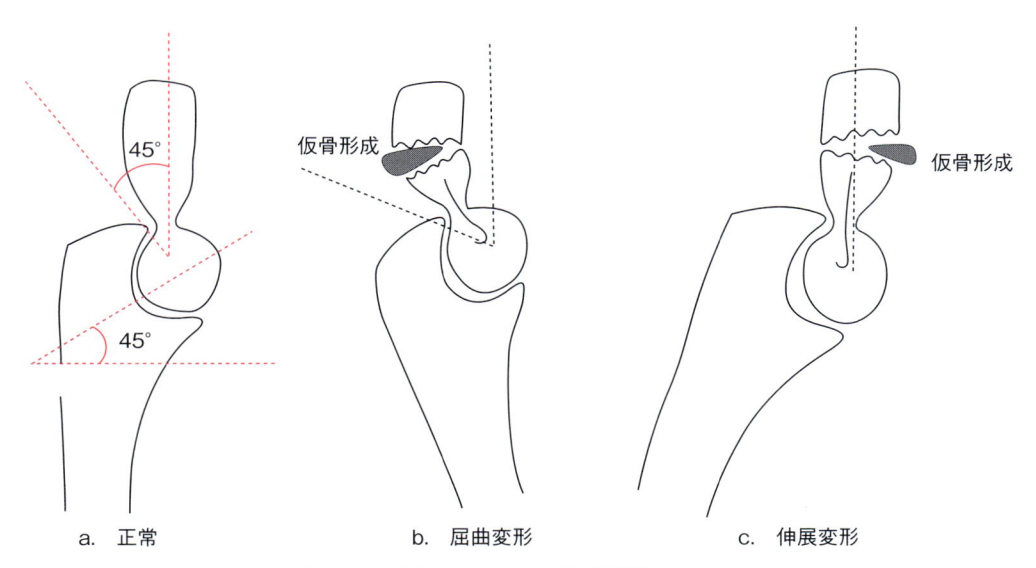

図24 変形癒合により生じる影響について
a. 正常。
b. 屈曲方向に上腕骨顆部が癒合してしまった場合，肘の伸展制限（骨性由来）が生じる。
c. 伸展方向に上腕骨顆部が癒合してしまった場合，肘の屈曲制限（骨性由来）が生じる。

　もし発生してしまった場合は，授動術の対象となるが，骨化の成熟を待たないまま授動術を行えば再発のおそれがあるため，受傷後6カ月〜1年以降に行うことが望ましいとされている。いずれにしろ発生させないことが第1である。

b 肘関節筋群の異常に伴う ROM 制限因子

　受動術の結果からもわかるように，肘関節拘縮に及ぼす上腕筋と上腕三頭筋の影響は大きい．以下に肘関節筋群の機能解剖学と，可動域制限に影響する要因について記載する．

1）肘関節屈筋群

① 上腕二頭筋

　上腕二頭筋は肩関節に起始を持つため，屈曲の筋出力は，肩関節の肢位により影響を受ける．肩関節には，骨頭の支点形成に関与し，橈骨粗面に付着を持つことから，前腕回外動作にも関与するといえる．二頭筋が肘屈曲に作用しようとすれば，橈骨頭を脱臼させる方向に張力は働くといえ，肘屈曲筋力の関与は曖昧であるといえる．このことは，長頭腱断裂を起こした症例には，肘屈曲筋力の低下はほぼ認めないことからも裏づけられる．

② 上腕筋

　筋線維成分でほぼ構成されるため，外傷・骨折などにより直接損傷を受けやすい．純粋な屈筋であるが，上腕骨の遠位部より起始しているがゆえに，効率的に筋出力を行いづらい位置にあり，ほぼ筋線維で構成されることから固定により筋短縮が発生しやすいといえる．深層線維は関節包に付着を持ち，屈曲時の関節包の挟み込みを防止している反面，この筋が短縮を起こすということは，二次的に関節包の硬化も招くということを忘れてはならない（図 25）．

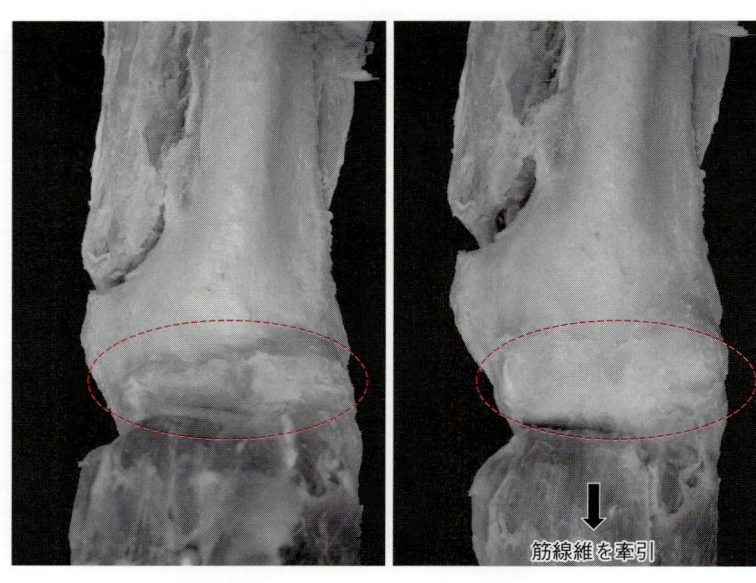

a. 上腕筋安静　　　　　　　b. 上腕筋緊張位

図 25　上腕筋と前方関節包の連結
a. 上腕筋が安静の状態では関節包は緩んでいる．
b. 上腕筋を牽引すると関節包が伸張される．

2) 肘関節伸筋群

① 上腕三頭筋

　上腕三頭筋は長頭，外側頭，内側頭により構成される。長頭が表層を被う形をしており，その外側に外側頭が存在している。内側頭は内側に存在するのではなく，長頭の真下に位置している。三頭の協調した作用により伸展動作が行われるが，Kapandji[1]は，上腕三頭筋は，①尺骨を後方に脱臼させる傾向を持つ求心成分，②伸展の作用としてのみ働く垂直成分に分けられ，また，その垂直成分が最も効率よく働く肢位は肘軽度屈曲位（20〜30°）であると述べている（図26）。

・長頭　long head

　腱成分が多く肘頭に付着を持つ。肩甲骨より起始していることから，肩の肢位により筋出力は影響を受ける。この線維が過緊張を起こすと不良肢位を誘発するおそれがある。上腕二頭筋同様，筋張力よりも上肢動作時の運動制御機構が主な作用であると考えられる。

・外側頭　lateral head

　半羽状形態を示す。直接，肘頭に付着し，伸展運動に作用する線維と内側頭に侵入していき，内側頭の筋収縮力をアシストする線維が存在する。また，一部，外側関節包に連結を持ち，内側頭とともに腱膜板を構成する。早期運動療法においてはこの筋線維に刺激を与えることが拘縮予防に重要である。

・内側頭　medial head

　後面の深層筋で広範囲に存在している。上腕筋同様，上腕骨遠位部からの走行となり，筋出力としては効果を発揮しづらい筋なので，外側頭のアシストを利用して作用していると考えられる。ほぼすべて筋線維により構成され，深層部位に位置することから骨折など

　　　a. 伸展位　　　　　b. 軽度屈曲位（20〜30°）　　　　　c. 屈曲位

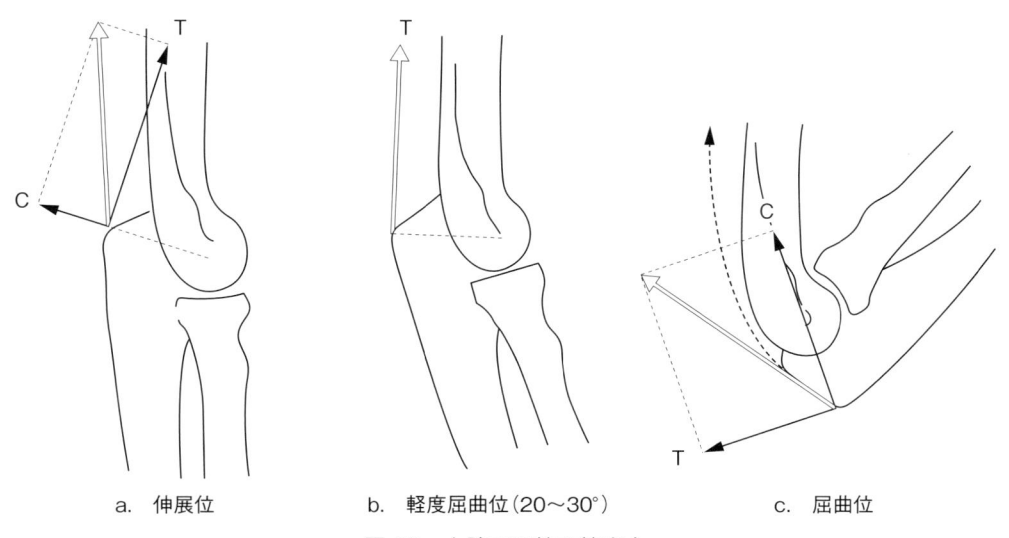

図26　上腕三頭筋の筋出力

C：尺骨を後方に脱臼させる傾向を持つ求心成分
T：肘の伸展作用として働く成分
〔Kapandji IA（著），荻島秀男（監訳）：カパンディ関節の生理学．Ⅰ．上肢．p93，医歯薬出版，1986より〕

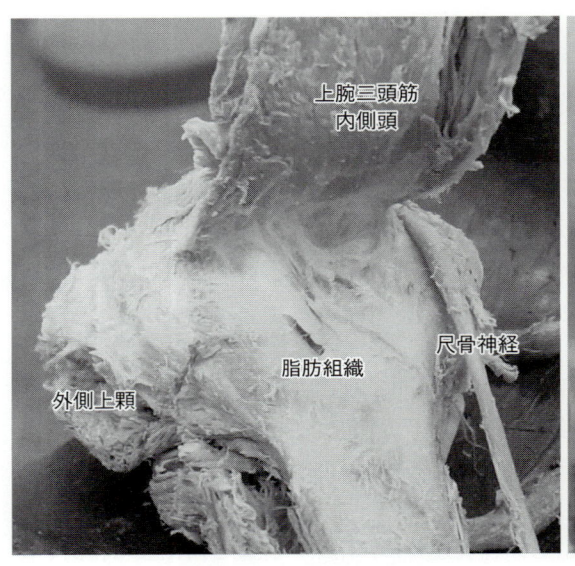

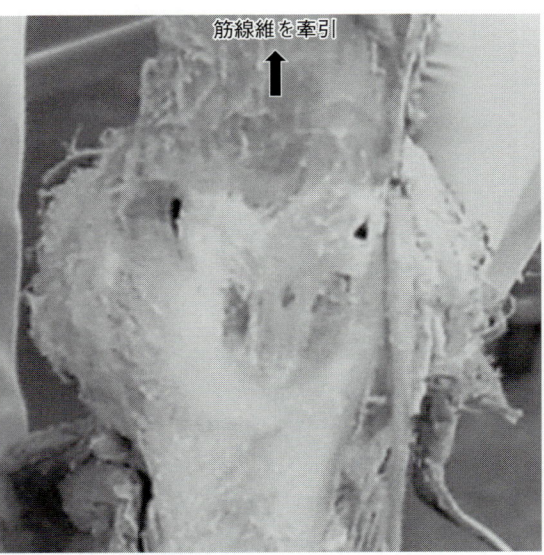

a. 上腕三頭筋安静（脂肪組織残存）　　　　b. 上腕三頭筋牽引（脂肪組織除去）

図27　上腕三頭筋と後方関節包の連結
a. 上腕三頭筋が安静の状態では関節包は緩んでいる。
b. 上腕三頭筋を牽引すると，後方関節包は伸張される。

により直接損傷を受けやすく，特に脱臼骨折後などでは大きな影響を受ける。後方関節包の全般に付着を持ち，肘伸展時に関節包の挟み込みを防止しているといえ，上腕筋同様，この筋線維の硬化は後方関節包の拘縮を招く結果となる（図27）。

② 肘筋

肘伸展筋の補助筋であるが，明らかな筋作用についてはまだ不明である。筋電図（electromyogram：EMG）による検討の結果，肘伸展位での前腕回内動作時に最も出力が認めることが報告されている[20]。

後外側関節包に付着し，肘伸展時の関節包の挟み込み防止作用と考えられるが，筆者[21,22]は，回内に伴い生じた尺骨外転に対して，肘頭を求心位に保ち，左右関節包の緊張を均等に保つ作用を有すると考えている。

c 内側・外側側副靱帯由来による ROM 制限因子

肘関節靱帯は内側側副靱帯（MCL）と外側側副靱帯（LCL）により構成される。それぞれの機能解剖的特徴と可動域制限との関係について以下に記載する。

1）内側側副靱帯（MCL）

MCLは前斜走線維（AOL）と後斜走線維（POL），横走線維（TL）により構成される。AOLは強靱な靱帯構造を有し，外反・前腕回内方向への安定性に大きく関与している。AOLの断裂は外反動揺の原因となり，外反ストレステストにより再現できる。POLは比較的うすい膜状の組織であり，本来の靱帯構造とは若干異なる。POLは伸張性に富むため，この部分の癒着・瘢痕化は屈曲可動域制限に大きく関与する。

120°を超えると，MCLの伸張性（最後方部のみ軽度短縮位）と日常生活活動（ADL）の実用性の獲得が失われることから，筆者は屈曲120°獲得をまず目標としている．筆者は，屈曲120°までは外側頭から内側頭の移行部にかけての筋攣縮抑制による柔軟性確保を目的に治療を行い，MCLにはできる限り過剰なストレスを与えないように，外反方向への偏位を規制すること（肘外反角の確認）と，MCLを触診したうえでのストレッチ（屈曲方向）を行っている．

120°以降はMCLの影響はないと考え，深屈曲角度獲得のため，後方関節包を含めた内側頭への治療が必要となる．

2）外側側副靱帯（LCL）

LCLは橈側側副靱帯（RCL），輪状靱帯（annular ligament：AL）により構成される．RCLは内反・回外方向への安定性に関与しており，断裂に伴い内反・回外動揺（特に肘屈曲70°）の原因となる．

MCLとは異なり，角度に伴う長さの変化はあまり起こらず，肘関節拘縮には大きく影響を及ぼさないと考えられる．問題となるのは，外側上顆炎や橈骨頭骨折後などで，瘢痕形成などにより外側上顆が肥大してしまった場合，RCLが外側上顆を乗り越える長さが足りなくなり，腕橈関節由来の伸展制限が発生する可能性があることである．この場合，伸展−30°くらいからが原因となってくるため，それ以上の角度での伸展制限は上腕筋などの前方支持組織の拘縮などが原因と考えたほうがよい．

d 神経牽引症状に伴うROM制限因子

肘関節周囲には正中・尺骨・橈骨神経が走行している．肘関節障害により，神経に直接損傷（顆上骨折後の正中神経損傷，「B-5．上腕骨顆上骨折」の項参照⇒111頁）が生じることもあるが，リハビリテーションにとって最も留意すべきことは，①ROM拡大治療に伴う，神経牽引症状による神経麻痺の発現，②筋群の伸張性の低下〔過緊張や筋攣縮（spasm）の発現〕による絞扼性神経障害の発現である．

以下にそれぞれについて記載する．

1）ROM拡大治療に伴う，神経牽引症状による神経麻痺の発現

関節が一次的にでも不動の期間があった場合は，筋肉・皮膚・靱帯の伸張性が低下するとともに，神経の伸張性も低下することを忘れてはならない．つまり，正常なアライメントから逸脱した状態や関節の柔軟性がないままで可動域を無理に拡大しようとすれば，当然，神経に牽引が加わった状態となり，神経症状が惹起されることとなる．特に留意すべき神経は尺骨神経であり，屈曲角度拡大に伴う肘部管下での牽引障害である．生じる要因として筆者は3つ考えている．

① 屈曲方向の偏位による牽引症状

上腕骨滑車切痕の形態により屈曲方向は，3タイプ存在（「A-1．肘関節の骨格」図3参照⇒96頁）する．骨折後（特に上腕骨顆部関節内骨折）の変形癒合は，偏位をもたらす原因となる．しかし，臨床上経験することが多いのは，筋のアンバランスが原因のものである．筋攣縮（spasm）や過緊張は，筋すべてに存在するわけではなく，局所的に生じている場合が多い．屈曲角度の拡大に伴い，神経症状（しびれや疼痛）を訴えれば，左右の屈曲方

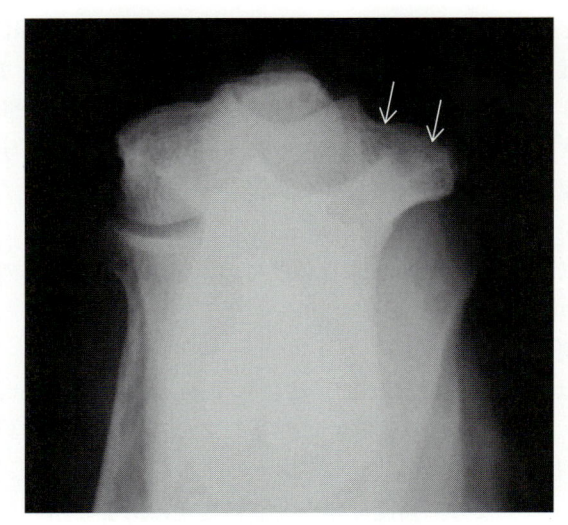

図28 肘部管に生じた骨棘形成

向の確認はもちろん，筋線維ごとの伸張性を確認(圧痛所見，緊張の状態)する必要がある。

② 内側周囲の浮腫による神経の圧迫

浮腫の残存は，周囲組織を圧迫する結果，伸張性の低下につながる。浮腫の対応をしっかりと行ってから ROM 訓練を行うべきである。

③ 肘部管周囲の骨棘形成

骨折や脱臼後，肘部管に骨棘が形成された場合，神経との摩擦により神経症状が発現する。この場合は X 線による肘頭軸射撮影[23]（図28）で確認が可能である。

3 肘関節横断面からみた可動域制限因子

拘縮の原因が深部組織の癒着や瘢痕化であることは明らかであるが，リハビリテーションとしてはそれらをいかにコントロールし，早期機能獲得できるかが主な治療目標となってくる。

筋横断面スライスを部位別（図29）にみると，存在する筋肉は同じでも線維方向やボリュームは異なる。療法士は早期に治療が可能な部位と安静にすべき部位を明確にし，治療に臨む必要がある。疾患別に早期治療可能な領域と安静領域にすべき領域を分別するとともに，どのスライスレベルでの障害が発生しやすいかを以下に記載する。

a 横断面レベルからみた存在組織

1）上腕骨顆部レベル

屈筋は上腕筋よりも上腕二頭筋のほうがボリュームを認める。上腕三頭筋は長頭，外側頭のボリュームが大きく，内側頭はわずかである。関節包に付着を持つ筋群はこのスライスレベルではボリュームは小さく，できる限り早期に柔軟性を獲得したい部分である。

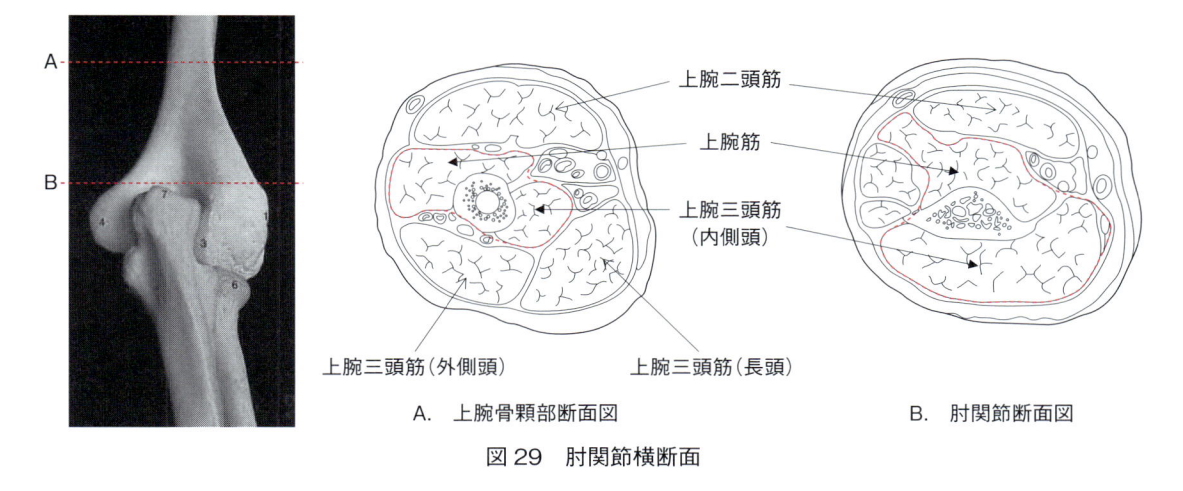

A. 上腕骨顆部断面図　　　　　　　B. 肘関節断面図

図29　肘関節横断面

2) 肘関節直上レベル

屈筋は上腕筋のボリュームが大きくなり，上腕三頭筋は内側頭がほぼ全域を占める。いわゆる深部組織がほぼ全域を占めることとなり，固定による影響を受けるのは，このレベルであることがわかる。拘縮が完成した場合，このスライスレベルの評価・治療が必須となる。

D 治療方法とそのポイント

1 肘関節可動域制限へのアプローチ方法

肘関節は，異所性骨化などの二次障害も発生しやすく，後療法に難渋する関節である。
特に，拘縮に対しての主訴が多く，授動術による可動域増大を余儀なくされるケースも少なくない。リハビリテーションは，適切な外科的治療後であれば，責任を持って機能獲得に臨む必要があり，二次障害などは出現させないように努めるべきである。特に治療に難渋しやすい，可動域制限獲得方法について以下に述べる。

a 屈曲可動域拡大

肘屈曲可動域を獲得するためには，上腕三頭筋の伸張性を獲得することが特に重要であり，治療予後に大きな影響を及ぼすといえる。
リハビリテーションは，浮腫・腫脹の消失から始めるべきであることはいうまでもないが，屈曲120°の早期獲得をまず重視すべきである。120°まで獲得できれば，①上腕三頭筋長頭・外側頭の柔軟性，②内側側副靱帯（MCL）〔後斜走線維（POL）〕の伸張性が獲得され，ADL制限がほぼ消失するからである。
拘縮が重度で，可動域の拡大がうまくいかない場合，スプリント療法を導入し，持続伸

外側頭(lateral head)

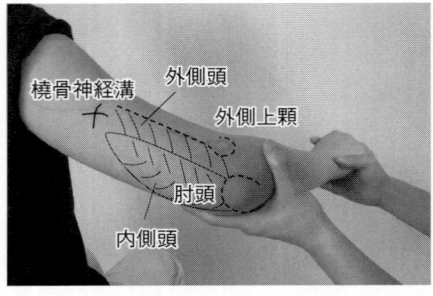

上腕外側より走行するため，触診は軽度肩関節伸展(長頭を抑制)，外旋位(内側頭を抑制)で行う。
ランドマークは，橈骨神経溝，外側上顆，外側上顆稜を用いると把握しやすい。

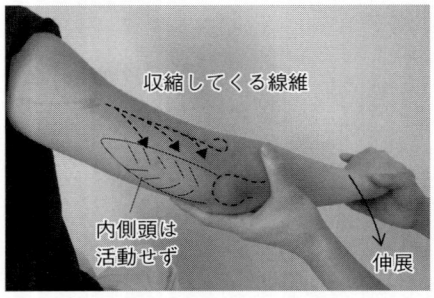

肘伸展動作を行い，収縮を触知する。
はじめに近似部線維の収縮を感じることができ，伸展角度が浅くなるにつれて遠位部の収縮が把握できる。

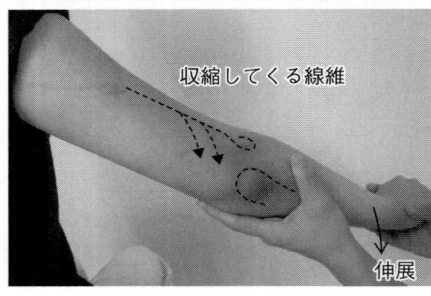

最終伸展域では，遠位部線維の収縮を触知できる。
遠位部線維は一部後関節包に停止を持つため，それをイメージしながら行う。

図30a　上腕三頭筋　外側頭活動誘発肢位

張を行うことが望ましい。スプリント療法を行う際には，上腕三頭筋の筋攣縮（スパズム）を除去された状態で導入することを忘れてはいけない。スプリントを用いても角度の改善が得られない場合，医師と相談のうえ，授動術の検討も必要である(「D-2. スプリント療法」の項参照⇒128頁)。

　屈曲120°が獲得されれば，できる限り職業や生活の質(QOL)に支障をなくすため，リハビリテーションではさらなる角度の改善(左右差の消失)を求めるべきである。120°以上は上腕三頭筋内側頭と後方関節包の伸張性をいかに獲得するかが問題となる。リハビリテーションでは，内側頭へのリラクゼーションを適切に加えることと腕尺関節への牽引操作により，後方関節包(肘頭-肘頭窩間)の柔軟性を獲得することが課題となる。

　治療操作中，尺骨神経の肘部管下での牽引症状により，尺骨神経麻痺を生じる場合があるので注意を要する(図30，31)。

D. 治療方法とそのポイント　125

内側頭（medial head）

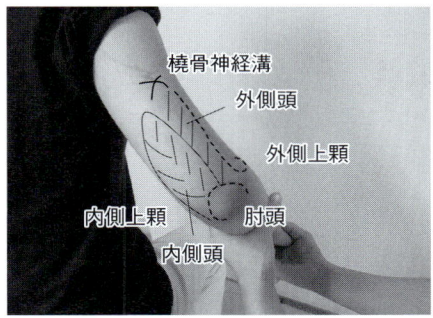

長頭の下に存在し，肘頭に向けて走行するため，触診は軽度か多関節伸展（長頭を抑制），内旋位（外側頭を抑制）で行う。
ランドマークは，橈骨神経溝，内側上顆，内側上顆稜，肘頭を用いると把握しやすい。

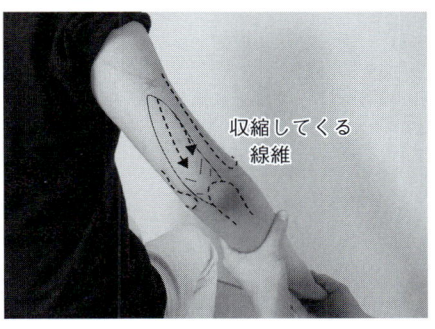

肘伸展動作を行い，収縮を触知する。
はじめに近似部線維の収縮を感じることができ，伸展角度が浅くなるにつれて遠位部の収縮が把握できる。

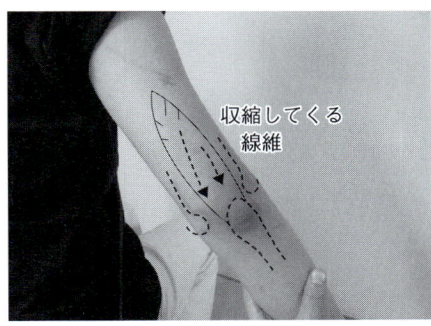

肘伸展動作を行い，収縮を触知する。
はじめに近似部線維の収縮を感じることができ，伸展角度が浅くなるにつれて遠位部の収縮が把握できる。

図30b　上腕三頭筋　内側頭活動誘発肢位

b 伸展可動域拡大

　伸展可動域の拡大には，上腕二頭筋，上腕筋，腕橈関節の柔軟性を獲得することが重要である。中でも上腕筋は，骨折や脱臼時に，直接損傷を受け挫滅を生じやすいので，筋短縮による拘縮発生に大きく関与するといえ，それに対し上腕二頭筋は，腱成分での存在となるので，いわゆる筋性拘縮の発生には少ないといえる。つまり，上腕筋のリラクゼーションが的確に行えるかどうかが，伸展可動域拡大に必要であるといえ，その際，上腕二頭筋の緊張を抑制しながら操作を加えることが重要である（図32，33）。

　上記操作にて角度の改善を認めない場合は，屈曲同様，スプリントによる治療導入が必要である。

　伸展30°以上には腕橈関節，外側側副靱帯（lateral collateral ligamet：LCL）の柔軟性

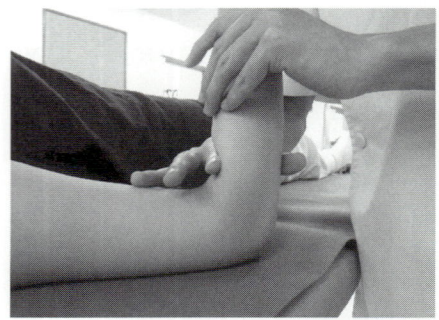

III 肘関節

開始肢位は肘関節が最も安定する90°から行う。
よけいな筋緊張は牽引を行う際の阻害因子となるので必ず筋リラクゼーションが得られている状態で行う。
また，flexion lag がある状態で行うと，よけいにラグ（自動運動と他動運動可動域の差）を拡大してしまうので，ラグが消失した状態で行うこととする。

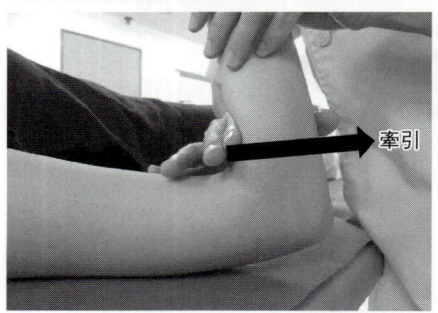

療法士は近位橈尺関節（PURJ）を腹側から把持し，肘頭を肘頭窩から離す方向に牽引操作を加える。
このとき，筋緊張（特に三頭筋）が入っている状態であれば上腕骨ごと動いてしまい，上手く牽引力が加えられない。
療法士は必ず牽引力が適切に加わっているかを触知しながら行う必要がある。

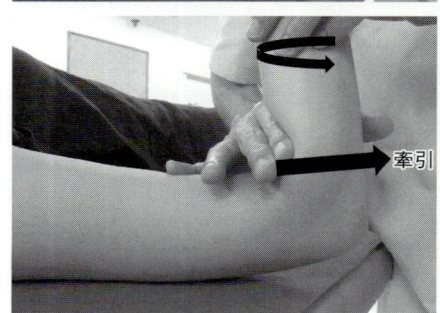

牽引が加わり関節柔軟性が得られてくれば前腕の肢位を変化させながら牽引を加えていく。

↓

何度か動作を繰り返し，
可動域の改善を確認していく!!

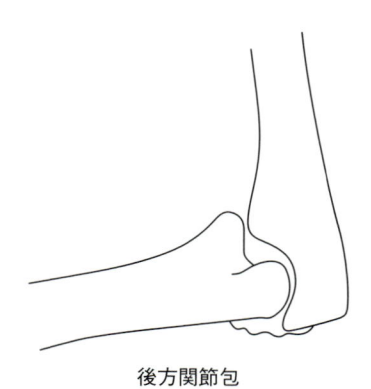

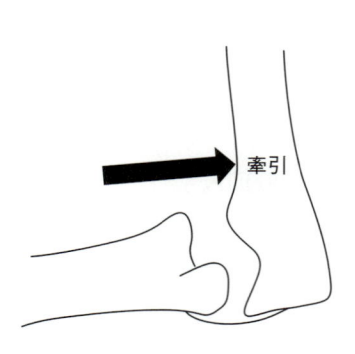

後方関節包　　　　　　後方関節包
安静位　　　　　　　　牽引時

図31　後方関節包へのストレッチ

D. 治療方法とそのポイント　127

長頭（long head）

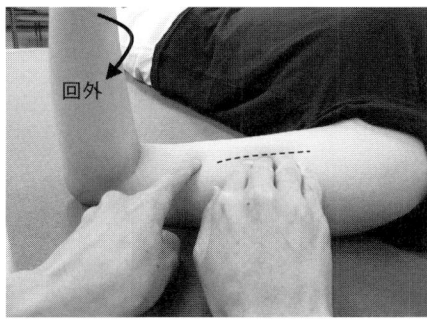

回外

長頭は結節間溝を通過して走行するため，肩関節は軽度内転位で行うほうが，筋の収縮を感じやすい。
筋腱移行部に指をおき，回外動作を繰り返し，もう片方の手で筋収縮を感じ取る。

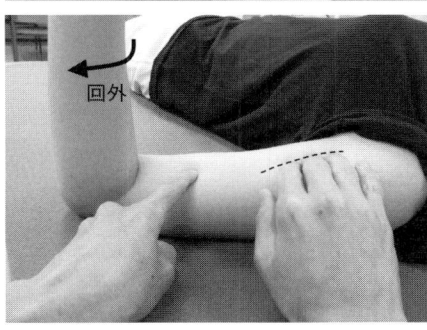

回外

回外動作をさらに繰り返し，結節間溝まで収縮を追っていく。

短頭（short head）

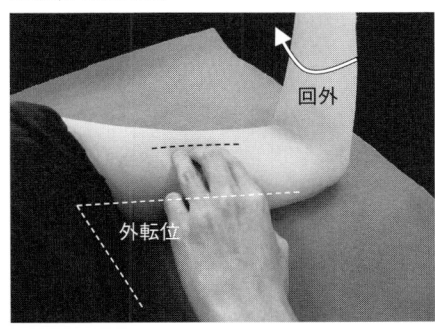

回外
外転位

短頭は烏口突起に起始するため，肩関節は軽度の外転位のほうが収縮を感じやすい。
長頭と同じく，筋腱移行部から回外動作を繰り返し，収縮を追っていく。

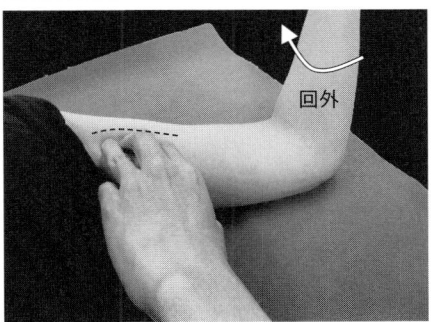

回外

回外動作を繰り返し，烏口突起まで収縮を追っていく。

図32　上腕二頭筋　活動誘発肢位

外側線維

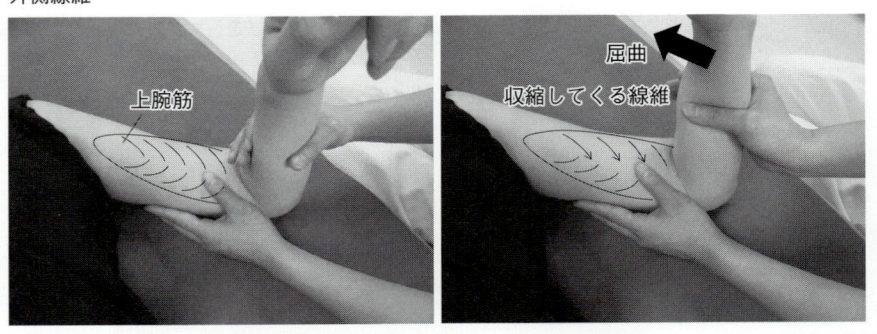

上腕筋

屈曲
収縮してくる線維

上腕筋に収縮を加える際，上腕二頭筋の張力を抑制することが重要である．上腕二頭筋は前腕回外時，収縮を認めるため，前腕回内位で肘屈曲を加えれば誘発しやすい．
外側線維に収縮を加えたい場合，肘外反方向に肘屈曲を行うと収縮が得やすい．

内側線維

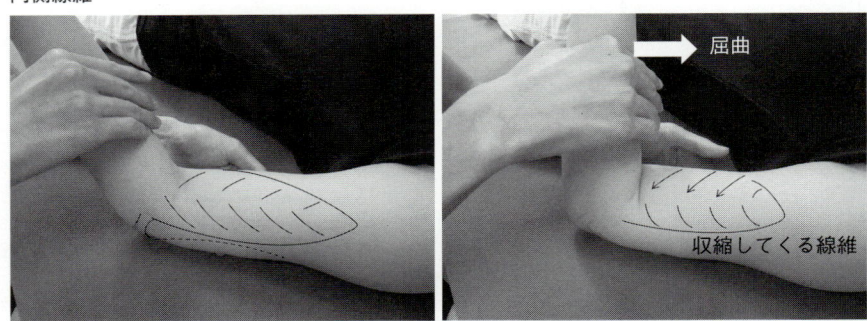

屈曲
収縮してくる線維

外側線維同様，上腕二頭筋の収縮力を抑制するため，前腕回内位で行う．
内側方向に収縮を加えたい場合は，肘内反方向に肘屈曲を加えれば収縮が得やすい．

図33　上腕筋　活動誘発肢位

(図34)，肘筋振幅の獲得が重要であり，筆者は肘筋の機能改善のために，テーピングを用いた治療を行っている(図35)．

2 スプリント療法

治療経過において，可動域の改善が認められない場合は，ストレッチングや弾性包帯を用いた持続伸張(図36)が行われる．しかし，長時間の伸張が必要な場合は，スプリントによる持続矯正が行われる．

Hepburnら[24]は他動的関節可動域(ROM)訓練の強さと時間の関係曲線(図37)を表し，スプリントは弱い力で長時間治療できる方法として効果的であると報告している．肘関節の場合，スプリントは屈曲・伸展と大まかな運動方向への伸張となる．そのため，屈曲方向の違い(上腕骨滑車の形態による)や，POLなどの複雑な線維走行を呈する組織に対し

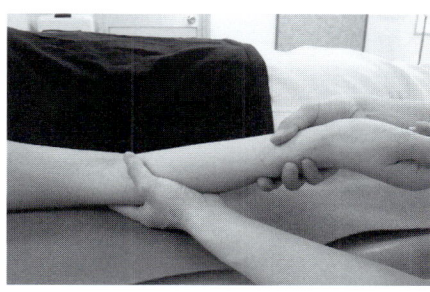

開始肢位は肘関節軽度屈曲・前腕回外位で行う。
療法士は外側上顆を支えるように示指をおき，中・環・小指で前腕を把持する。
上腕筋，上腕二頭筋がリラクゼーション下にあることを確認したうえで行う。

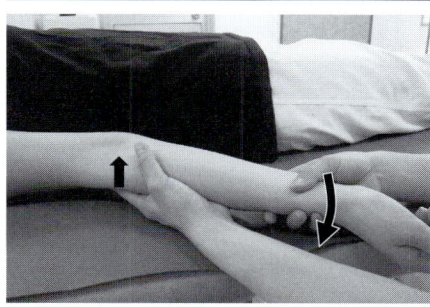

療法士は肘伸展を加えながら，外側上顆を上に押し上げるようにストレッチを加える。
あくまでRCLの前方線維に対しての伸張になることを忘れてはいけない。

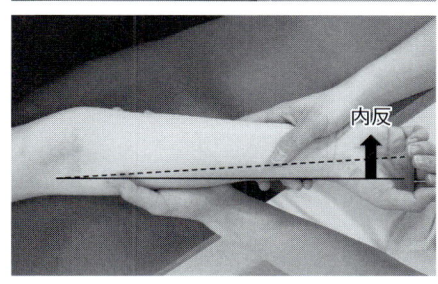

柔軟性が獲得できてくれば肘内反を加え，上記操作を加えていく。
内反が加わることによりRCLにはより伸張が加わることとなる。

図34 橈側側副靱帯(RCL)へのストレッチ

ての微調整が難しいので，適宜，療法士によるチェックが必要である。以下に肘関節拘縮に有用なタウメル装具について記載する。

a タウメル装具[25]（図38）

基本構造は，外側がタウメル継手と支柱に固定された上腕・前腕カフよりなる。上腕カフは最大屈曲時に前腕カフとぶつからないようにカットされている。

使用方法は簡単で，外側に取り付けられたダイアルを回していき，疼痛を認めない範囲で持続伸張を加えていけばよい。

III 肘関節

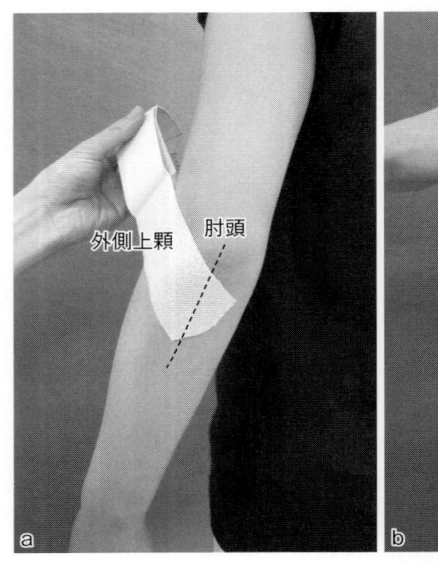

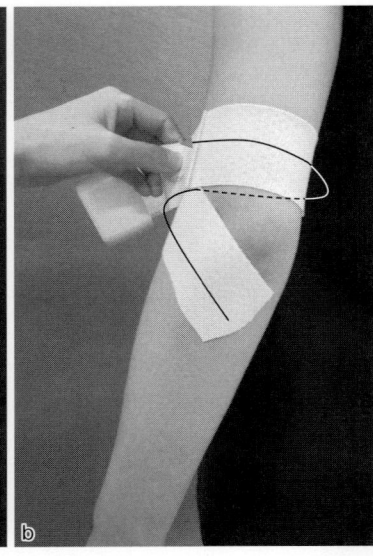

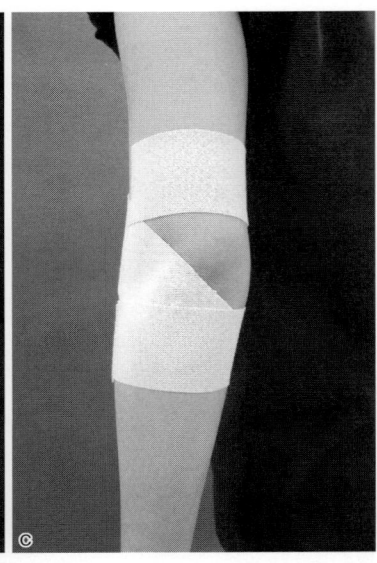

図35 肘筋へのテーピング治療
a. 尺骨後縁から上腕骨外側上顆(肘筋)に向けて貼付する。
b. 上腕骨外側上顆から上腕骨後面に向けて巻く。
c. 上腕骨内側〜前面に向けて巻き後面に終わる。
最後に尺骨にアンカーを巻き完成となる。

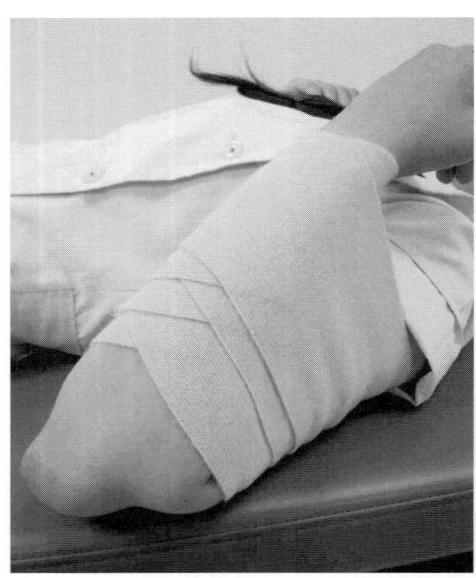

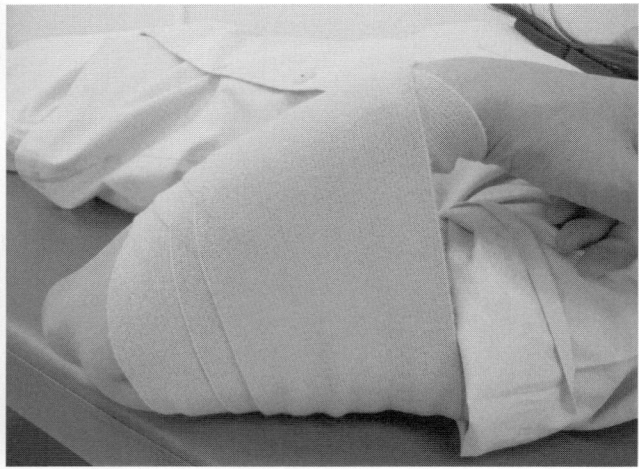

図36 弾性包帯による持続伸張

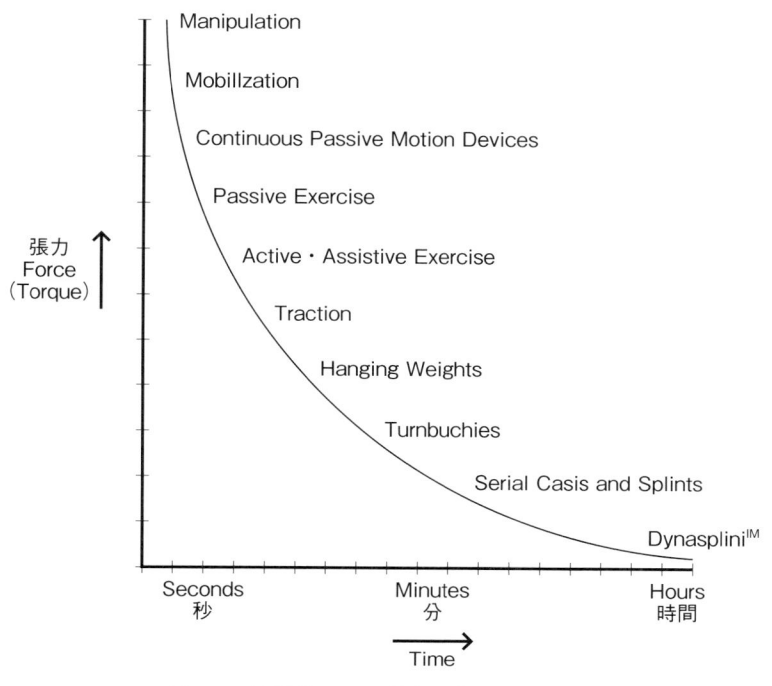

D. 治療方法とそのポイント 131

張力
Force
(Torque)

- Manipulation
- Mobilization
- Continuous Passive Motion Devices
- Passive Exercise
- Active・Assistive Exercise
- Traction
- Hanging Weights
- Turnbuchies
- Serial Casis and Splints
- Dynasplini^{IM}

Seconds 秒　　Minutes 分　　Hours 時間
Time →

図 37　他動的 ROM 訓練の強さ-時間曲線
(Hepburn GR, et al : Case studies : contracture and stiff management with dynasplint. J Orthop Sport Phys Ther 8 : 498-504, 1987 より)

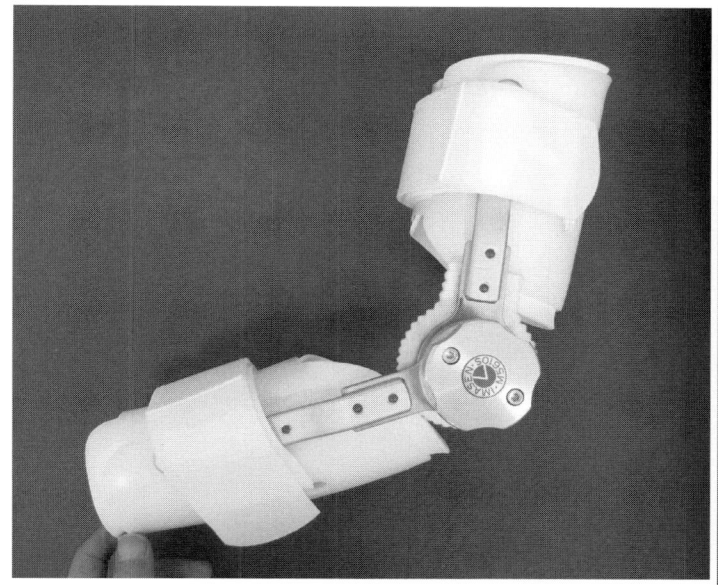

側面 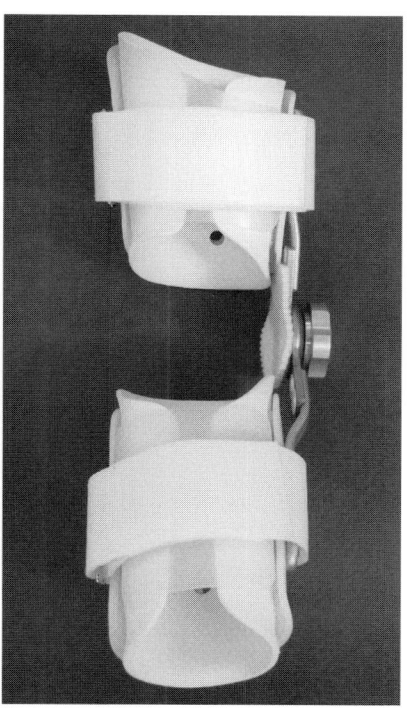　　　　　　　　　　　　　　　　　正面

図 38　タウメル装具

E ケーススタディ

1 事故により上腕骨顆上骨折を呈した症例

症例：20歳代，女性，学生
診断名：上腕骨顆上骨折
現病歴：自動車事故により受傷。上腕骨顆上骨折の診断を受け，同日プレート固定術が行われた（図39）。手術3週後，早期可動域改善を目的にリハビリテーション（以下リハ）開始となった。
リハ依頼内容：早期関節可動域（range of motion：ROM）改善
OT初期評価：
・主訴：動かない。
・視診：肘関節〜指にかけて腫脹あり。色調悪く，循環障害が見受けられる。
・ROM：肘関節；屈曲70°，伸展－50°，前腕；回外75°，回内0°。制限因子はすべて疼痛によるものであった。手指機能は良好。

--- **Thinking Point !!** ---
1) 骨折後確認すべきアライメント変形
2) 術後，ROM制限になる要因
3) リハ進行にあたって留意すべき点

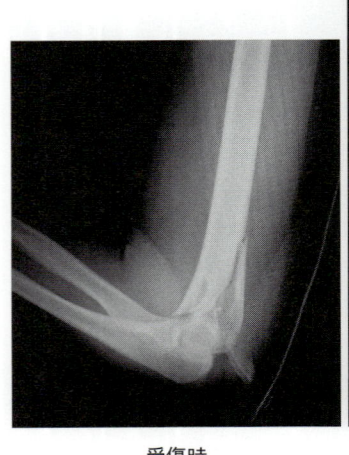

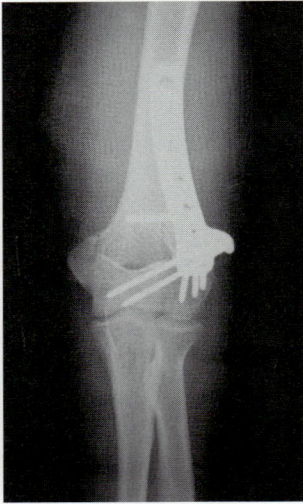

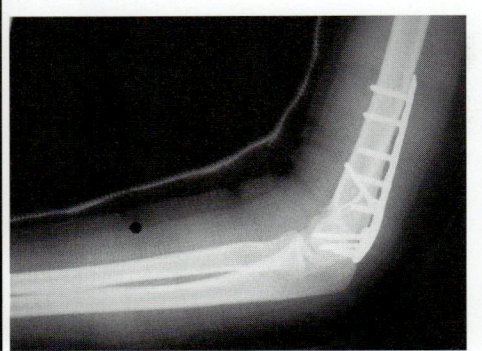

受傷時　　　　　術後正面　　　　　術後側面

図39　上腕骨顆上骨折のX線所見

a Thinking Point の解釈

1）骨折後確認すべきアライメント変形
　通常，上腕骨顆部と尺骨滑車切痕が 45°の傾きを持つことで，肘関節は理論上 180°の運動が可能となる．顆上骨折後，手術の影響により回転軸が偏位を起こすことを時折経験するので，療法士は必ず X 線写真を確認しながらリハを進めるべきである．

2）術後，ROM 制限になる要因
　顆部周囲には関節包を含めた深部組織が多く存在しており，骨折時，それら組織が損傷を受けることは容易に想像でき，長期の固定は関節拘縮の原因となる．それを回避するためにプレート固定術が行われ，早期運動療法が行われるが，早期に可動域を獲得できなければ，逆に手術侵襲を含めた皮下組織やプレートと深部組織間の癒着により可動域制限が重篤なものになる可能性もある．

3）リハ進行にあたって留意すべき点
　プレート固定術後，留意すべきことは異所性骨化の発生と癒着によるラグ（自動運動と他動運動可動域の差）の出現である．
　他動可動域の拡大ばかりに気をとられ，ROM 訓練を行いすぎると腱が伸張され，筋の張力が伝わらなくなる．ラグの発生につながり，実用性の乏しい関節となるので，可動域が拡大されれば必ず自動運動を行い，ラグを発生させないようにしていく必要がある．

b Thinking Point を考慮しアプローチした結果

　術後 2 カ月半，ROM（肘関節；屈曲 135°，伸展 0°，前腕；回内・回外 90°），アライメント（carry angle 10°）とともに左右差を認めず ADL に支障がなくなったので，リハ終了とした．

2 スノーボードにより鉤状突起骨折を呈した症例

症例：30 歳代，男性，事務仕事
診断名：鉤状突起骨折
現病歴：スノーボード（ウォータージャンプ）にて転倒．
　　　　X 線写真にて鉤状突起骨折を認めた．転位があるも関節不安定性は認めなかったため（図 40a），保存的治療が選択された．しかし，3 日後の X 線写真により転位増悪を認めたため，外科的治療が行われた（図 40b）．
手術内容：前方アプローチにより行われた．上腕二頭筋腱は切離せずに骨折部を直視的に観察．骨片を整復しスクリュー（髄内釘）2 本にて固定（図 40c）．
　　　　術後，三角巾により固定し，2 週後よりリハビリテーション開始となった．
OT 初期評価：
・主訴：肘関節運動時痛と可動域制限
・視診：肘関節周辺に軽度浮腫（特に内側〜後内側）を認めた．明らかな発赤，血行不良は認めず．

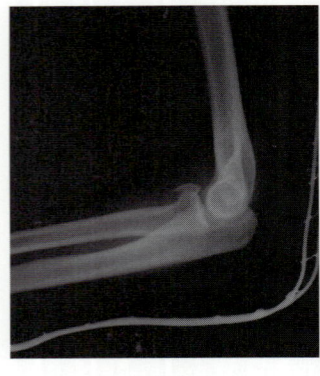

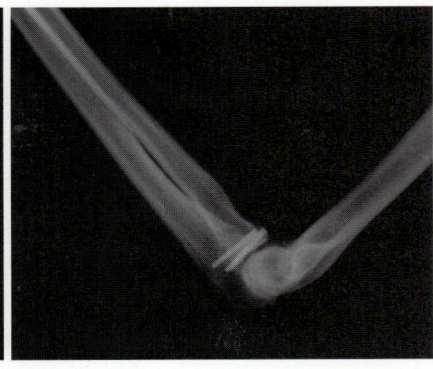

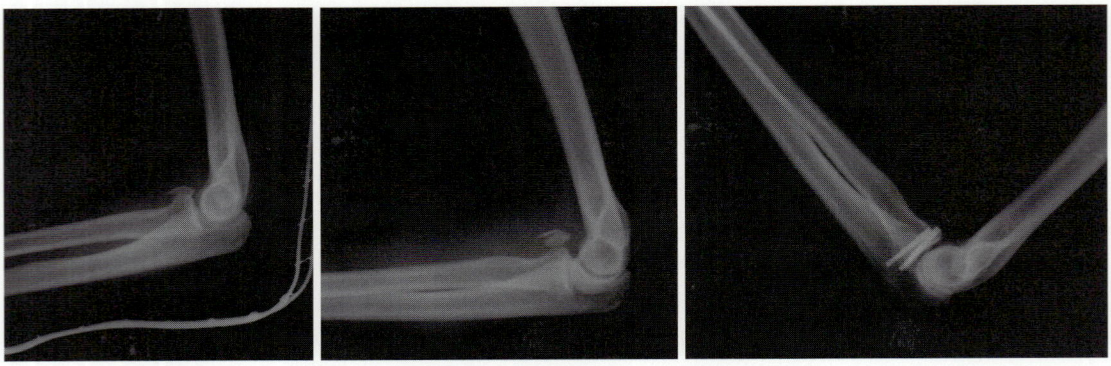

a. 受傷時　　　　　　　　　b. 受傷3日後　　　　　　　c. 手術後

図40　鈎状突起骨折X線所見

- ROM：肘関節；屈曲80°(肘内側〜後内側方にかけての疼痛を訴えた)，伸展−30°。
  前腕；回外55°，回内45°であり，肩・手関節は制限を認めなかった。
- アライメント：伸展−30°の状態で肘外反角(carry angle：CA)は25°と非障害側より約15°増加していた。

―― **Thinking Point !!** ――――――――――――――――――――――
1) 受傷機転から考えられる影響
2) 骨折部・手術侵襲から考えられる影響
3) 屈曲可動域獲得優先か，または伸展可動域獲得優先か
――――――――――――――――――――――――――――――――

a　Thinking Point の解釈について：

1) 受傷機転から考えられる影響

本症例はジャンプ着地時(肘伸展位での落下)に受傷していた。肘関節後方ストレスが加わったことが考えられ，鈎状突起と上腕骨滑車の衝突が骨折の原因と考えられた。

つまり，後方ストレス(脱臼方向)が加わった際に，内側〜後方関節包への損傷も同時に疑われた。

2) 骨折部・手術侵襲から考えられる影響

解剖学的に鈎状突起には上腕筋を介し前方関節包が付着している。そのため，上腕筋への過度な収縮と伸展可動域獲得のあせりは骨折部への離開ストレスとなりうる。また，手術は前方より行われているので，伸展可動域の拡大は創部，侵襲部へのストレスを招く要因とも考えられる。

3) 屈曲可動域獲得優先かまたは伸展可動域獲得優先か

本症例の肘関節可動域は屈曲80°，伸展−30°である。伸展制限の要因には骨折部・手術侵襲による影響が関与していると考えられること，開始時に−30°の制限であれば後々に問題となる角度ではないと考えた。そのため，経過観察により制限が悪化しないか，上腕筋への筋れん縮(スパズム)の発生の確認と抑制を来院のたびに行うこととした。

屈曲可動域は受傷時の後方ストレスの影響が制限要因に関与していることが考えられた。骨折部の影響は少ないことと長期化により拘縮の原因となりうるために，早期アプローチが必要であると考えた。留意点として術後2週からのアプローチとなるため，損傷を受けている組織の修復はまだ不完全と考えられるので，触診により内側〜後方支持組織による伸張痛の発生の抑制と不安定性を出現させないように配慮した(「D. 治療方法とそのポイント」の項参照⇒123頁)。

b Thinking Point を考慮しアプローチした結果

リハビリテーション開始後，10日で肘関節の屈曲125°，伸展−20°，20日で屈曲130°，伸展0°，前腕の回内・外はともに90°に改善を認めた。

呈していた内側〜後内側の伸張痛消失，不安定性認めず，CA左右差なし，主訴がなくなったためにリハビリテーション終了とした。

文献

1) Kapandji IA(著), 荻島秀男(監訳)：カパンディ関節の生理学. I. 上肢. pp 74-99, 医歯薬出版, 1986
2) Kapandji IA：The Physiology of the Joints. vol. 1, E&S, Livingstone, Edinburgh and London, 1970
3) 飛彈 進：肘関節の軟部支持組織と機能解剖. 関節外科 9(3)：299-305, 1990
4) 堀井恵美子：肘関節回旋不安定症—症例報告および外側側副靱帯の解剖学的考察. 日整会誌 67：34-39, 1993
5) O'Driscoll SW, Bell DF：Posterolateral rotatory instability of the elbow. J Bone Joint Surg 73A：440-446, 1991
6) 伊藤恵康：成人の肘関節外傷. 越智隆弘, 菊池臣一(編)：肘の外科. NEW MOOK 整形外科 No. 11, pp 70-85, 金原出版, 2002
7) 柏口新二, 井形高明：肘関節. 関節外科 9(増刊号)：85-95, 1990
8) 林 典雄・他：上腕三頭筋と肘関節後方関節包との結合様式からみた肘関節拘縮治療についての一考察. 整形外科リハビリテーション研究会誌 5：1-4, 1999
9) 矢崎 潔：手の関節の動き・運動の理解. pp 80-100, メディカルプレス, 2005
10) 磯貝 哲・他：肘関節外側支持気後に関する研究—第2報. 腕橈関節滑膜ヒダの解剖学的研究. 日肘関節研究会誌 7：67, 2000
11) 越智隆弘, 菊地臣一(編)：肘の外科. NEW MOOK 整形外科 No. 11, pp 100-115, 金原出版, 2002
12) 石井清一, 金 豊澤, 和田卓郎(編)：肘診療マニュアル. 第2版, pp 1-12, 83-90, 医歯薬出版, 2007
13) Regan W, Morrey B：Fractures of the coronoid process of the ulna. J Bone Joint Surg 71-A：1348-1354, 1989
14) Steinmann SP, et al：Chronic anconeus compartment syndrome ; A case report. J Hand Surg 25A：959-961, 2000
15) Basmajian JV, et al：Function of anconeus muscle ; An electromyographic study. J. Bone Joint Surg 54A：1712-1714, 1972
16) 青木隆明(監修), 林 典雄：運動療法のための機能解剖学的触診技術 上肢. pp 190-191, メジカルビュー社, 2006
17) Riseborough E, et al：Intercondylar T-fractures of the humerus in the adult ; A comparison of operative and non-operative treatment in twenty-nine cases. J Bone Joint Surg 51-A：997-1004, 1969
18) Müller ME, et al：The Comprehensive Classification of Fractures : Long Bones with Radiographic Examples and Proposed Treatments. Springer-Verlag, 1990
19) 伊藤恵康：第4章 拘縮. 五井和哉・他(編)：肩・肘関節の手術, 整形外科手術 第3巻, pp 139-

151，中山書店，1994
20) Gleason TF, et al：The functional of the anconeus muscle. Clin Orthop 192：147-148, 1985
21) 中図　健，竹岡千里：肘関節後外側部痛について―臨床所見と治療方法について．大阪作業療法ジャーナル20(1)：97-101, 2006
22) 中図　健：肘関節後外側インピンジメントに対する運動療法．整形外科リハビリテーション学会（編）：関節機能解剖学に基づく整形外科運動療法リハビリテーションナビゲーション　上肢，pp 148-151，メジカルビュー社，2008
23) 松井宣夫，他（編）：整形外科画像診断マニュアル―上肢．pp 82-83，メジカルビュー社，2000
24) Hepburn GR, et al：Case studies；Contracture and stiff joint management with dynasplint. J Orthop Sport Phys Ther 8：498-504, 1987
25) 高橋光信，森健次郎：肘関節拘縮に対する装具療法―タウメル式肘装具の試作と使用経験．日本義肢装具学会誌　16(3)：211-216, 2000

参考文献

森　於菟・他：総説・骨学・靱帯学・筋学．解剖学 第1巻，金原出版，1982
坂井建雄，松村讓兒（監訳）：プロメテウス解剖学アトラス　解剖学総論/運動器系．医学書院，2007
国分正一，鳥巣岳彦（監修）：標準整形外科学．第10版，医学書院，2008
相磯貞和（訳）：ネッター解剖学図譜．第2版，丸善，2001
山嵜　勉：肘関節．山嵜　勉（編）：整形外科理学療法の理論と技術．pp 252-276，メジカルビュー社，2001
司馬良一：肘関節の骨格構造と機能解剖．関節外科 9(3)：287-296, 1990
池上博泰：外傷性肘関節拘縮の治療．日肘関節研究会誌 9(1)：7-12, 2002
青木晴彦：屍体肘における外側靱帯構造の観察．関東整災誌 26(4)：350-352, 1995
二見俊郎：肘内側側副靱帯の肉眼的形態観察．関東整災誌 24(5)：486-489, 1993
関　敦仁，伊藤恵康：肘関節脱臼骨折の診断と治療．MB Orthop 15(11)：70-78, 2002
塚本行男：肘関節のバイオメカニズム，柏木大治（編）：整形外科MOOK No. 54，肘関節の外傷と疾患．pp 1-9，金原出版，1988
J. シャツカー，M. タイル（著），平澤泰介（監訳）：骨折―理論的治療と実際，第2版，pp 121-127，シュプリンガー・フェアラーク東京，1998
藤井克之（総監訳），中村孝志（編）：骨折と脱臼．キャンベル整形外科手術書　第7巻，pp 375-386，エルゼビア・ジャパン，2004
高岸憲二・他（専門編修）：上腕・肘関節・前腕．最新整形外科学大系 14, pp. 207-215，中山書店，2008
富士川恭輔・他（編）：骨折・脱臼．第2版，pp 364-371，南山堂，2005
宮城成圭：肘頭骨折に対する交叉二重Zuggurtung法．整・災外 12：1775-1782, 1984
瀧上秀威：肘頭骨折に対するプレート固定法と引き寄せ締結法の治療成績の比較．骨折 30(1)：62-65, 2008
日本整形外科学会診療ガイドライン委員会/上腕骨外側上顆炎ガイドライン策定委員会（編）：上腕骨外側上顆炎診療ガイドライン．南江堂，2006
河原一仁・他：肘外側部痛の鑑別診断と治療．骨・関節・靱帯 15：1019-1023, 2002
坂井宏成：テニス肘の診断・治療とその予防．骨・関節・靱帯 19：221-228, 2006
川島敏生・他：テニス肘．理学療法 23(1)：288-292, 2006
今谷潤也：スノーボード外傷による肘関節粉砕骨折．関節外科 28(1)：104-113, 2009
中図　健：肘関節治療―スプリント療法．整形外科リハビリテーション研究会誌 7：32-34, 2004
吉岡利忠・他（編）：生体機能学テキスト．p 18，中央法規出版，2001

IV 前腕

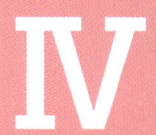

A 基本構造

1 前腕の骨格(図1)

　前腕骨は，橈骨(男性約22 cm，女性約20 cm)と尺骨(男性約24 cm，女性21〜22 cm)の2本の長管骨より形成される。橈骨上端は，円盤状の橈骨頭(radius head)が存在し，上面は，上腕骨小頭と関節を形成〔腕橈関節(humeroradial joint：H-R jt)〕する。側面は，尺骨の橈骨切痕と関節を形成〔近位橈尺関節(proximal-radioulnar joint：PRUJ)〕する。橈骨頭の下で細くなる部位を橈骨頸といい，橈骨頸部が橈骨軸に対して15°の角度を持つことと骨幹部が弯曲(橈骨は内側に弯曲，尺骨は緩いS状構造)を示すことで，回旋運動が効率よく行えるようになっている。

　橈骨骨幹部には，円回内筋が付着する回内筋粗面と，骨間膜が付着する骨間縁が存在

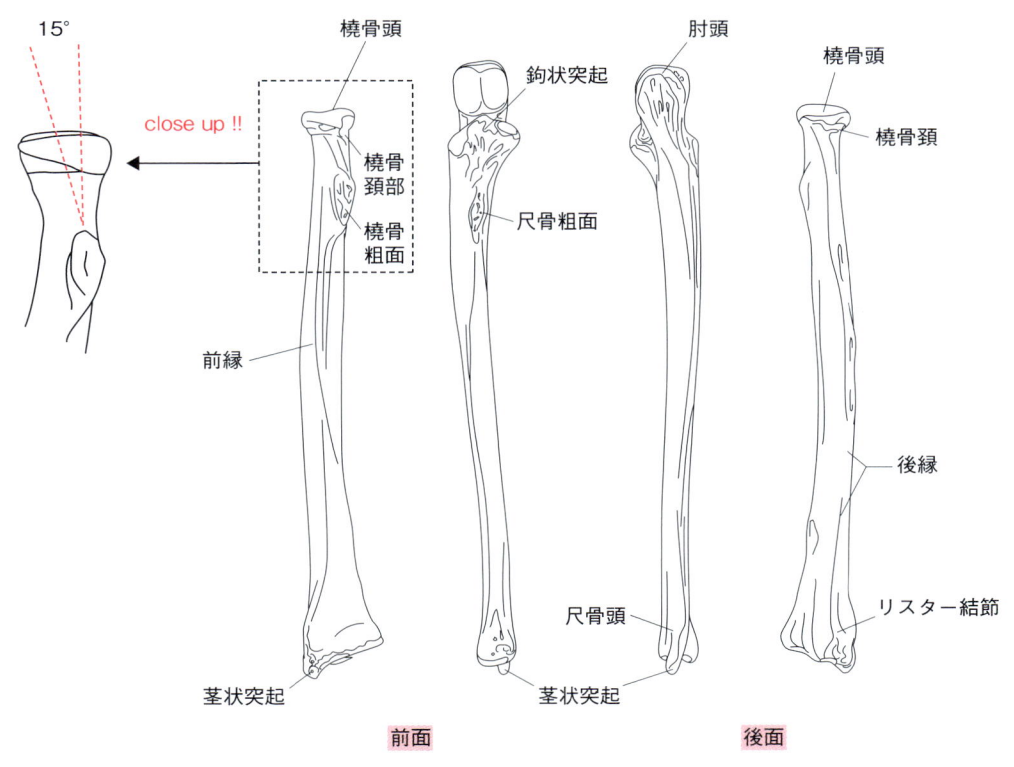

図1　前腕骨
橈骨頸部は橈骨軸に対して約15°傾いている。

(対向する尺骨にも同名で存在)する。下端になるにつれ橈骨は大きく広がり，逆に尺骨は細くなり，小さな鈍円状の尺骨頭(ulna head)に終わる。橈骨内側にある尺骨切痕は，尺骨頭と関節を形成〔遠位橈尺関節(distal radioulnar joint：DRUJ)する。

❷ 前腕を連結する関節構造

前腕骨は，近位橈尺関節・骨幹部(骨間膜)・遠位橈尺関節の3部位により連結(図2)される。

a 近位橈尺関節(PRUJ)

橈骨頭と尺骨の橈骨切痕により形成される車軸関節である。腕橈・腕尺関節とともにひとつの関節包に包まれ，肘関節複合体の一部でもある。PRUJの固定支持機構に重要な靱帯として，橈骨輪状靱帯(annular ligament：AL)と方形靱帯(quadrate ligament)がある。

橈骨輪状靱帯(図3a)は，尺骨の橈骨切痕より前後に走行し，橈骨頭を包む形で存在する。輪状靱帯の内面は軟骨性となり，靱帯から伝わる圧迫に対して抵抗できる構造を持ち，外面は関節包との連結を持っている。

関節包は，輪状靱帯の下部で袋状陥凹を形成し，前腕回内外運動時の可動性に関与する。

つまり，輪状靱帯の硬化は，関節包の余裕をなくす結果につながり，前腕回旋可動域制

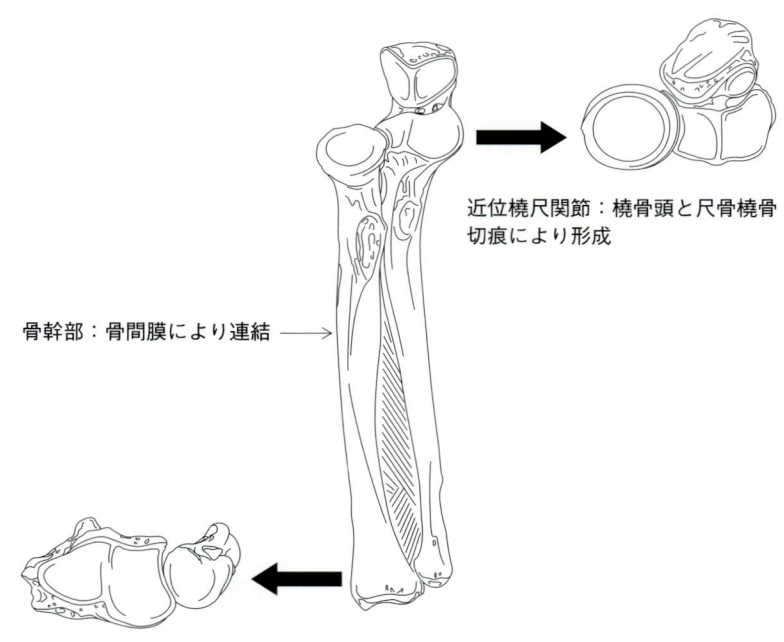

近位橈尺関節：橈骨頭と尺骨橈骨切痕により形成

骨幹部：骨間膜により連結 →

遠位橈尺関節：尺骨頭と橈骨尺骨切痕により形成

図2　前腕骨関節構造

A. 基本構造

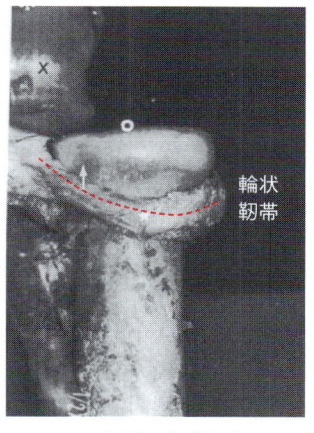

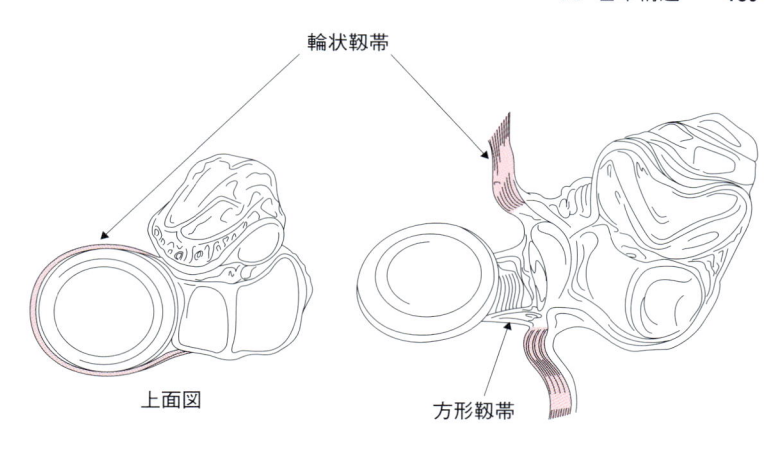

輪状靱帯

a. 輪状靱帯 側面像　　　b. 輪状靱帯 切離後

図3　近位橈尺関節を支持する靱帯
（森　於菟・他：総説・骨学・靱帯学・筋学．解剖学　第1巻，p212，金原出版，1982より）

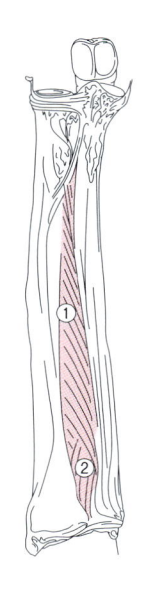

構成要素
① 腱様部（central band）
② 膜様部（membranous band）

図4　骨間膜の構造

限を発生させるといえる．

　方形靱帯（図3b）は，尺骨橈骨切痕の下縁と橈骨頚を結ぶ靱帯であり，橈骨頭の脱臼を防止する役割と橈骨の軸回転を制動する作用を持つ．

b 骨幹部（骨間膜）

　骨幹部は，密性結合織からなる骨間膜（図4）により連結されている．骨間膜（interosseous membrane：IOM）は，腱様部（central band：CB），膜様部（membranous band：MB）によって構成され，回旋障害とは強い関連性があると考えられている．その反面，回旋に伴う骨間膜自体の緊張変化は少なく，理論上，回旋可動域には大きく関与しないとも考え

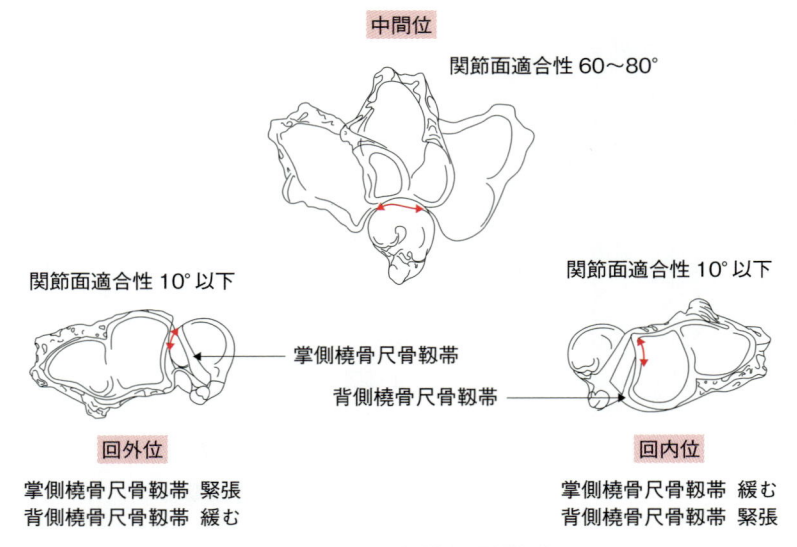

図5 背側・掌側橈骨尺骨靱帯

中間位
関節面適合性 60〜80°

回外位
関節面適合性 10° 以下
掌側橈骨尺骨靱帯
背側橈骨尺骨靱帯
掌側橈骨尺骨靱帯 緊張
背側橈骨尺骨靱帯 緩む

回内位
関節面適合性 10° 以下
掌側橈骨尺骨靱帯 緩む
背側橈骨尺骨靱帯 緊張

られており，まだ一定の見解は得られていない．骨間膜は，橈骨粗面より下方で尺骨に向けて走行するが，下端部では逆に尺骨から橈骨に向けて走行する線維が存在する．

骨間膜の機能は，①橈尺骨間の安定性（前腕筋群の力を合理的に発揮させる），②手部から橈骨へ加わった荷重を尺骨に伝達し，腕橈関節・腕尺関節に荷重を均等に分散させる機能を有し，前腕機能を効率よくするための補助機構としても考えられている．

また，骨間膜より近位には，斜索（尺骨粗面より外下方に走行）が存在し，それと骨間膜との間の骨間裂孔は，背側骨間動脈の通路である．

C 遠位橈尺関節（DRUJ）

尺骨頭と橈骨の尺骨切痕より形成される車軸関節である．尺骨頭は，非対称性の半円柱状を呈し，関節は様々な角度で傾斜（平均15〜21°尺側に傾斜）を示し，掌背側に130°の範囲で広がる．尺骨切痕は，掌背側方向に平均1.5 cm，近位遠位方向に1 cmにわたって広がる．掌側に緩く，背側に鋭角な関節構造となっている．DRUJの固定支持機構に重要な靱帯として，背側・掌側橈骨尺骨靱帯，TFCC（「V. 指関節 B-2. TFCC損傷」の項参照⇒188頁）が存在する．背側・掌側橈骨尺骨靱帯（図5）は，尺骨手根骨複合体の一部であり，DRUJの安定性に関与している．図5でわかるように，回内時，背側橈骨尺骨靱帯が緊張し，掌側橈骨尺骨靱帯が緩むのがわかる．当然，回外では，逆の緊張の変化が生じる．

3 回旋運動に関与する筋群

前腕回内・回外運動の主動作筋は，円回内筋・回外筋・方形回内筋の3筋である．
円回内筋と回外筋は，回旋運動のほか，関節の能動的安定性に関与しており，関節支持

機構としての作用も有している。

方形回内筋[1]は，表層と深層線維に分別でき，深層線維は，DRUJ の安定化作用を持ち，表層線維は，回内運動に関与する。

また，骨間膜には，深指屈筋・長母指屈筋（掌側面），長母指外転筋・短母指伸筋・長母指伸筋・固有示指伸筋（背側面）が付着する。

これら筋群は，回旋運動の補助筋として作用するが，骨間膜に付着を持つことで，前腕の肢位にかかわらず，効率よく筋出力が可能となる。つまり，骨間膜の障害は，それら筋群の機能不全を生じる原因となる。

4 回旋運動

前腕回旋は，橈骨が尺骨を軸として回転する運動（図6）であるが，実際は，回旋に伴い尺骨もわずかではあるが移動することがわかっている。尺骨の動きは見かけ上，尺骨頭の回内時には背側へ，回外時には掌側に移動する。この運動の主体は，並進運動（translation）と回転運動（rotation）による複合運動により構成される。

Nakamura ら[2]は MRI 解析にて，最大回外位から回内 45°までは回転運動が主体であ

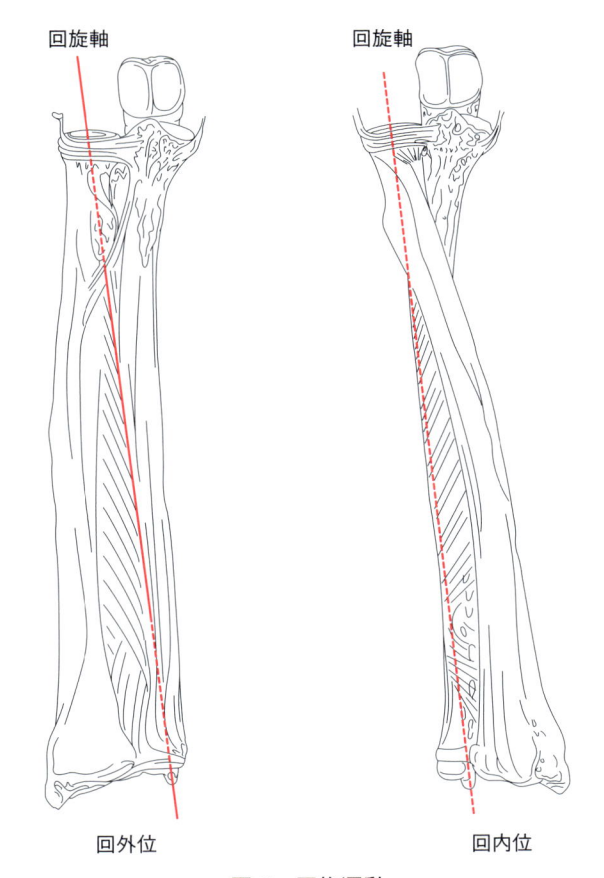

図6　回旋運動

り，回内45°から最大回内位までは，ほぼ並進運動により行われると報告している．回旋可動域は，中間位から回外90°(supination)・回内90°(pronation)，合計180°の運動が理論上可能である．その内訳[3]は，①橈尺骨間（PRUJとDRUJの連動による）の可動範囲：130〜140°，②手関節（手根骨以遠）の可動範囲：25〜30°，③上橈尺骨間の可動範囲：約5°（図7）である．回旋運動は，橈骨頭から尺骨茎状突起を結ぶ線上（回旋軸）に沿って行われるが，肢位による軸の偏位も報告されており，一定の見解は得られていない．

　回旋運動に伴う軸の偏位も認められ，橈骨頭（図8）を通る回外・回内軸は，回外時に約

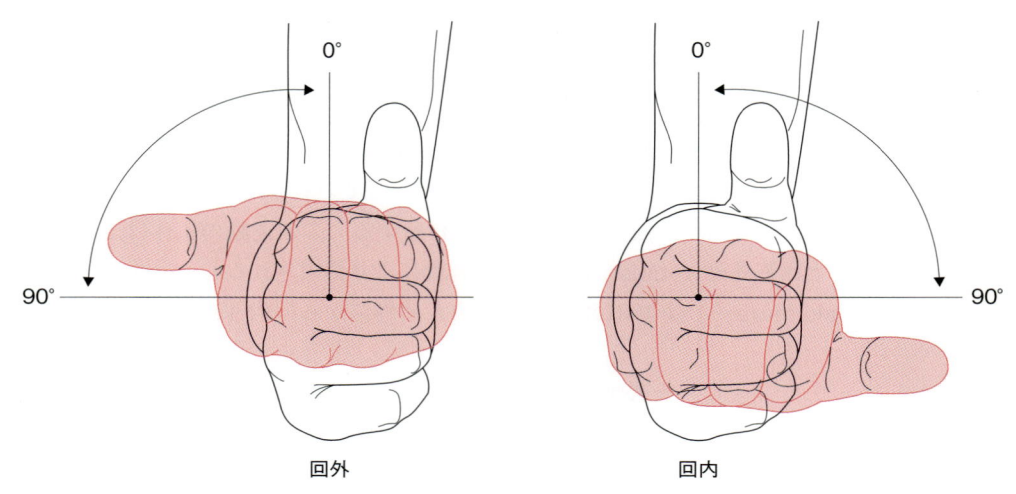

図7　回旋可動域

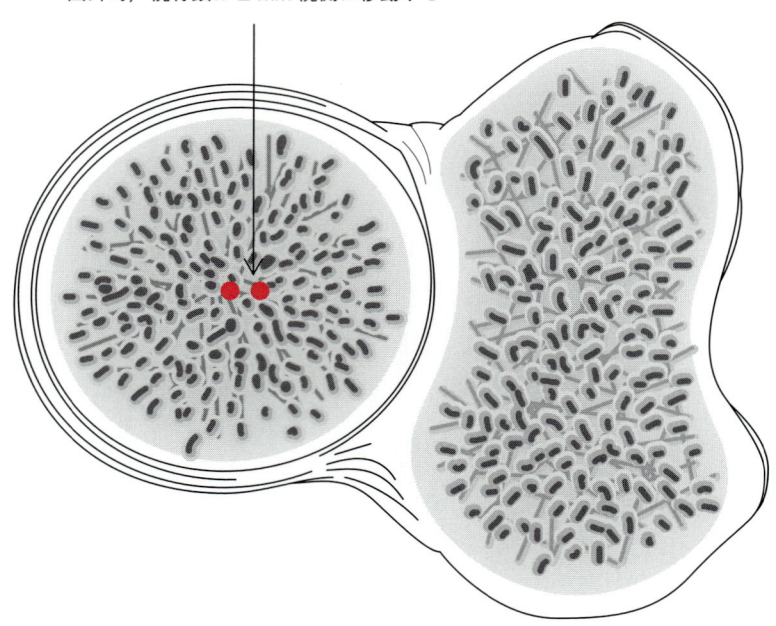

回外時，橈骨頭は2mm橈側に移動する

図8　回旋に伴う橈骨頭の移動

2 mm 橈側に移動する。これにより，回内時に骨関腔と橈骨粗面間に十分な腔が形成され，スムーズに回旋運動が行えることとなる。これに対して DRUJ は，関節面（尺骨頭の130°）は中間位にて最も適合（60〜80°）しており，回内・回外位では 10° 以下の範囲でしか適合していない。このことからも回旋運動時の DRUJ は，関節構造上決して安定性に優れた関節ではないことが推測される。骨幹部は骨間膜によって回旋運動中，橈尺間距離が制動されていることになる。その距離は，回内外 30° で最も距離が広く，それ以上の角度では縮小してくることが図 9[4)]でわかる。つまり，骨折後，橈尺骨間距離を縮小した状態でのギプス固定は，回旋可動域制限が生じる要因になることが推測できる。

5 前腕骨骨折の分類

前腕骨骨折について表 1 に示す。

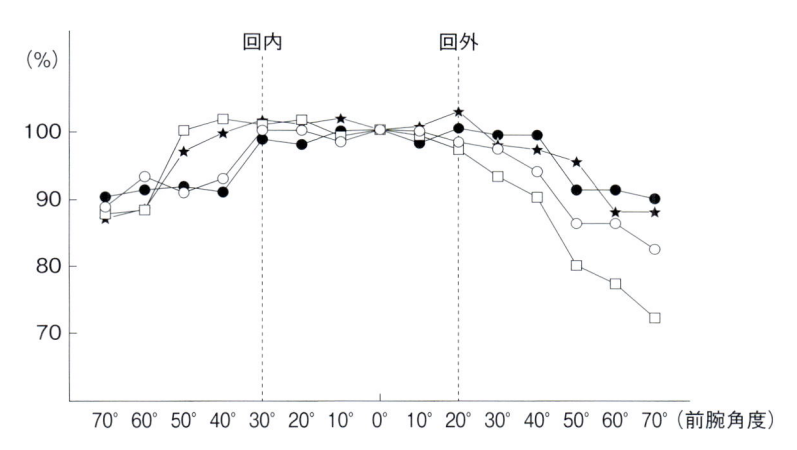

図 9　回旋運動に伴う橈尺骨間距離変化
（青木光広・他：前腕回内拘縮に対する両前腕矯正骨切り術について．日手会誌 1：523-525，1984 より）

表 1　前腕骨骨折の分類

1) 橈骨骨幹部骨折，尺骨骨幹部骨折（単骨折）
2) 橈骨尺骨骨幹部骨折（両骨骨折）
3) モンテジア骨折，ガレアッチ骨折，エセックス・ロプレスティ骨折（脱臼骨折）
4) 橈骨頭骨折
5) 肘頭骨折
6) 橈骨遠位端骨折

B おさえておくべき疾患

1 橈尺骨骨幹部骨折

a 受傷機転，分類

骨幹部への直接外力による場合や，転倒時，外力が手関節から捻転力が前腕骨に作用した場合に生じる．後者の場合，橈骨尺骨は異なった部位で骨折し，損傷部位は骨幹部のみでなく，近位橈尺関節(PRUJ)や遠位橈尺関節(DRUJ)に及ぶ．

骨折の程度を分類している AO 分類(図10)[5]と開放骨折の程度を分類している Gustilo 分類(表2)が用いられている．

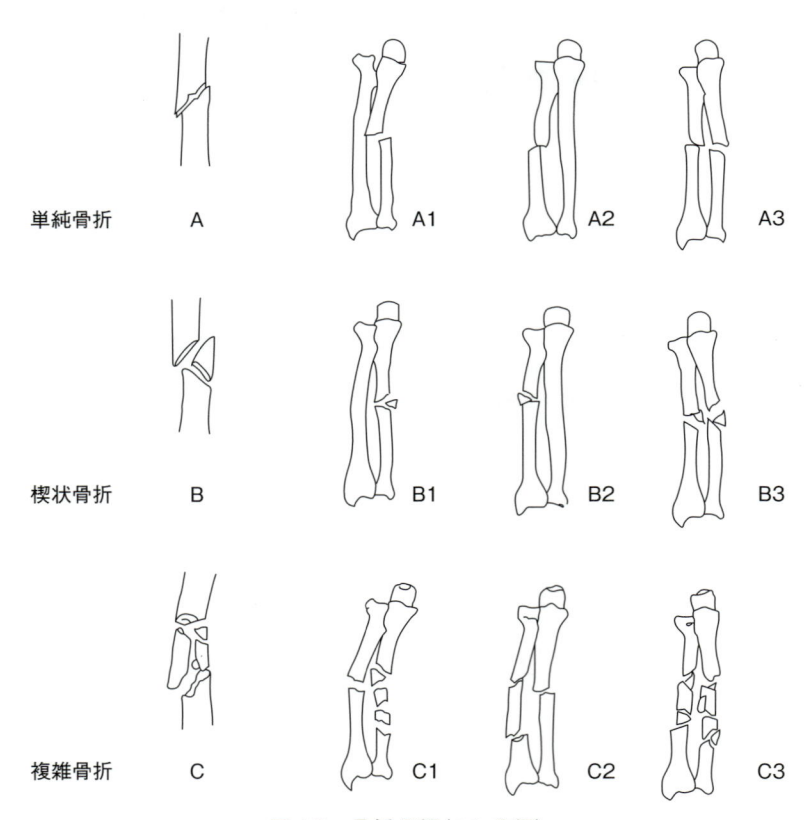

図10 骨折分類(AO 分類)
(AO Education : Müller AO Classification of Fractures ; Long Bones. Switzerland, 2010 より)

表2 骨折分類(Gustilo分類)

Type Ⅰ	開放創が1cm以下で清浄な開放骨折。横骨折，斜骨折など単純型
Type Ⅱ	開放創が1cm以上だが，軟部組織損傷が軽度。粉砕骨折があっても軽度
Type ⅢA	開放創の大きさに関係なく，軟部組織損傷が著しい。骨折部は軟部組織で被覆可能。開放骨折
Type ⅢB	骨膜剥離を伴う広範な軟部組織損傷と著しい汚染を伴う開放骨折
Type ⅢC	修復を必要とする動脈損傷を伴う開放骨折

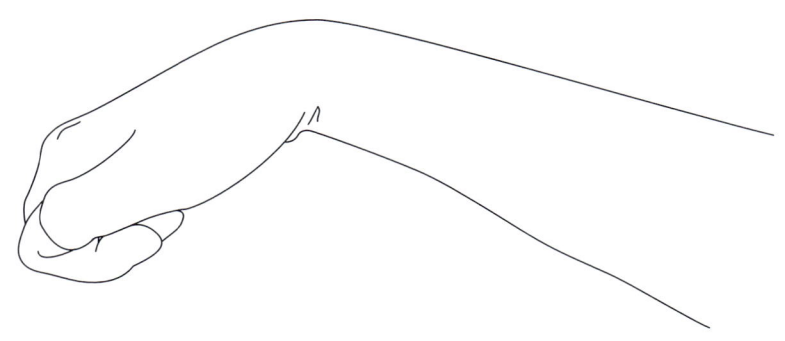

図11 フォルクマン拘縮
急性区画(コンパートメント)症候群の最終的な結果で，壊死に陥った筋は線維組織で置き換わる。
完成した典型的な例では前腕回内位，手関節屈曲，母指内転，他指のMP関節過伸展，IP関節屈曲拘縮を呈する。

b 合併症

橈尺骨はともに細く，特に遠位部は軟骨組織の被覆が少なく，腱組織が主で血行が悪いため，骨癒合の遷延・偽関節を生じやすい。また，ギプス固定中，急速な浮腫の消失はギプスの固定作用を損ない，骨転位を生じる要因となり，逆に浮腫の増強は，ギプス下の圧迫因子となりフォルクマン拘縮(図11)を招くおそれがある。そのため，ギプスの適宜のチェックも合併症予防として重要である。指関節の運動はもちろん，浮腫・神経麻痺の出現・皮膚の色調異常の管理も含め，早期からリハビリテーションを始めることが推奨される。

ギプスをはずした後は，何といっても回旋障害の出現が問題となる。筆者の施設では，4週までギプスによる固定を行い，その後，回旋運動を行っている。固定中(〜4週)は前記項目のチェックはもちろん，筋緊張異常に伴う他関節の疼痛・循環不良出現を防ぐことを目的とした良肢位保持(「Ⅱ．肩関節 C-3．通過障害の解釈」図39参照⇒77頁)も同時に管理するようにしている。

c 外科的治療

前腕回外位で整復位が保持できない場合は，手術療法の適応となる。髄内釘かプレート

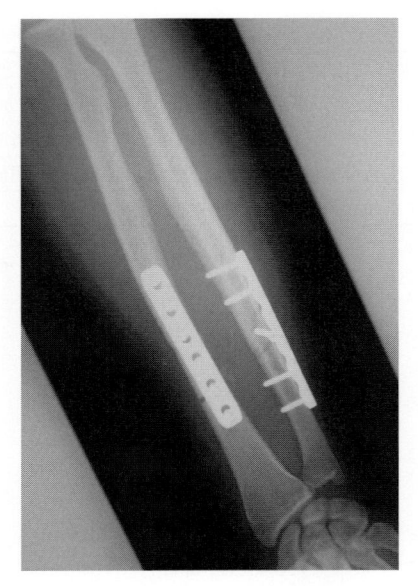

図12 locking compression plate(LCP)

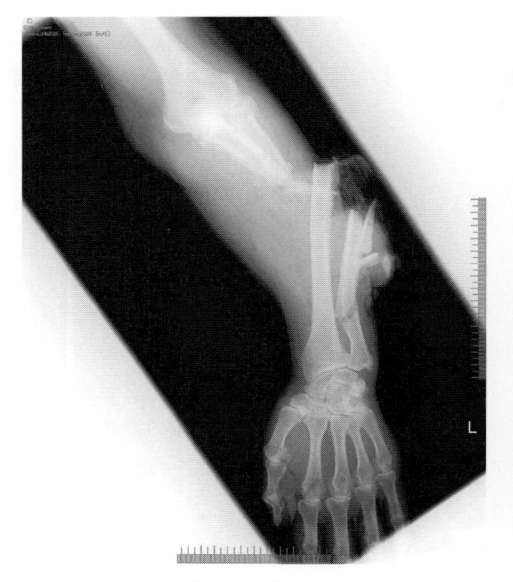

受傷時 AO 分類 C3　　　　　　　　　　術後 7 カ月

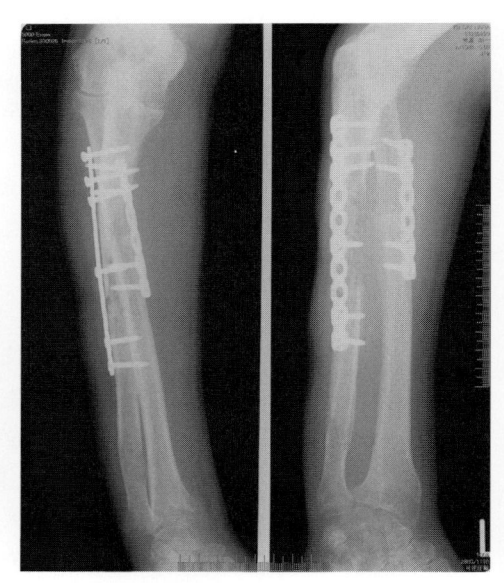

図13　前腕骨両骨骨折の X 線像
骨折後，プレート固定が行われたが，術後，両骨癒合を認め，回旋障害が残存。

固定術が行われるが，髄内釘は回旋不安定性が生じ，偽関節を招くおそれがあるため，一般的にはプレート固定術が用いられている．

　当院では locking compression plate(LCP，図12)を用いている．利点として，①整復位の角度安定性に優れる，②骨膜血流に優れる，③スクリューの緩みが少ないことがあげられる．

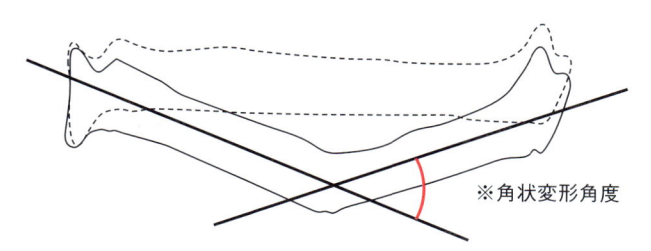

図14 角状変形の測定方法
角状変形が20°以上になると骨性回旋障害を生じる要因となる。

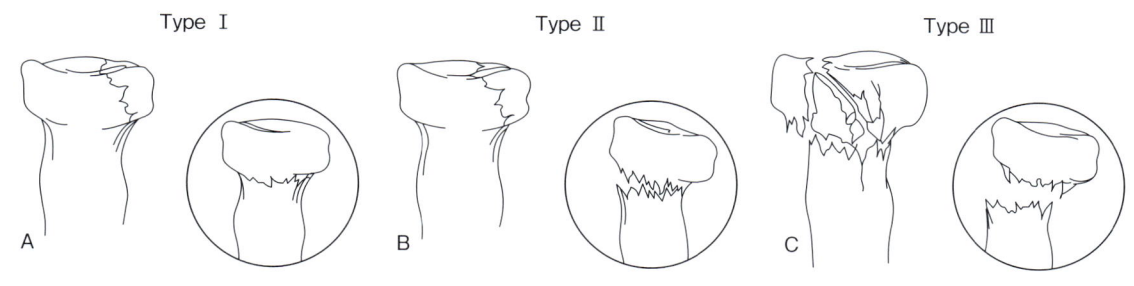

図15 Morreyの分類
〔Morrey BF : Radial head fracture. In : Morrey BF(ed) : The Elbow and Its Disorders, p 355, WB Saunders, 1985 より〕

d 骨性要素により生じる回旋障害

回旋障害の原因は，骨性要素，軟部組織要素(「C-1. 回旋障害を生じる要因」の項参照 ⇒ 150頁)に大別することができる。

骨折後，橈骨と尺骨間の間隔が狭小化した状態(橈骨の屈曲変形)での癒合(変形治癒，図13)は，骨性の回旋障害を生じる。石突[6]，Matthewsら[7]は20°以上の変形(図14)により障害が生じると報告している。

2 橈骨頭骨折

a 受傷機転，分類

肘関節伸展位で転倒し外反の力が働くと，橈骨頭は上腕骨下端に衝突して骨折が生じる。

小児では橈骨頚部の骨折を，成人では橈骨頭の骨折を起こしやすい。分類(図15)は，Morrey[8]によるものが普及しており，3型(Type I～III)に分けられる。従来，骨折に合併する脱臼や靱帯損傷も含めたType IVが存在したが，最近では用いなくなっている。

b 合併症

受傷時に，①外反矯正が加わった際の肘内側側副靱帯損傷(medial collateral ligament：

MCL），②橈骨頭と上腕下端部の衝突による上腕骨小頭骨折，③橈骨頭骨折に伴う肘脱臼があげられる。脱臼に関しては受傷時のX線写真にて診断は容易であるが，①②は運動開始に伴い障害を生じる可能性が高いので留意が必要である。

C 外科的治療

　Type Ⅰは保存療法が選択され，肘関節屈曲位（橈骨頭の整復が得られる）で前腕回旋運動が行える circular cylinder cast（図16）[9]を装着する。
　仮骨形成によりギプスをはずしてから肘関節運動を開始する。
　Type Ⅱは手術療法が選択される。近位橈尺関節の機能を阻害しないよう，いわゆる"safe zone"（図17）[10]にプレートや screw head がくるように配慮されている。
　基本的に整復位がとれ，強固な内固定が行われていれば早期運動療法が可能である。
　筆者は肘関節の運動より始め，腕尺関節の可動性を確保した後に前腕回旋を行うようにしている。
　留意点としては，上腕二頭筋の過剰収縮は橈骨頭と骨幹部を離解する方向に作用するため，まずは他動運動より始めることである。回旋運動は回外筋の緊張亢進による回内制限を認めやすいので，テーピング（図18）を用い，リラクゼーション下での運動を行っている。

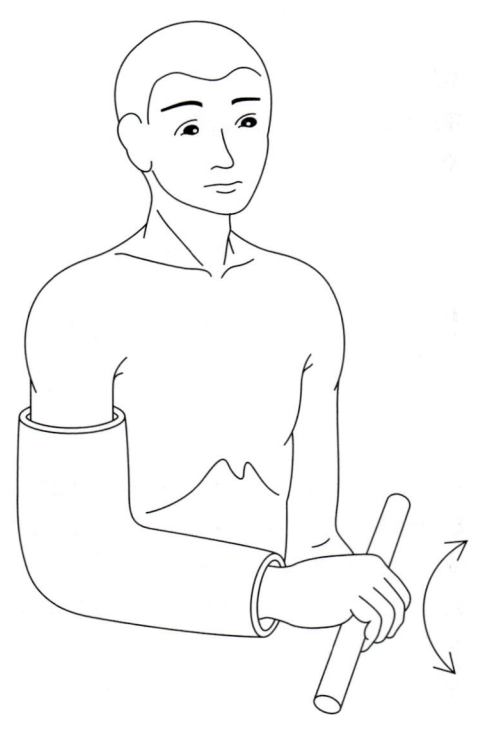

図16　橈骨頭・頚部骨折に対するcircular cylinder cast（McAusinand）
関節を直角位に保ったまま前腕の回旋を可能にしている。
〔伊藤恵康：成人の肘関節外傷．越智隆弘，菊地臣一（編）：肘の外科，NEW MOOK 整形外科 No.11，p 76，金原出版，2002 より〕

B. おさえておくべき疾患　149

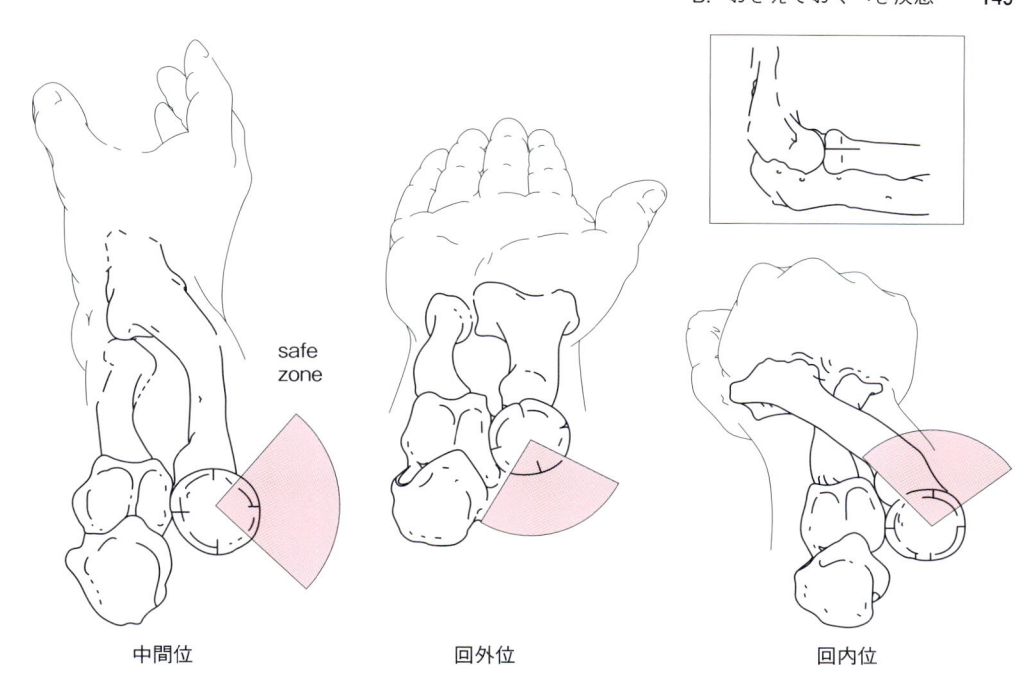

中間位　　　　　　　　回外位　　　　　　　　回内位

図17　内固定材の装着部位（safe zone）
〔Hotchkiss RN：Fractures and dislocations of the elbow. In：Rockwood C, et al（eds）：Rockwood and Green's Fractures in Adults, 4th ed, Lippincott-Raven, 1996 より〕

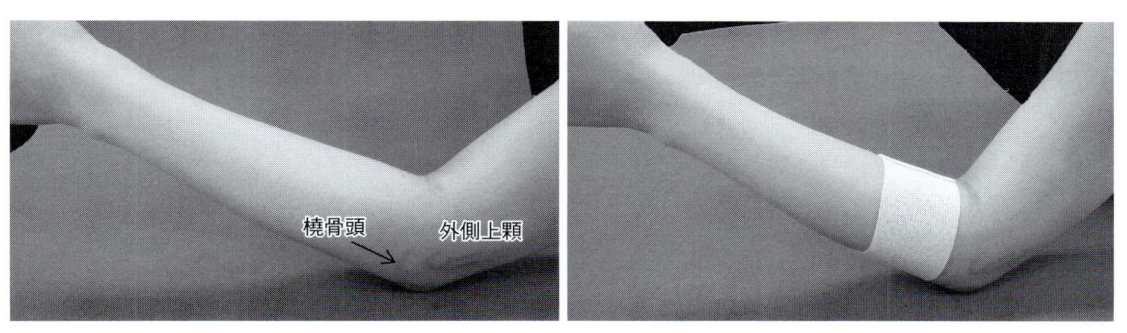

テーピング前　　　　　　　　　　　　テーピング後

図18　橈骨頭制動目的のテーピング治療
テーピングは橈骨頚部から前腕を一周させる。あくまで橈骨頭の動きを意識しやすくするためのものなので，橈骨頭骨折など骨折部が安定していない状態では不適応となる。

　Type Ⅲに関しては内固定か，骨頭切除を行うか現在も論議中であり，一定した治療方針は確立していない。しかし，安易な骨頭切除は，後に尺骨の突き上げ症候群を惹起することがあるため，強固な内固定が現在は推奨されている。

C 臨床症状の診かた・考えかた

1 回旋障害を生じる要因

　前腕回旋運動は，回旋軸上(「A-4．回旋運動」の項参照⇒141頁)の運動であり，回旋軸が障害されることにより回旋障害が発生する。回旋軸に障害を及ぼす原因が，変形癒合や先天性癒合症などの骨性要因であればリハビリテーションによる改善は難しいが，その他の要因(軟部組織性)であれば，リハビリテーションによる改善が十分に期待できる。また，近位橈尺関節(PRUJ)と遠位橈尺関節(DRUJ)間に存在する骨間膜(骨幹部，「A-2．前腕を連結する関節構造」の項参照⇒138頁)も回旋障害を起こす要因(図19)となる。筆者は，骨間膜そのものには機能はなく，回旋運動を円滑にするための補助作用を有すると考えている。そのため回旋軸が正常であれば，骨間膜は機能を発揮できるが，回旋軸(特に橈骨頭運動)に異常があれば，骨間膜も二次的に障害を受けると考えている。以下に回旋障害を生じる要因について記載する。

a 骨性由来

　前腕回旋運動が円滑に行われるためには，橈骨頚部が15°傾斜を持つことと橈尺骨骨幹部に弯曲が存在することは基本構造で述べた。骨折後，それら骨アライメント構造に障害が生じると当然，回旋障害を生じる要因となる。リハビリテーションは適応外となり，骨切り術などの適応となってくる。

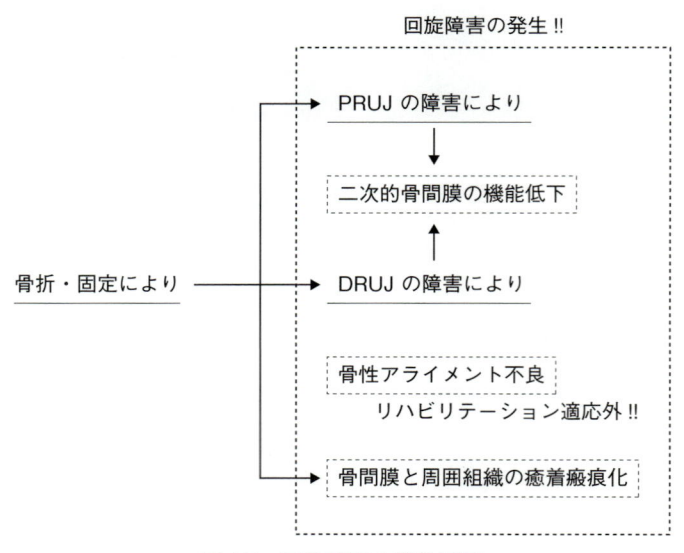

図19　回旋障害の発生因子

b 骨間膜由来

前腕回旋に伴う橈尺骨間(骨幹部)の距離変化(「A-4. 回旋運動」図9参照⇒143頁)は,先行研究により報告[4]されており,回旋に伴う橈尺骨間距離に異常が生じれば,当然,回旋可動域制限につながる。それに対し骨間膜は,回旋に伴う距離変化はほぼ認めず,緊張(腱様部)は常に一定(前腕の肢位に左右されない⇒図20)であることから,骨間膜自体は前腕回旋可動域には関与しないと考えられている[11,12]。また,膜様部・腱様部のどちらが回旋障害に関与するかも,まだ一定の見解はない。橈尺骨間距離が回旋に伴い変化するのに対し,骨間膜の緊張が変化しないのは,前腕回旋に関与するPRUJ・DRUJの関節運動(副運動含む)により調節されているためと考えられる。

図20でもわかるように,橈骨頭切除後,骨間膜の緊張が増大してくる。つまり,橈骨頭の制動効果不良は,骨間膜にストレスを与えるとともに,二次的に骨間膜の機能不全を生じる原因になると考えられる。筆者は,関節運動により回旋軸がうまく機能することにより骨間膜の緊張が一定に保たれ,回旋軸異常は骨間膜の機能不全とともに回旋障害を発現すると考えている。

c 回旋軸由来

回旋軸に障害を及ぼす軟部組織要因について記載する。

1) 近位橈尺関節(PRUJ)要因

① 方形靱帯,輪状靱帯損傷によるPRUJ不安定性。
② 回旋運動(回内)に伴い生じる腕尺関節(humeroulnar joint : HUJ)の副運動(尺骨外転)

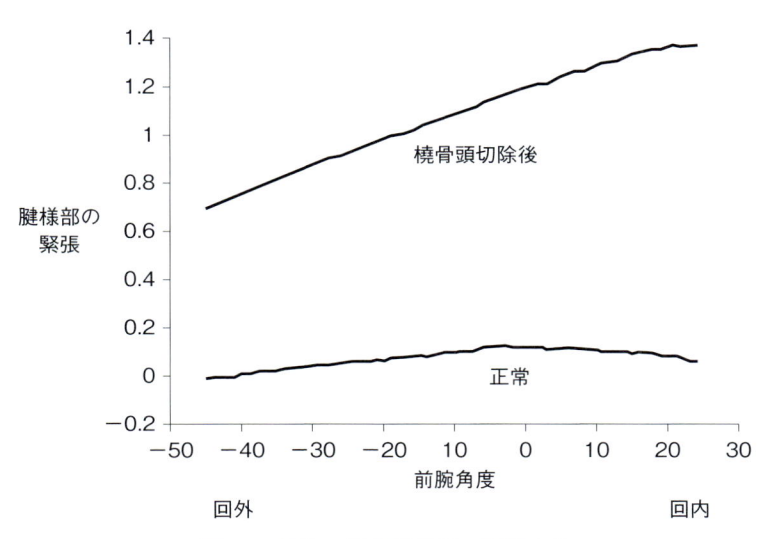

図20 回旋に伴う腱様部の緊張変化

前腕のいかなる肢位においても骨間膜(腱様部)の緊張は一定である。
しかし,橈骨頭の切除による回内に伴い,骨間膜(腱様部)の緊張は増大していくことがわかる。
〔Skahen JR, et al : Reconstruction of the interosseous membrane of the forearm in cadavers. J Hand Surg 22 (6) : 986-994, 1997 より〕

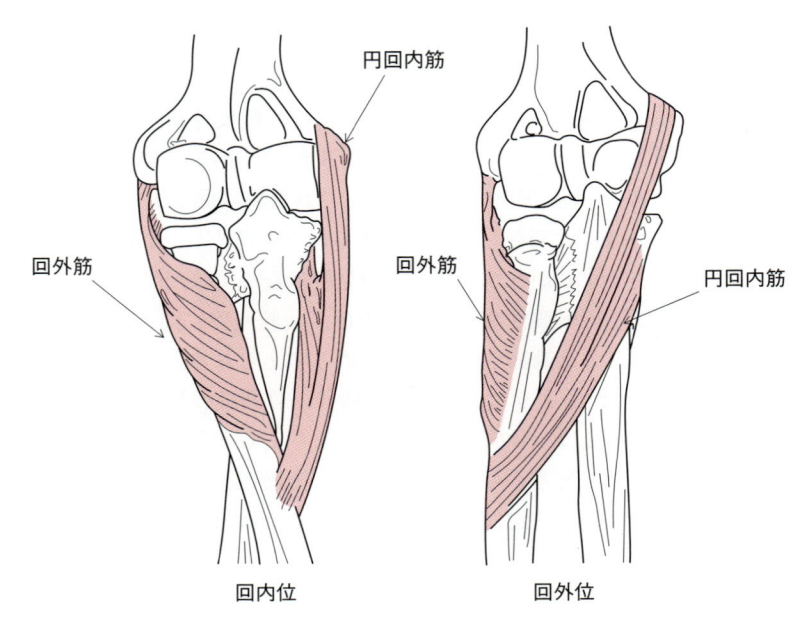

図 21 回外筋と円回内筋
橈骨頭に動きを与えるには回外筋と円回内筋による協調作用が必要である。

の減少(「Ⅲ．肘関節 B-4．肘関節後外側部痛」の項参照⇒ 108 頁)。
③ 回外筋・円回内筋機能障害による橈骨頭制動効果の低下(図 21)。
④ 肘関節求心位保持筋群の機能不全(腕橈骨筋，回外筋，円回内筋の不全)

　回外筋，腕橈骨筋，肘筋，円回内筋には肘関節を求心位に保持する作用を持つ。それら筋群の機能障害は，HUJ，腕橈関節(HRJ)の障害を生じるため，PRUJ レベルでの回旋障害が発現することとなる。

2) 前腕骨幹部要因

① 深部組織〔回外筋(supinator)，深指屈筋(flexor digitorum profundus：FDP)，長母指屈筋(flexor pollicis longus：FPL)，長母指外転筋(abductor pollicis longus：APL)，長母指伸筋(extensor pollicis longus：EPL)，示指伸筋(extensor indicis pollicis：EIP)〕と骨間膜の癒着(図 22)

　骨幹部レベルの横断面(A, B)を見てみると(図 23)，A は橈骨に回外筋，尺骨に FDP が大きく付着しており，B は橈骨には FPL，APL，短母指伸筋(extensor pollicis brevis：EPB)，尺骨には FDP が付着している。回外筋は橈骨頭の運動に関与し，FPL，APL，FDP は骨間膜に付着する。

　つまり，外傷後，それら筋群の癒着変性は，骨間膜の機能障害を引き起こす要因となり，回旋障害が生じる。

3) 遠位橈尺関節(DRUJ)要因

① TFCC(三角線維軟骨複合体)損傷(「Ⅴ．手関節 B-2．TFCC 損傷」の項参照⇒ 188 頁)。
② 尺側手根伸筋腱の機能低下。

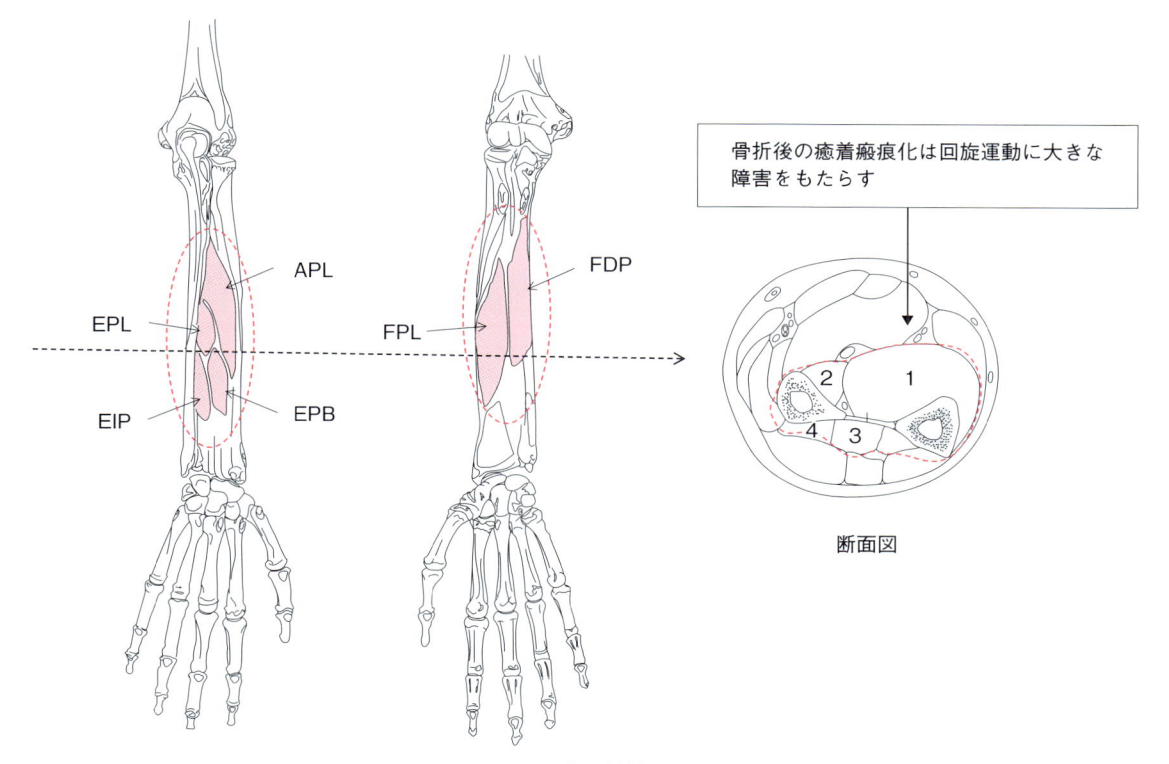

C. 臨床症状の診かた・考えかた　153

図22　骨間膜に付着する筋群
1. 深指屈筋（FDP），2. 長母指屈筋（FPL），3. 長母指外転筋（APL），4. 短母指伸筋（EPB）

骨折後の癒着瘢痕化は回旋運動に大きな障害をもたらす

断面図

回外筋, FDP
A

FPL, FDP, APL, EPB
B

IOM

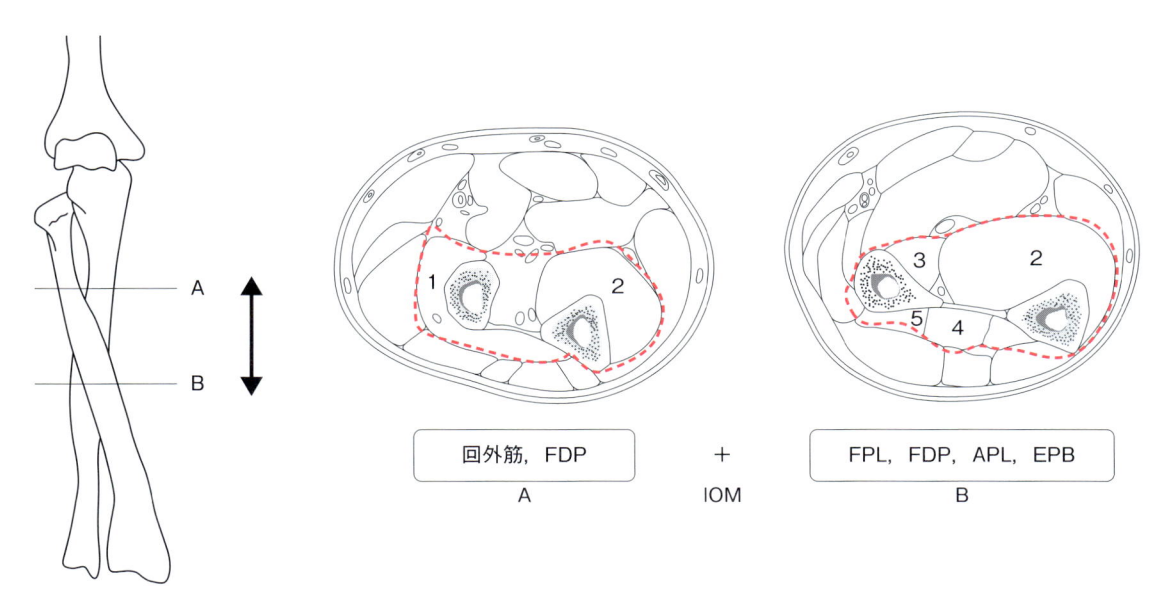

図23　骨幹部骨折後に生じる癒着部位
1. 回外筋（sup），2. 深指屈筋（FDP），3. 長母指屈筋（FPL），4. 長母指外転筋（APL），5. 短母指伸筋（EPB）

③ 尺側手根屈筋-小指外転筋協調メカニズムの破綻（V．手関節 A-3．手関節を構成する筋群」の項参照⇒ 179 頁）。
④ 方形回内筋の機能低下による DRUJ の支持性低下（「A-3．回旋運動に関与する筋群」参照⇒ 140 頁）。
⑤ 回旋筋群（骨幹部から以遠）である母指伸筋群（特に EPB，APL）の機能不全。

2 回旋軸・治療軸と筋横断面との関係

　一般的に回旋軸とは，橈骨頭中心から尺骨頭にかけて存在し（図 24），その軸上を前腕骨が動くことにより，回旋運動が行われる。
　その軸上に何らかの障害があれば，回旋障害が発生する。リハビリテーションではその原因を追求し，治療しなければ改善は認められない。
　筆者はどのレベルまで回旋軸は正常に作用しているのか，3 つのレベルに区切り（PRUJ から DRUJ まで）解釈している。その 3 つの軸を治療軸（図 24）と呼び，その横断レベルに存在する筋群や靱帯を治療ターゲットと認識して臨床では使用している。当然，骨性要因の症例にはリハビリテーションは不適応であり，軟部組織が原因で回旋障害を生じてい

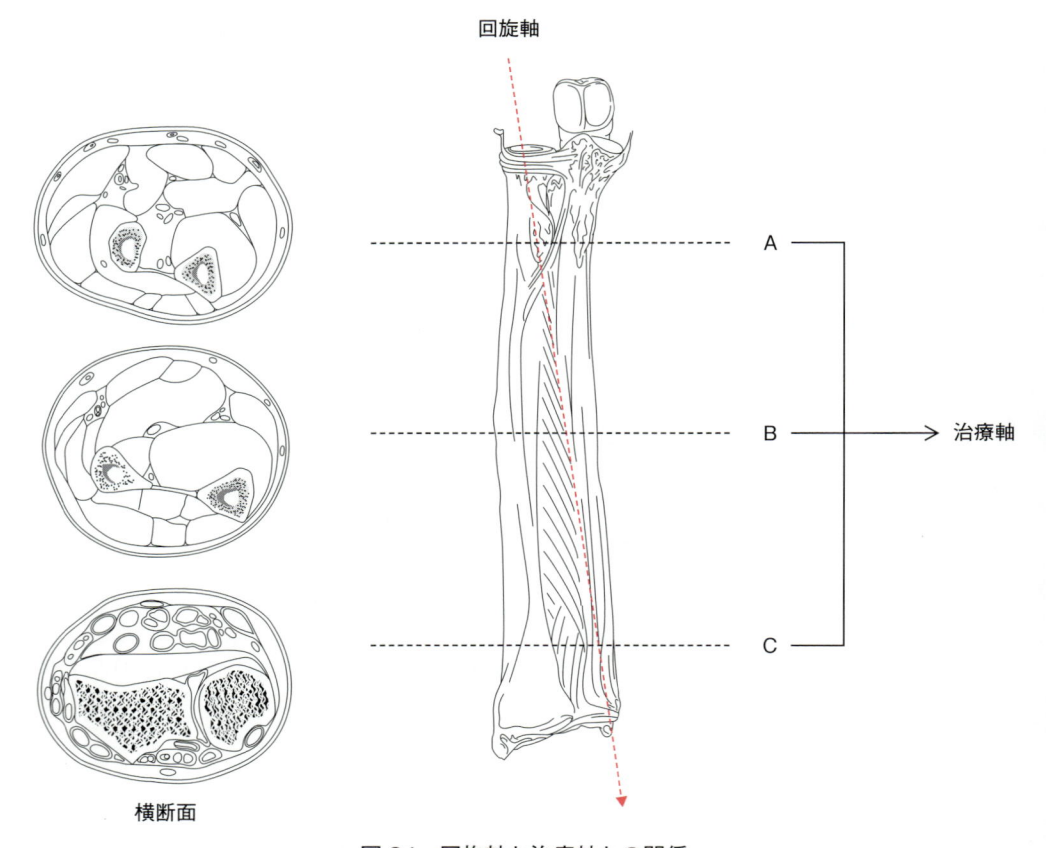

図 24　回旋軸と治療軸との関係

C. 臨床症状の診かた・考えかた　155

る症例に適応となる。

以下に治療軸と回旋軸との関係を記載していく。

a 治療軸 A（図 25A）

回旋軸が正常に機能するためには，橈骨頭の動き〔近位橈尺関節（PRUJ）・腕橈関節〕が必要不可欠であり，筋横断面から見てわかるように，表層に存在する組織は回外筋がほぼ全域を占める。治療軸 A では，回外筋機能の獲得が重要であることはいうまでもないが，橈骨頭を制動する外側側副靱帯（lateral collateral ligament：LCL）も同時に重要な治療ターゲットとなる。橈側側副靱帯の伸張性の低下は，輪状靱帯（AL）の伸張性を妨げる要因となり，また，AL 自体の解剖学的特性変化（骨折部周囲の瘢痕化）は可動域制限（肘伸展・回内制限）を生じる要因となるので，どちらにしろ AL への治療は可動域獲得に重要な意味を持つこととなる。

橈骨頭骨折後など，骨折部位に安定が認められ，回外筋の柔軟性が獲得できれば，AL への治療（図 29 参照⇒ 164 頁）を積極的に行っていく必要がある。

b 治療軸 B（図 25B）

直接，骨性の関節面を持たず，骨間膜により橈尺骨間距離がうまく保たれている。骨間膜自体では機能せず，PRUJ や遠位橈尺関節（DRUJ）が正常に機能することにより機能を発揮することは先述した。

転位がない前腕骨幹部骨折（「B-1．橈尺骨骨幹部骨折」の項参照⇒ 144 頁）の場合，基本的には PRUJ や DRUJ には障害は生じておらず，骨折部周囲（橈尺骨，深層筋群，骨間

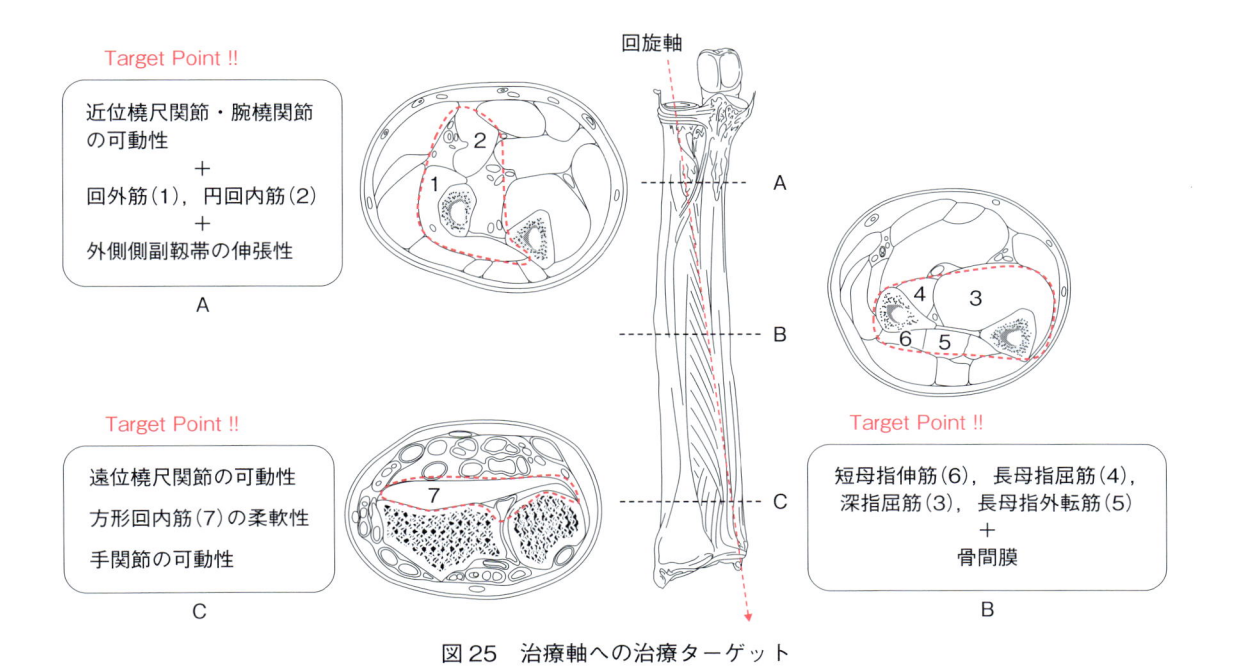

図 25　治療軸への治療ターゲット

Target Point !!
近位橈尺関節・腕橈関節の可動性
＋
回外筋（1），円回内筋（2）
＋
外側側副靱帯の伸張性
A

Target Point !!
遠位橈尺関節の可動性
方形回内筋（7）の柔軟性
手関節の可動性
C

Target Point !!
短母指伸筋（6），長母指屈筋（4），深指屈筋（3），長母指外転筋（5）
＋
骨間膜
B

膜)の癒着瘢痕化による可動域制限の出現が考えられる．当然，リハビリテーションでは周囲組織との癒着瘢痕化をいかに少なく，もしくは防止できるかが機能予後に影響を与えるうえで重要となってくる．治療軸Bでは骨間膜と直接連結を持つFPL，EPB，EPL，APL，FDPの柔軟性と，可動域は回内外30°(橈尺骨間の移動がなくなるため)を獲得することが重要であるといえる．

もし，癒着を生じた場合は，積極的に癒着剝離操作を加えていく必要があるが，リハビリテーション開始直後から深層組織にアプローチすることは不可能であり，表層組織の柔軟性・緊張が緩和された状態下でなければならない．

c 治療軸C(図25C)

正常可動域を確保するためには，DRUJと手関節の可動性が必要不可欠である．DRUJを支持する筋は横断面から見てわかるように，方形回内筋がほぼ全域を占める．治療軸Cでは，DRUJ，手関節の可動性を確保し，方形回内筋の柔軟性を獲得することが重要であるが，尺骨手根間を支持するTFCC(三角線維軟骨複合体)が損傷されている場合は，当然，治療方針は変わってくる．

橈尺骨遠位部骨折後，DRUJ・手根骨脱臼後に治療軸C由来の回旋障害が出現しやすいが，母指伸筋群の過緊張(使いすぎ)や腱鞘炎後(特にド・ケルヴァン病)にも同様の回旋障害をきたすので注意が必要である．

D 治療方法とそのポイント

1 回旋障害へのアプローチ方法

回旋運動が円滑に行われるためには，回旋軸が正常に機能することが重要であり，その機能を阻害する要因については「C．臨床症状の見かた・考えかた」(⇒150頁)で述べたとおりである．リハビリテーションにて治療可能となる要因は，軟部組織性要因(「C-1．回旋障害を生じる要因」参照⇒150頁)であり，それら組織の柔軟性をいかに獲得できるかが治療予後に影響を及ぼすこととなる．

リハビリテーションでは，①固定期間中の管理，②回旋運動開始時は軟部組織にどの順序でアプローチを加えていくかについて考える必要がある．以下に骨幹部骨折後，橈骨頭骨折後の治療方法について述べる．

a 橈尺骨骨幹部骨折後に生じる回旋障害へのアプローチ方法

骨折後，回旋運動を開始するまでギプスによる固定(当院では4週後まで)が必要であり，固定中に，骨折部周辺には癒着瘢痕組織が形成される．そのため，回旋運動開始時には，可動域制限が出現し，日常生活活動(ADL)に制限を生じている．癒着瘢痕組織は，骨折の影響により，特に橈骨尺骨〔深指屈筋(FDP)，回外筋(supinator muscle)，骨間膜

〔IOM)〕の周囲に生じることが想像できる．リハビリテーションでは，その周囲部分の柔軟性を獲得し，回旋可動域を増大させることがポイントとなる．

1）固定期間中の管理

固定期間中は，良肢位保持が何より重要であり，良肢位下で，手指運動を行うことが必要である．固定中，注意して観察すべき部位は，①阻血による手指色調不良の発生，②手指可動域制限の発生，③神経麻痺の改善状態（受傷時に認めれば），もしくは出現しないか，④他関節の疼痛出現（特に肩関節痛）である．

上記①～④が抑制できれば，いわゆる前腕筋群のコンパートメント症状が軽減されているということであり，ギプスをはずした後，スムーズに回旋運動への治療介入が可能となる．特に①～④が増悪を認める場合には，ギプスの圧迫が強いなどの原因が考えられるのですぐに医師へ相談すべきである．

2）回旋運動開始時，軟部組織にどの順序でアプローチを加えていくか

回旋運動は，まず受傷・腫脹による圧迫により生じた筋スパズムを改善させ，筋内圧を軽減させることから治療を始める．

ターゲットは，表層（早期治療領域）に存在する円回内筋-浅指屈筋で，回内可動域の獲得より始める．その後，深層に存在する回外筋，FDPのリラクゼーションを行い，回外可動域の獲得を目指す（図26）．

表層，深層筋のリラクゼーション効果が得られた状態で回旋可動域を確認し，可動域制限やラグ（自動可動域と他動可動域の差）が認められる場合には，深層部位（IOM，FDP，回外筋）への癒着剥離操作が必要となる．剥離操作は，運動方向と逆の方向に抵抗を加える必要があり，治療軸（受傷部位を中心に）を考慮しながら操作を加えていけばよい．このとき，疼痛誘発はリラクゼーションが得られた筋のスパズムが再発するおそれがあるので，特に留意する必要がある（図27）．

上記操作を加えても，可動域改善を認めない場合は，スプリント療法による持続伸張が必要となる．スプリント療法を行うにあたり留意すべきことは，筋スパズムが残存した状態では持続伸張は行えず，かえって疼痛を誘発する結果となるので，筋へのリラクゼーションが得られた状態で導入することが重要である（「Ⅲ．肘関節 D-2．スプリント療法」の項参照⇒128頁）．

b 橈骨頭骨折後に生じる回旋障害へのアプローチ方法

基本的には骨幹部骨折と同じで，固定期間中に橈骨頭周囲に癒着瘢痕が形成される．橈骨頭の運動障害は，骨間膜にストレスを与える要因となり，結果として回旋障害を生じる原因となる．リハビリテーションとしては，いわゆる近位橈尺関節・腕橈関節の柔軟性を獲得し，橈骨頭の運動を獲得することが予後に影響を与える．

1）回旋運動開始時，軟部組織にどの順序でアプローチを加えていくか

基本的に橈骨頭骨折後の可動域制限は，肘伸展・前腕回内制限が生じる．原因は，骨折により腕橈関節・近位橈尺関節に生じる瘢痕組織と回外筋，外側側副靱帯（LCL）の伸張性の欠如によるものといえる．特に輪状靱帯（AL）の伸張性の欠如は，前腕回内制限を生じる直接の原因となるので，注意が必要である．治療はまず回外筋のリラクゼーションより

深指屈筋

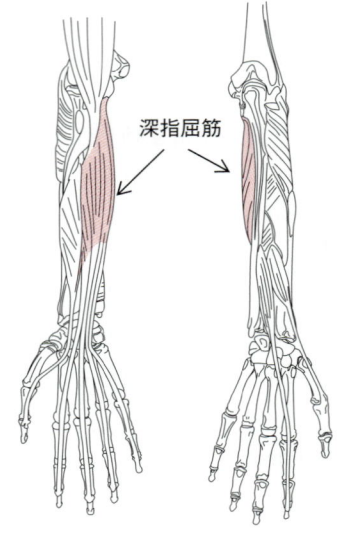

起始：近位 2/3 の尺骨前面と近接する前腕骨間膜
停止：第 2〜第 5 末節骨の底の掌側面
神経：正中神経（橈側部，第 3 指），C8，T1
　　　尺骨神経（尺側部，第 5 指），C7，T1
作用：手根部，および第 2〜第 5 指の手根中手（MCP）関節，近位指節間（PIP）関節と遠位指節間（DIP）関節に対して屈曲

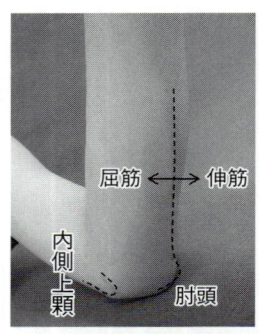

深指屈筋は屈筋の中でも最もボリュームを持つ筋であり収縮は比較的感じとりやすい。
ランドマークとしては，肘頭から尺骨後縁・内側上顆をとる。基本的に尺骨後縁より尺側は屈筋が存在し，橈側には伸筋が存在する。

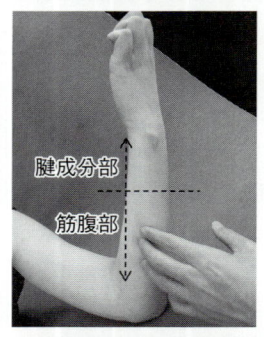

屈筋 ↔ 伸筋
内側上顆　肘頭

ランドマークが把握できれば，手指屈曲（特に DIP）を行い，収縮が深層から押し上げてくるのを触知する。
筋腹部は広く，ボリュームがある筋なので，一部分のみでなく，周囲全体が収縮しているかを確認する。

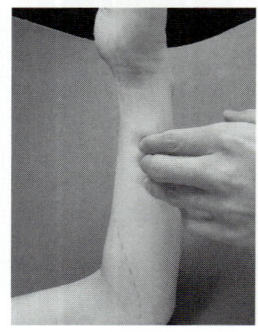

腱成分部
筋腹部

前腕遠位 1/3 は腱成分により構成される。
筋腹とは異なり，弾力性がなくなるため，区別は容易である。
さらに遠位に進むと，深指屈筋が浅指屈筋の下に潜っていくため，それより遠位を触知する場合は，指節間（IP）屈曲を行い，収縮を確認するほうがわかりやすい。

図 26a　深指屈筋の触診

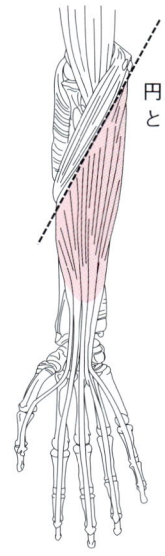

円回内筋をランドマークとしてとらえるとわかりやすい。

起始：上腕頭…上腕骨の内側上顆
　　　尺骨頭…尺骨の鉤状突起
　　　橈骨頭…橈骨の上部前面で
　　　　　　　橈骨粗面の遠位
停止：第2～第5中手骨の底の側面
神経：正中神経（C8，T1）
作用：肘関節に対して弱い屈曲作用
　　　手根部，中手指節，および
　　　近位指節間関節に対して屈曲作用

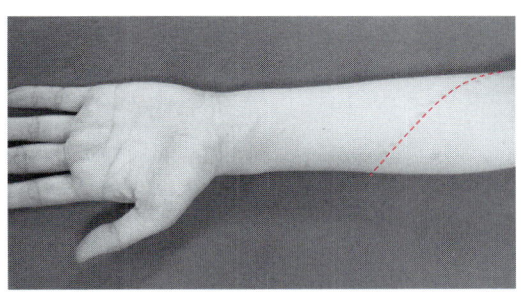

浅指屈筋は，円回内筋より遠位より起始するため，ランドマークとしては，円回内筋が最も把握しやすい。

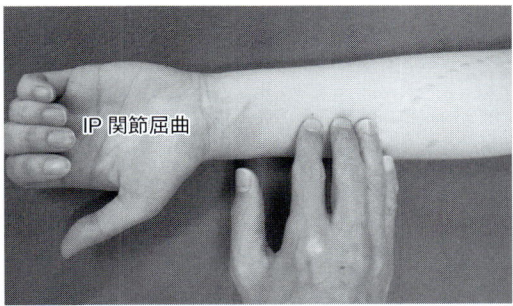

IP 関節屈曲

指節間（IP）関節を屈曲させ，筋収縮を触知する。
深指屈筋に比べボリュームはなく，表層に存在する平べったい筋なので深部から押し上げるような収縮力はない。

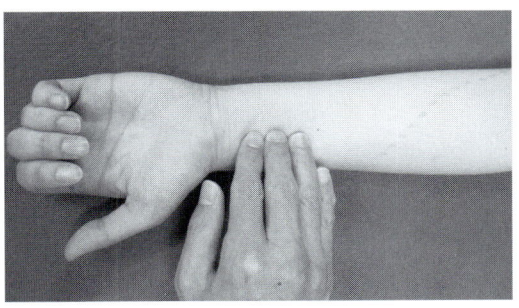

上記操作のまま遠位まで指を進める。

図26b　浅指屈筋の触診

IV 前腕

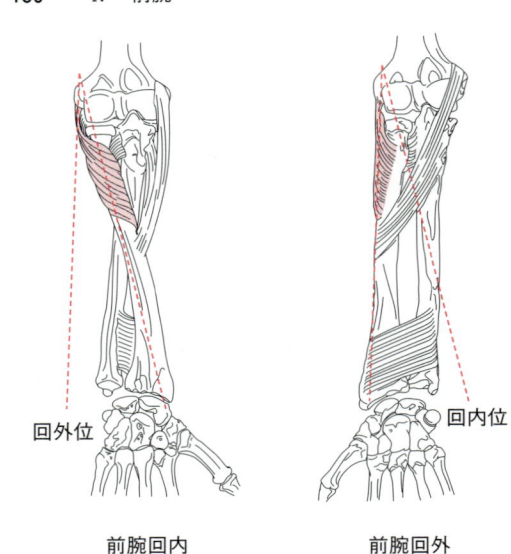

回外位　　　　回内位

前腕回内　　　前腕回外

起始：尺骨の回外筋稜，上腕骨の外側上顆，
　　　外側側副靱帯，および橈骨の輪状靱帯
停止：橈骨（橈骨粗面と円回内筋の停止部の間）
神経：橈骨神経（C6，C7）
作用：前腕の回外

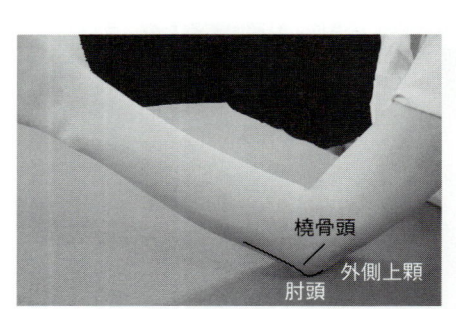

ランドマークは，外側上顆・橈骨頭・肘頭とする。
回外筋は，橈骨に向けて走行するので前腕の肢位により橈骨がどの位置にあるのかをしっかりとイメージすることが重要である。

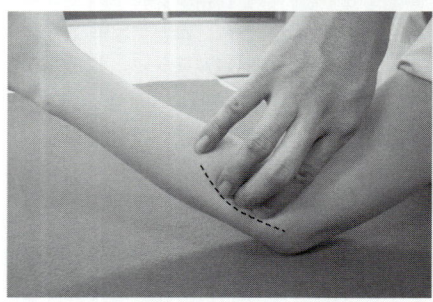

橈骨頭
外側上顆
肘頭

橈骨頭から橈骨に向けて指をおく。
停止は円回内筋より少し近位となるので，おおよその位置をイメージしておく。
前腕回外を加えながら筋収縮を触知する。

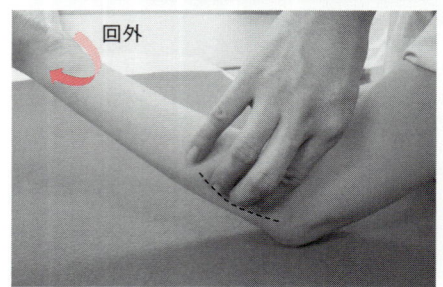

回外

前腕回外を繰り返し，停止まで筋収縮を触知する。

図26c　回外筋の触診

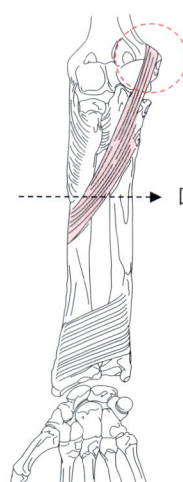

D. 治療方法とそのポイント 161

内側上顆からタスキ掛けのように起始する

回外筋停止の下部に停止する

起始：上腕頭…上腕骨の内側上顆
　　　尺骨頭…尺骨の鉤状突起
停止：橈骨の外側面
　　　（回外筋の停止より遠位で）
神経：正中神経（C6, C7）
作用：肘関節に対して弱い屈曲作用
　　　前腕の関節に対して回内作用

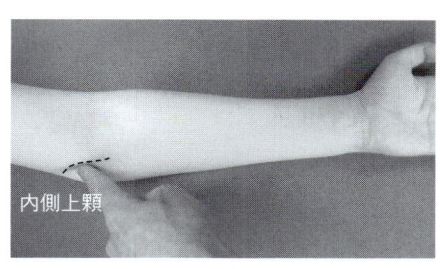

ランドマークとしては上腕骨内側上顆、回外筋の停止部をとる。
円回内筋自体は内側上顆よりも内側から起始しているので内側上顆から一横指内側に指を移動させる。
筋の弾力性を触れることが可能であり、その部分が起始となる。

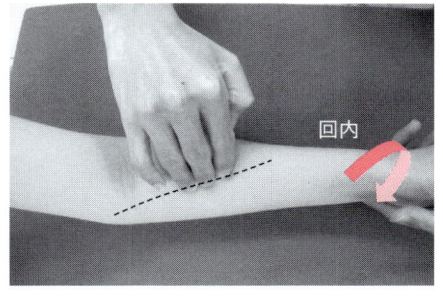

内側上顆

前腕回内運動を行うと、紡錘状の筋がコロッと指の上を通りすぎるのを感知することができる。
療法士はそのまま筋線維方向に指を移動させていき、停止部まで触知する。

回内

図26d　円回内筋の触診

始め、回外ラグの消失と回外筋の筋伸張性を獲得し、回内可動域を拡大させることを目標とする。

　回外筋の柔軟性が得られ、可動域の拡大が得られてくれば、LCL の治療が必要となる。特に骨癒合時は、仮骨形成により骨肥大を起こしている症例も少なくなく、AL の伸張性を確保しないことには回内可動域の満足のいく結果が得られにくい。AL は療法士がしっかりと触診した状態で過回内を加え、AL の伸張を感じとりながらストレッチを行っていく。橈側側副靱帯（radial collateral ligament：RCL）の影響を考え、肘の位置を変化させながら治療していくことが望ましい。また、LCL の柔軟性が得られてくれば、治療軸 A に癒着剥離操作を加えていく（図28, 29）。

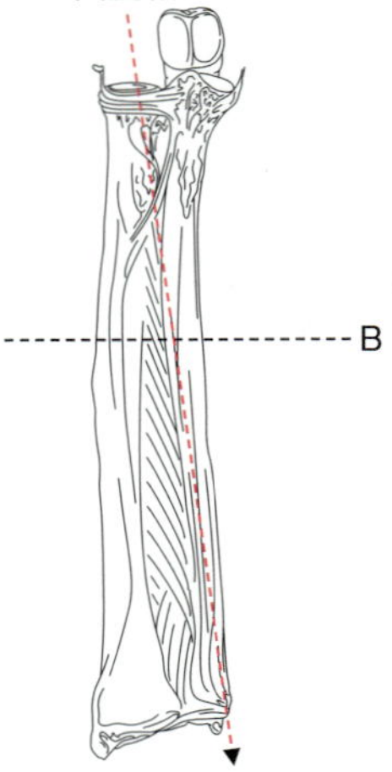

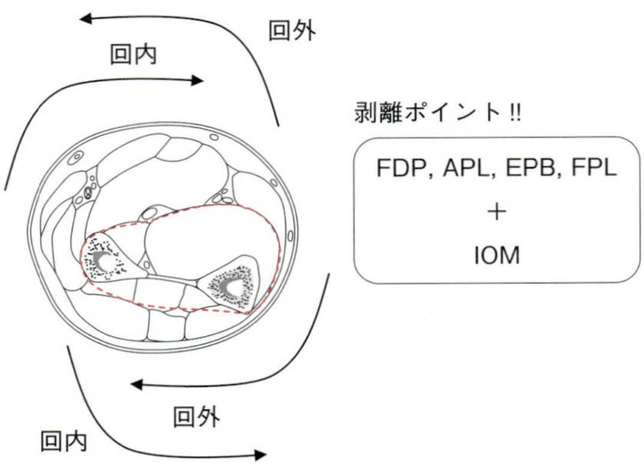

IV 前腕

剥離操作
自動運動を行わせ，療法士は自動運動方向とは逆の方向に抵抗を加える

回旋軸

回内　回外

剥離ポイント!!
FDP, APL, EPB, FPL
+
IOM

回内　回外

断面図

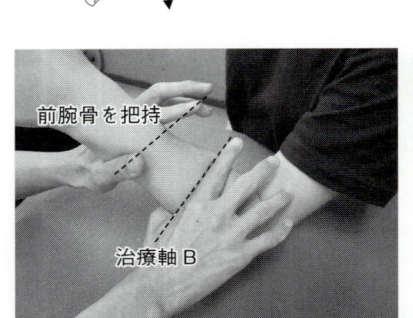

療法士は片手を治療軸Bにおき，もう片方の手で前腕骨を把持する。
両手で前腕の運動を同調させ，前腕の緊張が緩和されるポジションを確認する。

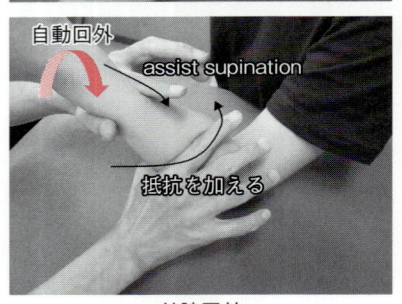

前腕骨を把持
治療軸B

自動回外
assist supination
抵抗を加える

対象者に自動運動を行わせ，療法士は，治療軸をつかんでいる手で運動方向と逆の方向に抵抗を加え，もう片方の手で自動運動のアシストを行う。

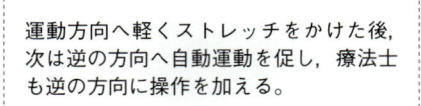

運動方向へ軽くストレッチをかけた後，次は逆の方向へ自動運動を促し，療法士も逆の方向に操作を加える。

前腕回外

自動回内
assist pronation
抵抗を加える

何度か動作を繰り返し，
可動域の改善を確認していく!!

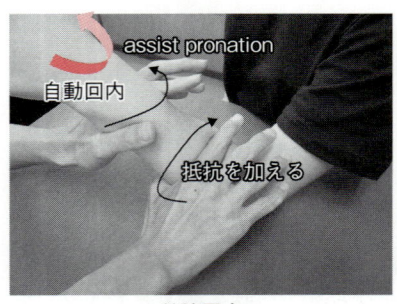

前腕回内

図27　治療軸Bへの癒着剥離操作

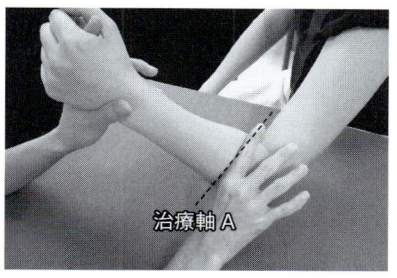

D. 治療方法とそのポイント　163

療法士は片手を治療軸Aの位置におき，回外筋をしっかりと把持する。もう片方の手で前腕の緊張が緩和されるポジションを確認する。

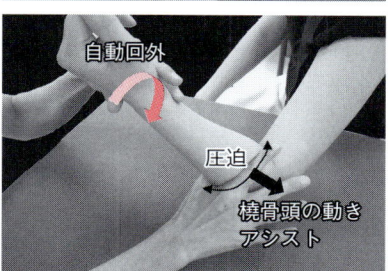

回外運動時，療法士は回外筋に圧迫を加え，筋収縮力をアシストし，橈骨頭の動きに同調させる。

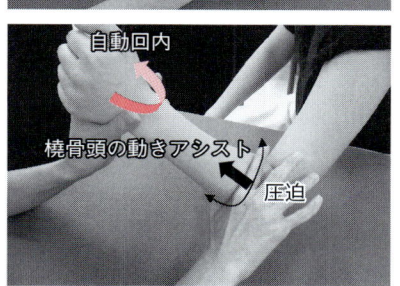

↓

ラグ（自動可動域と他動可動域の差）をつくらないように最終可動域までしっかりとアシストする

↓

回内運動時は療法士は橈骨頭を前下方へ移動させるためのアシストを行う。

図28　治療軸Aへの治療方法

　骨幹部骨折同様，上記操作にて可動域の拡大を認めない場合は，スプリントによる治療が望ましい（詳しくは「Ⅲ．肘関節 D-2．スプリント療法」の項参照⇒128頁）。

2 スプリント療法

　前腕回旋障害に対する装具療法は，Colello-Abraham[13]により考案された動的回内・回外副子（図30）が始まりといえる。この動的回内・回外副子は，cock-up splint（手関節背屈副子）の橈側と尺側に取り付けたレバーアームにゴムを通し，ゴムの弾性で回外または回内方向に矯正が行われるのが大きな特徴である。

　植田[14]はColello-Abrahamの動的回内・回外副子をもとに改良を加え，臨床で良好な成績を治めている。大阪医科大学式動的回内・回外副子（図31）の特徴は，①安定性を持たすために上腕，前腕，手部用の3つのカフを取り付け，連結支柱で一体化している，②手関節の保持性を高めるためにガタースプリントを使用していることである。しかし，副子が大きいことと装着が複雑であるという欠点もある。それらの欠点を克服し，なおかつ，なるべく正常な回旋軸上で安定した回旋力を加えることを可能とした前腕ダイナミック回旋装具が，2007年に篠田ら[15]により開発された（図32）。篠田らの開発した装具の最

IV 前腕

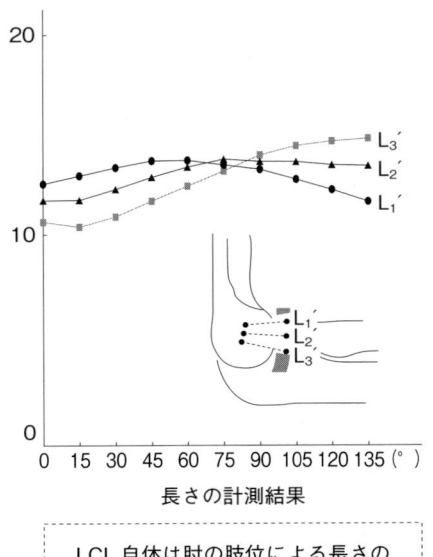

RCL の計測結果 (mm)

長さ　　　26.3　（右 26.3：左 26.3，男性 24.9：女性 28.2）
幅　起始部　6.7　（右 6.8：左 6.5，男性 6.8：女性 6.6）
　　関節部　11.0　（右 10.1：左 12.6，男性 11.2：女性 11.2）
　　停止部　14.6　（右 14.1：左 15.4，男性 16.0：女性 13.0）
厚さ　　　2.4　（右 2.1：左 2.7，男性 2.6：女性 2.7）

AL の計測結果 (mm)

長さ　前方　1.8　（右 1.8：左 1.9，男性 1.9：女性 1.8）
　　　側方　1.8　（右 1.7：左 1.9，男性 1.8：女性 1.8）
　　　後方　2.3　（右 2.4：左 2.4，男性 2.6：女性 2.1）

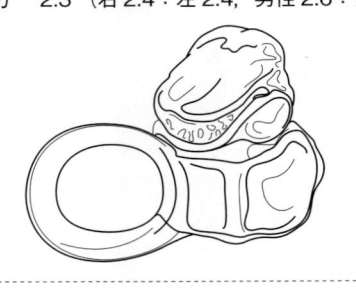

長さの計測結果

LCL 自体は肘の肢位による長さの変化をほぼ認めない

しかし，固定による不動や橈骨頭骨折後の仮骨形成・周囲組織の瘢痕形成により**輪状靱帯の伸張性低下**が問題となる。

approach
輪状靱帯へのストレッチ

AL は緩んでいる

回内に伴い，橈骨頭は前下方に移動し，AL は伸張してくる

療法士によりさらに伸張を加える

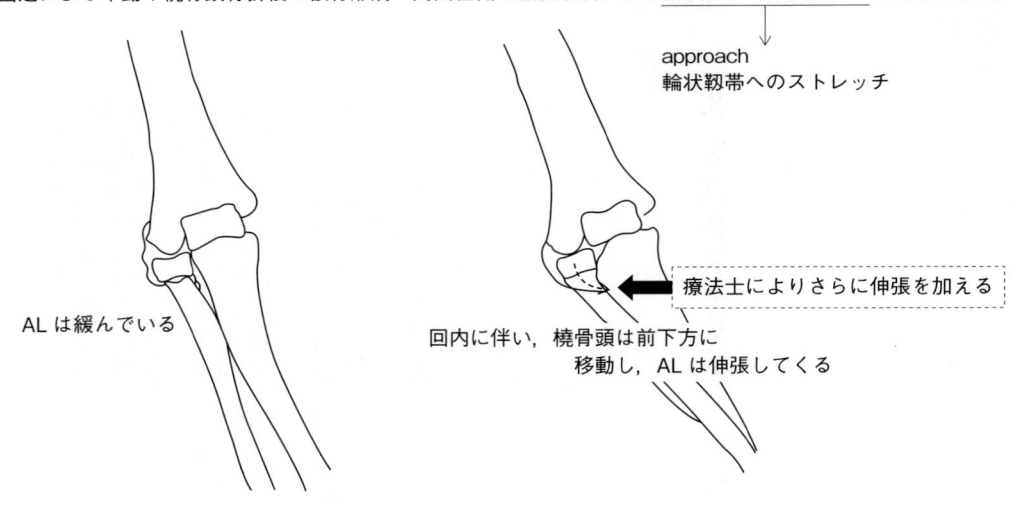

図 29　輪状靱帯 (AL) のストレッチ（つづく）

大の特徴は，回旋運動に伴い生じる回旋軸のずれを，内側リングに取り付けられた O バンド (4 カ所) の張力を調整することにより安定した回旋力で運動が行えることである（図 33）。

つまり，矯正による持続伸張のみではなく，自主トレーニングとして回旋運動を症例ごとに合わせた回旋力で行えることが可能だといえる。

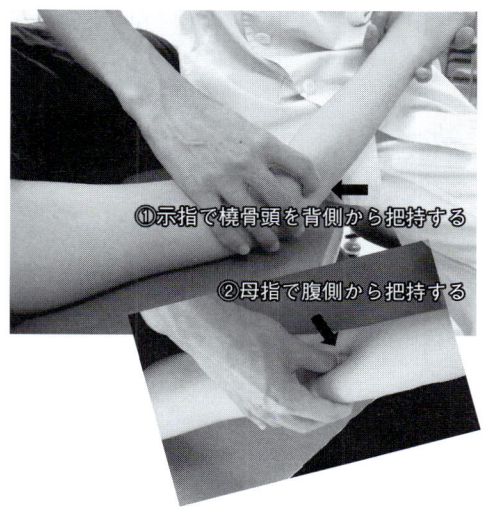

D. 治療方法とそのポイント　165

肘関節を軽度屈曲前腕中間位で，橈骨頭をしっかりと把持した状態で行う。
療法士はもう片方の手で伸張操作を加えるので前腕をリラクゼーション位で把持しておく。

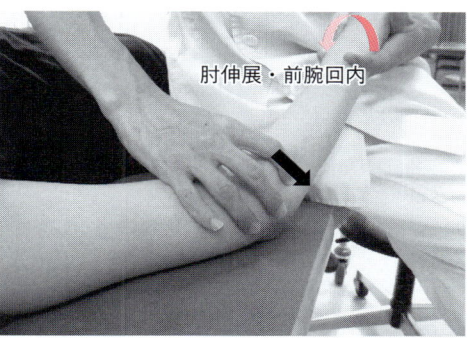

①示指で橈骨頭を背側から把持する
②母指で腹側から把持する

肘伸展・前腕回内

療法士は橈骨頭を把持し，もう片方の手で肘伸展・前腕回内を加える。このとき，回外筋の緊張が入っている状態では，うまく橈骨頭の運動を誘導することができないので，必ずリラクゼーション下で行う。
橈骨頭が前下方に移動してくる際，橈骨頭を把持している手で，AL に伸張を加える。

↓

伸張性が得られてくれば

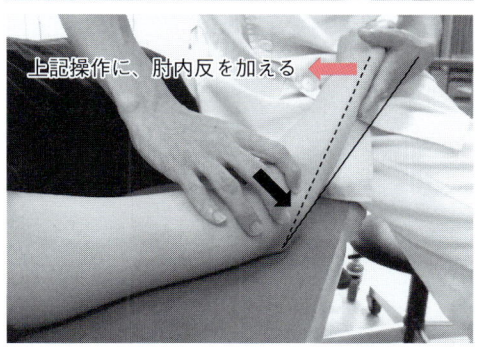

上記操作に、肘内反を加える

肘内反を加え，さらに LCL を伸張位におきながら，操作を加えていく。

図29　輪状靱帯（AL）のストレッチ（つづき）

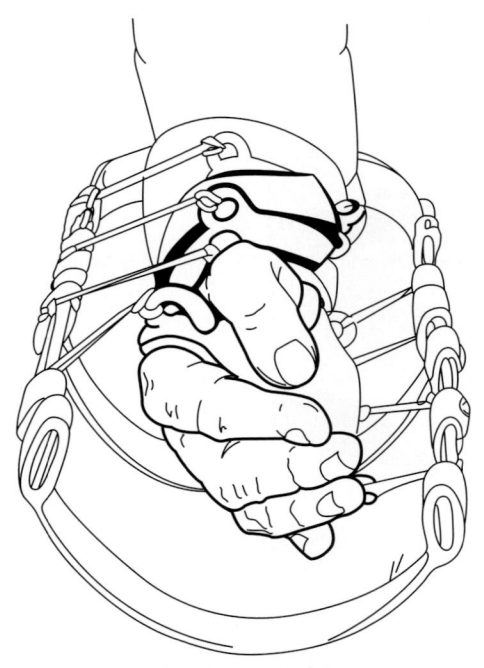

図 30　Colello-Abraham の動的回内・回外副子
〔Collelo-Abraham K : Dynamaic pronation-supination splint. In : Hunter JM, et al (eds) : Rehabilitation of Hand, 3rd ed, pp 1134-1139, St. Louis, Mosby, 1990 より〕

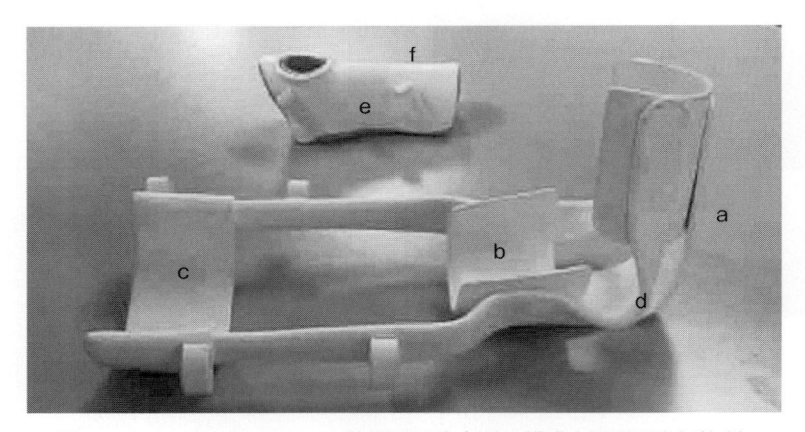

図 31　Colello-Abraham の動的副子改良型の構成（大阪医科大学式）
a．上腕用カフ，b．前腕用カフ，c．手部用カフ，d．連結支柱，e．手関節保持用ガタースプリント，f．フック
〔植田直樹：前腕回旋制限に対する動的回内・回外副子．日手会誌 16(5)：678-681，2000 をもとに製作〕

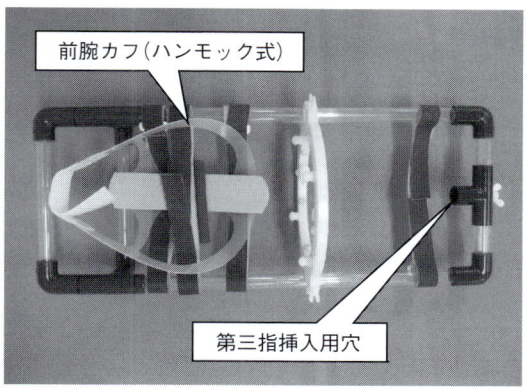

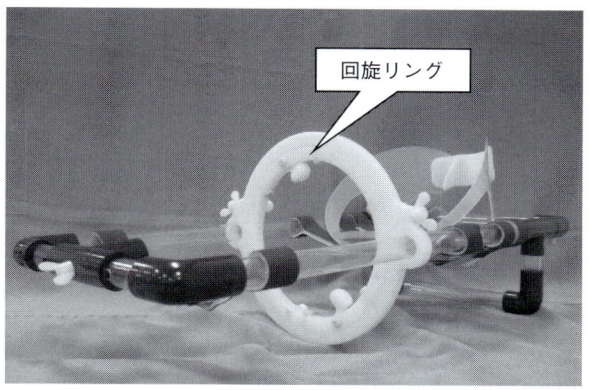

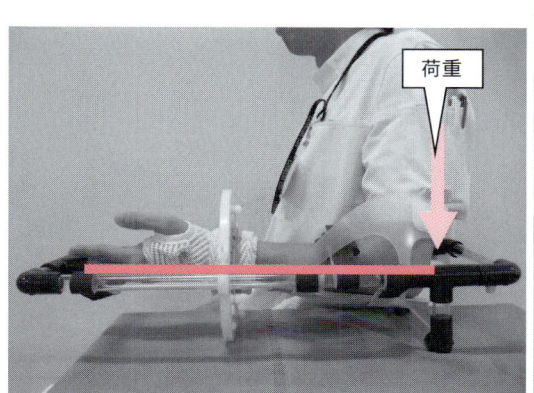

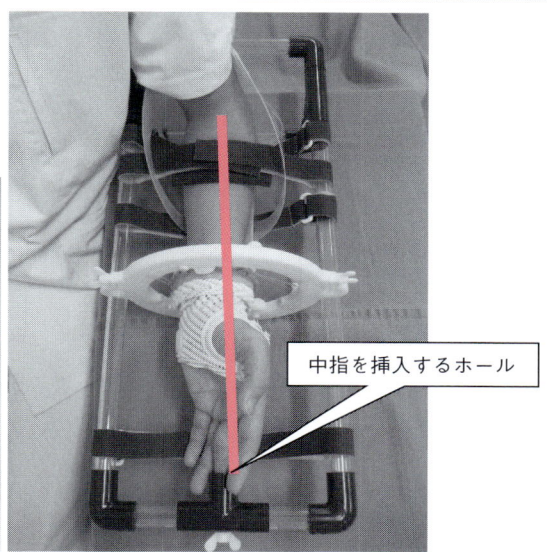

D. 治療方法とそのポイント   167

図32　前腕ダイナミック装具の構造と装着

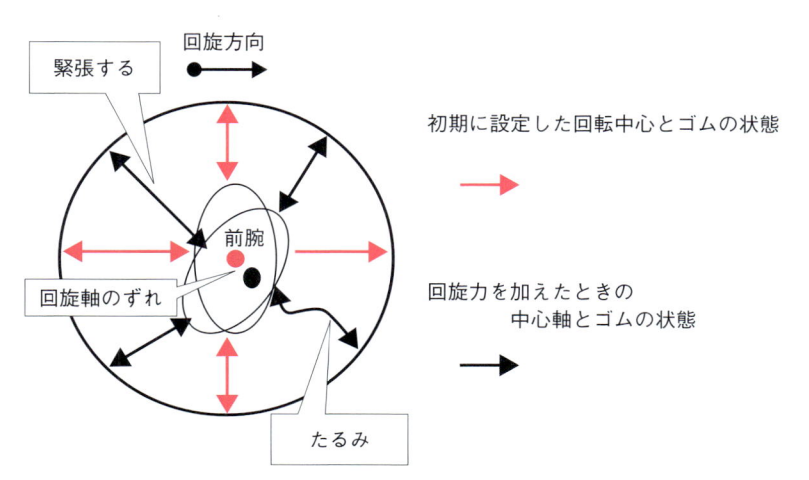

図33　回旋力の安定化について
〔篠田信之，青木隆明：前腕ダイナミック回旋装具の開発．日本義肢装具学会誌 23(3)：229-234，2007より〕

E ケーススタディ

1 橈尺骨骨幹部開放骨折に橈骨神経麻痺を合併した症例

症例：20歳代，男性，熔接業

診断名：右橈尺骨骨幹部開放骨折（AO分類A3），右橈骨神経麻痺（回外筋レベル）。

現病歴：仕事中，機械に巻き込まれて受傷。同日，橈尺骨骨幹部骨折（図34）に対して両骨プレート固定，前腕の皮膚欠損部に対して遊離植皮術が行われた。3週間固定後，リハビリテーション（以下リハ）開始となった。

リハ依頼内容：まずは手指拘縮除去。前腕回旋は4週後よりスタート。

OT初期評価：

- 主訴：右手実用性なし。動かすと疼痛増大。
- 視診：肘関節以遠腫脹に伴う浮腫著明。手関節は橈骨神経麻痺により下垂手（drop hand）を呈している。
- 関節可動域（ROM）：肘関節；屈曲100°，伸展−65°，手関節；背屈−25°，掌屈25°，手指；指腹-手掌間距離（pulp-palmar distance：P-PD）3 cm。
- 徒手筋力検査（MMT）・握力：肘関節伸展4レベル，手関節伸筋群2−，屈筋群4−レベル。握力健側比18％。
- 圧痛：前腕筋群全般的に陽性

―― **Thinking Point !!** ――
1) リハ開始時に生じている疼痛の解釈
2) 橈骨神経麻痺への対応
3) 回旋障害への影響

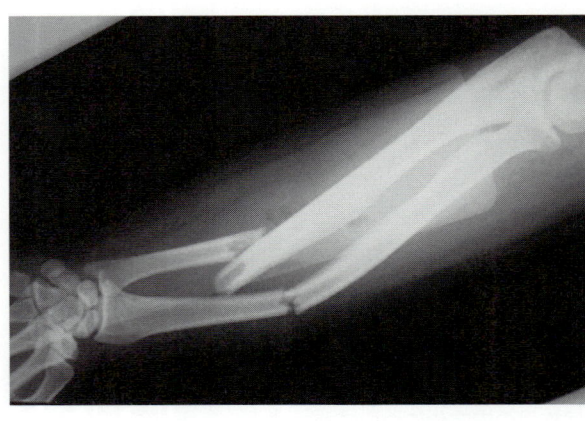

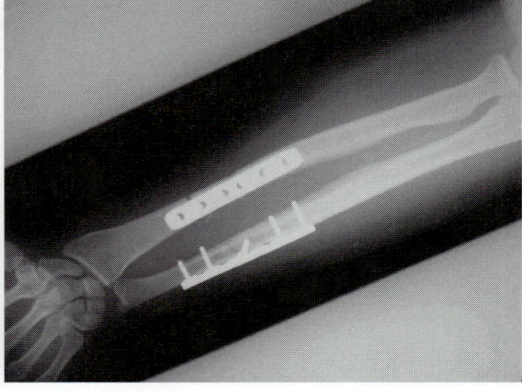

受傷時　　　　　　　　　　　　　　手術後

図34　橈尺骨骨幹部開放骨折のX線所見

a Thinking Point の解釈
1) リハ開始時に生じている疼痛の解釈
　前腕骨骨折後の合併症で最も気をつけるべきことはコンパートメント症候群によるフォルクマン拘縮の発生であり，本症例にも十分に留意が必要である．フォルクマン拘縮は，神経・血管が圧迫を受け阻血性壊死を生じた状態を指すが，多くの場合，前段階でとどまっていることが多く，リハで十分治療が可能である．治療は，神経血管への圧迫を解除させるために，腫脹・筋内圧を下降させ，コンパートメント症状を消失させることが重要である．

2) 橈骨神経麻痺への対応
　手術所見で神経の連続性は確認させており，麻痺は軸索損傷(axonotomesis injury)である．つまり，自然回復が十分に期待できるが，重要なのは麻痺が残存している期間の管理であり，手関節以遠を機能的肢位〔手関節背屈 30°，中手指節間関節(Mp-jt)屈曲 50〜60°，指節間関節(IP-jt)屈曲 30°，遠位指節間関節(DIP-jt)屈曲 10°〕に保っておくことである．この症例の場合，回外筋レベルでの麻痺を認め，下垂手・指を呈していることから，MP 関節まで伸展位を目的としたコックアップスプリントの作製が望ましい．

3) 回旋障害への影響
　前腕両骨骨折(AO 分類 A3)であることからも前腕骨間膜(IOM)への損傷は必須であり，術後の回旋障害は症例の ADL に大きな影響を与えるといえる．回旋運動は術後 4 週からなので，それまでに IOM に起始を持つ前腕筋群の柔軟性を獲得することは，後の機能獲得に影響を与える．回旋運動が開始されれば積極的に骨幹部に癒着剥離操作を加えていく必要がある．

b Thinking Point を考慮しアプローチした結果
　受傷 5 カ月後，ROM は，肘関節；左右差なし，手関節；背屈 50°，掌屈 65°，前腕；回内 90°，回外 60°．MMT は肘関節左右差なく 5 レベル，橈骨神経支配筋は長母指伸筋以下 4 レベル，その他 5 レベル．握力健側比 75% となり職業復帰が可能となったため，リハ終了とした．

2 転倒により橈骨頭骨折を呈した症例

症例：30 歳代，女性，主婦
診断名：左橈骨頭骨折(Morrey Ⅰ型)
現病歴：転倒により左肘打撲．翌日になっても左肘周辺に違和感を感じたため来院．X線写真(図 35)にて橈骨頭骨折を認めたため，シャーレ固定が行われた．
リハ依頼内容：受傷後，4 週間は回内外禁止．肘関節可動域訓練(リハ中，シャーレ固定外しても可)．
OT 初期評価(受傷 2 週後)：
・主訴：肘関節周辺違和感あり

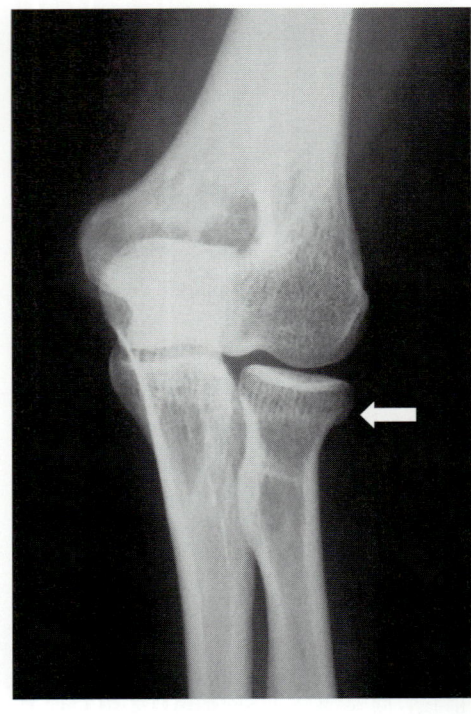

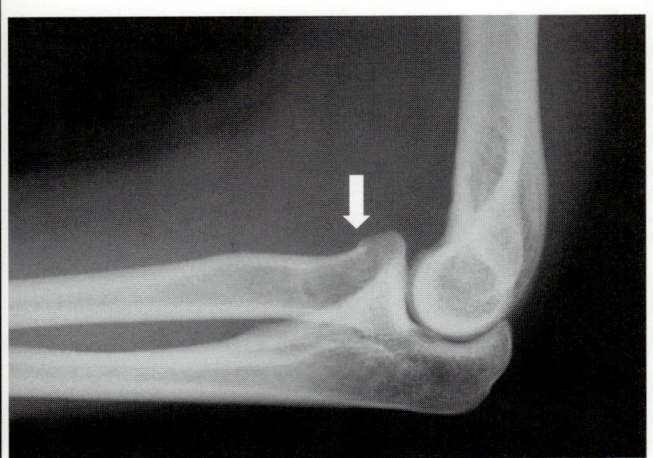

図35　橈骨頭骨折のX線所見

・視診：肘関節外側部軽度腫脹あり。
・ROM：肘関節；屈曲110°，伸展－35°，前腕回外位固定中。他関節に明らかな左右差認めず。

― **Thinking Point !!** ―
1) 受傷機転から考えられる影響
2) 回旋運動開始までに行えること
3) 回旋運動開始時，必要な臨床所見

a　Thinking point の解釈

1) 受傷機転から考えられる影響

　橈骨頭以外に損傷は認めず，転位もないことから，転倒時，肘関節外側（橈骨頭）に加わった直達外力が骨折の原因と考えられた。保存的治療が選択されたが，固定による近位橈尺関節・腕橈関節の可動域制限は必須といえる。

2) 回旋運動開始までに行えること

　受傷機転から腕尺関節に問題は生じていないと考えられ，早期アプローチ（肘屈伸可動域）は十分可能である。留意点は，①上腕二頭筋の過緊張（橈骨頭の前方移動に作用するため）による骨折部へのストレス増大，②腕橈関節由来の疼痛・可動域制限の惹起といえる。

3) 回旋運動開始時，必要な臨床所見

X線写真による骨癒合の状態，肘関節屈伸可動域，肘外側周辺の腫脹・浮腫の増減をチェックする必要がある．肘関節可動域制限の残存は腕尺関節のみでなく，腕橈関節由来の拘縮発生に関与する．腕橈関節の拘縮は回内運動時，橈骨頭の下方移動距離制限となり，回旋可動域制限の発生につながることを念頭におく必要がある．骨癒合が良好で肘関節可動域制限が消失していれば，回旋可動域の増大に努めるべきである．可動域拡大に必要な要素は，特に近位橈尺関節の動きに関与する回外筋の柔軟性である．

b Thinking Point を考慮しアプローチした結果

回旋運動開始まで（～4週）に肘関節可動域制限はほぼ消失（肘関節；屈曲135°，伸展－10°）した．

回旋運動開始時，橈骨頭と回外筋に圧痛を認めたため，テーピングを用いたリラクゼーション下での自動運動を主に行った．開始後，約2週で前腕可動域に左右差を認めず，職業復帰も可能になったことからリハ終了となった．

文献

1) Haugstvedt JR, Berger RA, Bergland LJ : A mechanical study of the moment-forces of the supination and pronators of the forearm. Acta Orthop Scand 72 : 629-634, 2001
2) Nakamura T, Yabe Y, Horiuchi Y, et al : In vivo motion analysis of forearm rotation utilizing magnetic resonance imaging. Clin Biomech 14 : 315-320, 1999
3) 中村俊康：前腕骨間膜と遠位橈尺関節に起因する回旋障害の治療戦略．臨整外 40(2)：139-145, 2005
4) 青木光広・他：前腕回内拘縮に対する両前腕矯正骨切り術について．日手会誌 1：523-525, 1984
5) AO Education : Müller AO Classification of Fractures ; Long Bones. Switzerland, 2010
6) 石突正文：前腕骨変形と回旋障害の病態―実験的・臨床的研究．臨整外 40：133-138, 2005
7) Matthews LS, Kaufer H : The effect on supination-pronation of angular malalignment of fractures of both bones of the forearm. J Bone Joint Surg 64 : 14-17, 1982
8) Morrey BF : Radial head fracture. In : Morrey BF(ed) : The Elbow and Its Disorders, p 355, WB Saunders, 1985
9) 伊藤恵康：成人の肘関節外傷．越智隆弘，菊地臣一（編）：肘の外科，NEW MOOK 整形外科 No. 11, pp 70-85, 金原出版, 2002
10) Hotchkiss RN : Fractures and dislocations of the elbow. In : Rockwood C, et al (eds) : Rockwood and Green's Fractures in Adults, 4th ed, Lippincott-Raven, 1996
11) Skahen JR, et al : Reconstruction of the interosseous membrane of the forearm in cadavers. J Hand Surg 22(6)：986-994, 1997
12) Skahen JR, et al : The interosseous membrane of the forearm ; anatomy and function. J Hand Surg 22(6)：981-985, 1997
13) Collelo-Abraham K : Dynamic pronation-supination splint. In : Hunter JM, et al(eds) : Rehabilitation of the Hand. 3rd ed, pp 1134-1139, St. Louis, Mosby, 1990
14) 植田直樹：前腕回旋制限に対する動的回内・回外副子．日手会誌 16(5)：678-681, 2000
15) 篠田信之，青木隆明：前腕ダイナミック回旋装具の開発．日本義肢装具学会誌 23(3)：229-234, 2007

参考文献

森　於菟・他：総説・骨学・靱帯学・筋学．解剖学 第1巻, pp 212, 金原出版, 1982
坂井建雄，松村讓兒（監訳）：プロメテウス解剖学アトラス　解剖学総論/運動器系．医学書院, 2007

国分正一,鳥巣岳彦(監修):標準整形外科学.第10版,医学書院,2008
相磯貞和(訳):ネッター解剖学図譜.第2版,丸善,2001
Kapandji IA(著),荻島秀男(監訳):カパンディ関節の生理学.Ⅰ.上肢.pp 100-131,医歯薬出版,1986
Neumann DA(著),嶋田智明,平田総一郎(監訳):筋骨格系のキネシオロジー.pp 145-185,医歯薬出版,2007
Younger ASE, et al：Factors affecting fracture position at cast removal after pediatric forearm fracture. J Pediatr Orthop 17：332-336, 1997
高樋康一郎・他：前腕骨骨幹部骨折に対する保存療法のコツ.MB Orthop 19(1)：37-42,2006
中図　健：肘関節治療—スプリント療法.整形外科リハビリテーション研究会誌 7：32-34,2004

Ⅴ 手関節

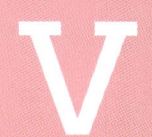

A 基本構造

1 手関節の骨格

　手関節(図1)は，橈骨・尺骨の下端部と近位手根骨(舟状骨，月状骨，三角骨，豆状骨)，遠位手根骨(大菱形骨，小菱形骨，有頭骨，有鉤骨)から形成される。橈骨下端の下面は，くぼんだ手根関節面(舟状骨窩，月状骨窩)となり，近位手根骨と関節(楕円関節)を形成する〔橈骨手根関節(radiocarpal joint：R-C jt)〕。

　下端後面には，伸筋腱が走行するための溝が存在するほか，中央部には細長い隆起(リ

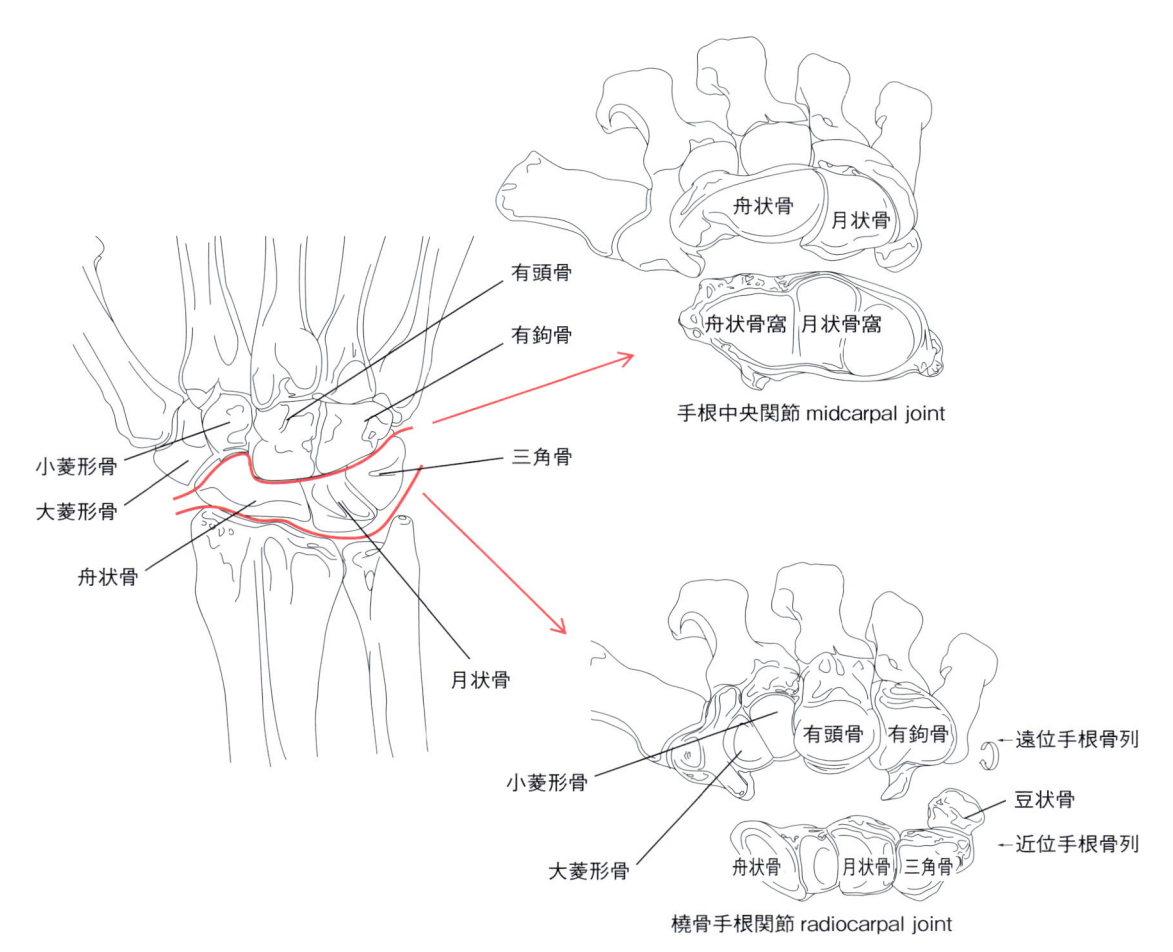

図1　手関節の骨格

スター結節)があり，長母指伸筋腱の直下に位置する．橈骨の遠位部は，尺側側と前方に傾斜を持ち，それぞれ，尺側への傾斜を橈骨端尺側傾斜 radial inclination（平均23°），前方への傾斜を橈骨端掌傾斜 volar tilt（平均15°）という（図2）．尺骨頭の下面内側端からは，下方に細い茎状突起（processus styloid）が突出しており，背側には，尺側手根伸筋（extensor carpi ulnaris：ECU）が走行するための溝がある．

茎状突起から橈骨尺骨切痕には関節円板が走行し，手根骨間との隔たりとなるため，尺骨-手根骨間では関節を直接形成しない[1]（図3）．近位手根骨と遠位手根骨間は，複関節構造を呈し〔手根中央関節（midcarpal joint）〕，S状にゆがんだ関節腔を形成する．以下に手根骨の骨構造について述べる．

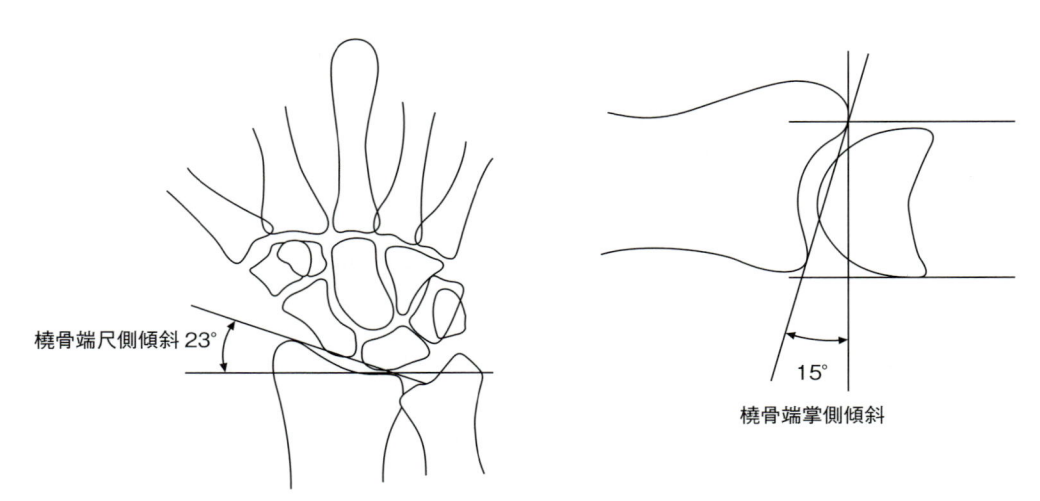

図2 橈骨端尺側傾斜（radial inclination）と橈骨端掌傾斜（volar tilt）

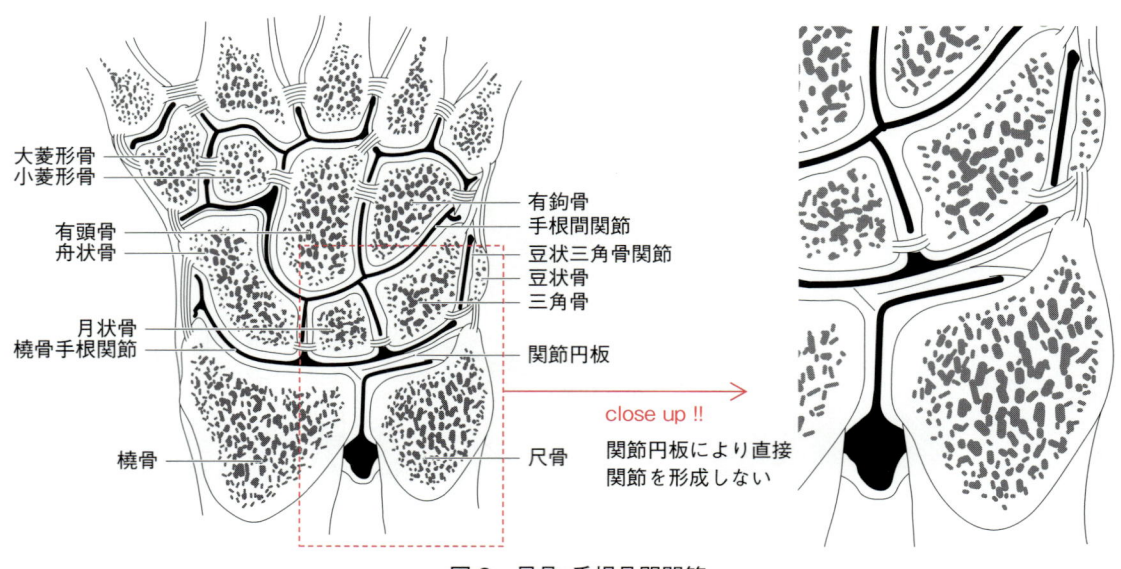

図3 尺骨-手根骨間関節

a 舟状骨

近位列の橈側に位置し，橈骨・有頭骨・大小菱形骨に対する関節面を持つ。前面（掌側）には，鈍円な舟状骨結節を持ち，横手根靱帯が付着している。軟骨に被われる面が多く，血液供給は背側と橈掌側のわずかに残された面からのみとなる。側面から手関節を見ると，舟状骨は30〜60°（平均47°，図4）の傾斜角を持っている[1]。

b 月状骨

三日月状の形状をなし，その側面にはそれぞれ舟状骨，三角骨との関節面を，また，遠位面は有頭骨と，近位面は橈骨と関節面を持っている。月状骨は，他の手根骨に比べ靱帯結合が弱く，全体的に軟骨によって被われるため，舟状骨同様，血液供給量は不良であり，橈骨と最も近くに位置することから直接損傷を受けやすい。

c 三角骨

月状骨，有鉤骨との間に挟まって下内側に向かってやや尖った三角錐体状である。

d 豆状骨

尺側手根屈筋腱内に存在する種子骨である。三角骨に向く側に関節面（豆状骨関節）がある。

e 大菱形骨

舟状骨，小菱形骨，第1・第2中手骨と関節面を持つ。特に第1中手骨との関節（C-M jt）は重要で，他の指にはない運動軸を持っている（詳しくは「Ⅵ．指関節 A-2．指関節を連結する関節構造」の項参照⇒220頁）。

f 小菱形骨

舟状骨，大菱形骨，有頭骨，第2中手骨の間に挟まり，それぞれに関節面を持っている。靱帯性結合が強く，動きはほとんどない。

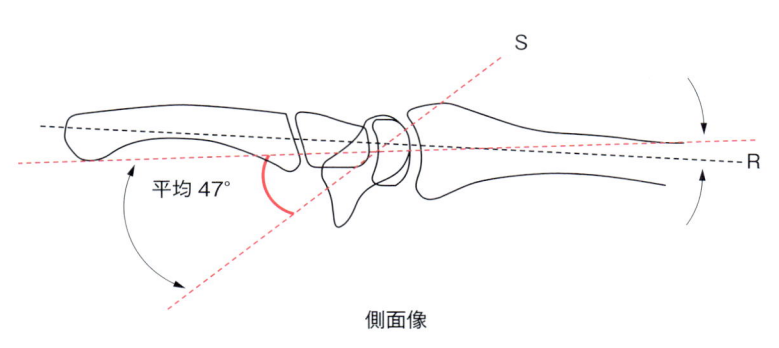

側面像

図4 舟状骨の傾斜について

g 有頭骨

最大の大きさを持つ手根骨である．舟状骨と月状骨に対する半球状の関節面を有する頭部(有頭骨頭)を持つ．手関節運動の起点となる骨である．

h 有鉤骨

内上面は三角骨に対する関節面(鞍状)で占められる．掌側面の内側には有鉤骨鉤が突出し，短小指屈筋・小指対立筋が起始する．

2 手関節を連結する関節構造

手関節は，橈骨手根関節・手根中央関節・手根間関節・豆状骨関節により連結されている．手関節を考える際に重要なことは，近位手根骨は，橈骨・尺骨と遠位手根骨の間に挟まれ，筋の付着を持たず，動きは受動的であるということである．

そのため，手根骨間の運動制御は必要不可欠であり，その機能は手根骨靱帯に委ねられている．手根骨靱帯の損傷や断裂は，容易に手根骨の配列異常(carpal instability)を起こし，手関節機能に異常を及ぼすといえる．特に有頭骨と月状骨間には靱帯構造は存在せず(ポワリエ腔，図5a)，いわゆる mid-carpal instability はこの部位で起こりやすい．

臨床上重要と思われる手根骨靱帯について以下に述べる．

a 掌側靱帯(図5a)[2,3]

2列のV字型靱帯群と尺側の triangular fibrocartilage complex(TFCC)で構成される．

1) 三角靱帯(deltoid ligament：DL)

有頭骨を頂点として扇状に広がり，舟状骨・月状骨・三角骨に停止する．掌側支持機構として特に重要である．

2) 橈骨-舟状-有頭骨靱帯(radio-scapho-capitate ligament：RSC)

舟状骨は遠位・近位手根骨の橋渡しする位置に存在し，手根骨の安定化に重要である．その舟状骨の安定化機構に大きく関与するのが RSC である．舟状骨は，この靱帯を軸に，掌屈位(47°での傾斜角)で安定を保つことができる．

3) 橈骨-舟状-月状骨靱帯(radio-scapho-lunate ligament：RSL，図6)

舟状骨と月状骨の制動機構として作用する．RSL[3]は回転軸を背側に持ち，掌側と背側の骨間靱帯の長さが異なることで，回転運動を可能としている．また，他の靱帯よりも血管，滑膜に富み，弾力性に富む．

しかし，滑膜に被われ，回転運動の自由度を有するがゆえ，いわゆる滑膜炎などの好発部位となる．この靱帯が断裂すると，月状骨は背屈・舟状骨は掌屈し，いわゆる DISI (dorsal intercalary segment instability)変形(図7a)を生じる．

4) 月状-三角骨靱帯(luno triquetral ligament：LT)

三角骨と月状骨の制動機構として作用する．LT[3]は長軸方向にはわずかに可動性を認めるものの，捻れの動きはほぼない(図8)．この靱帯が断裂すると，舟状骨と月状骨は掌

A. 基本構造　177

ポワリエ (poirier) 腔

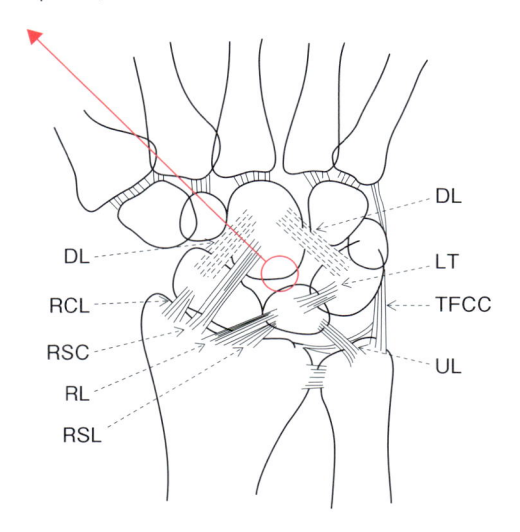

手関節部掌側靱帯組織

DL　：三角靱帯
RCL ：橈側側副靱帯
RSC ：橈骨-舟状-有頭骨靱帯
RL　：橈骨-月状骨靱帯
RSL ：橈骨-舟状-月状骨靱帯
LT　：月状-三角骨靱帯
TFCC：三角線維性軟骨靱帯
UL　：尺骨-月状骨靱帯

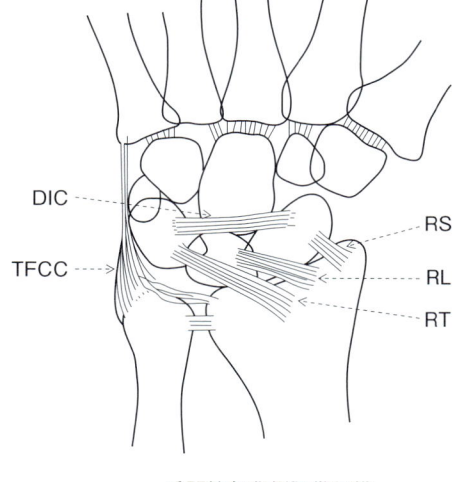

a. 掌側面

手関節部背側靱帯組織

DIC ：背側手根間靱帯
TFCC：三角線維性軟骨靱帯
RS　：橈骨-舟状骨靱帯
RL　：橈骨-月状骨靱帯
RT　：橈骨-三角骨靱帯

b. 背側面

図5　手関節靱帯構造

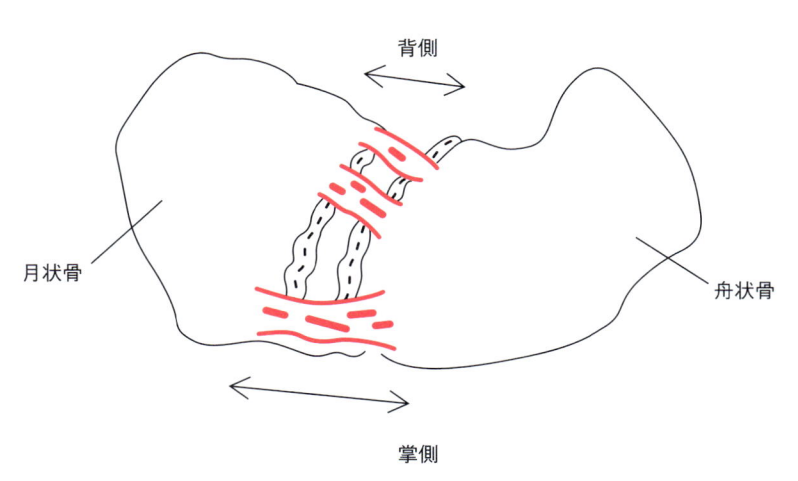

図6　橈骨-舟状-月状骨靱帯 (RSL)
RSLは背側と掌側面では長さが異なり，回転軸は背側にある．掌側面の靱帯が長いことで舟状骨-月状骨間に自由度を持たせ，手関節掌屈背屈時に運動を調節することが可能となる．

図7 DISI変形とVISI変形

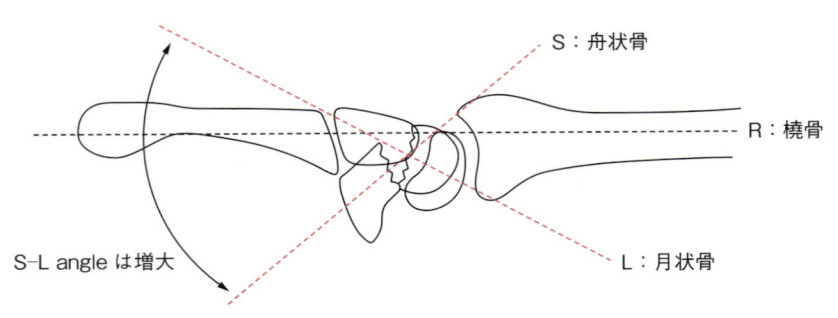

a. DISI (dorsal intercalary segment instability) 変形

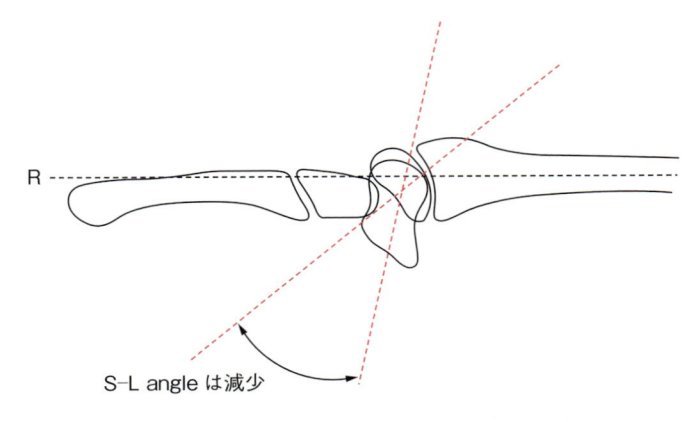

S：舟状骨
R：橈骨
L：月状骨
S-L angle は増大

b. VISI (volar intercalary segment instability) 変形

S-L angle は減少

a. 舟状月状骨靱帯の損傷により生じる。舟状骨-月状骨間の開離を認める。側面X線像における角度計測では，正常では舟状月状骨角度(scapula-lunate angle：S-L angle)は平均47°である。DISIでは月状骨遠位関節面は背側に回転するためS-L angleは増大する。
b. 三角月状骨靱帯の損傷，関節リウマチで生じる。月状骨遠位関節面は掌側に回転するためS-L angleは減少する。

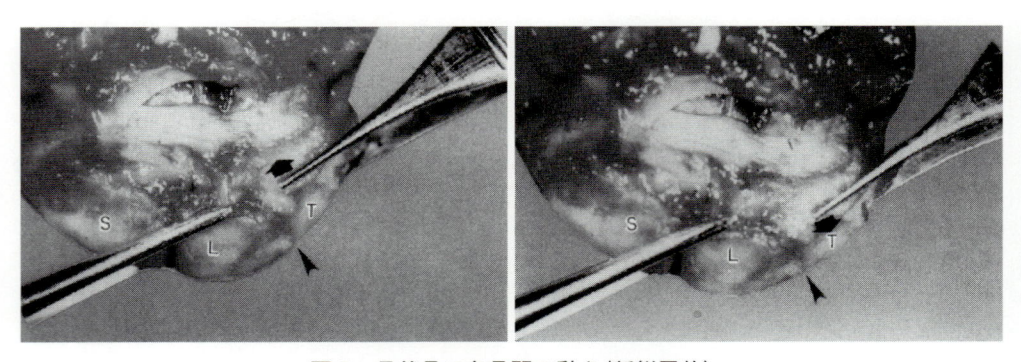

図8 月状骨三角骨間の動き(新鮮屍体)
両骨間の動きは手関節長軸方向にストレスを加えるとわずかに認められるもののねじれの動きはないものと考えてよい。S：舟状骨，L：月状骨，T：三角骨。
〔水関降也：手関節の機能解剖．MB Orthop 5(12)：9-18，1992より〕

屈，三角骨は背屈し，いわゆる VISI(volar intercalary segment instability)変形(図 7b)を生じる。

b 背側靱帯(図 5b)[2,3]

背側靱帯は掌側靱帯に比べ明瞭な構造を欠き，伸筋腱や伸筋支帯とともに機能していると考えられる。特に背側手根間靱帯(dorsal intercarpal ligament：DIC)が三角骨の安定性に関与する意味で臨床上，重要と考えられる。

3 手関節を構成する筋群

手関節掌屈筋は橈側手根屈筋，尺側手根屈筋(flexor carpi ulnaris muscle：FCU)が，背屈筋は長橈側手根伸筋，短橈側手根伸筋(extensor carpi radialis brevis muscle：ECRB)，尺側手根伸筋が主な主動作筋としてあげられる。それらの筋群は，もちろん手関節に作用するが，肘関節運動軸も横切ることから，肘関節の能動的安定性にも関与していると考えられる。特に ECRB[4]の深層線維は，肘関節外側関節包(図 9)に起始を持っていることからも，肘外側部の能動的安定性に関与していると考えられている。尺側手根屈筋・伸筋は手関節尺側部の安定性に大きく関与し，いわゆる TFCC の動的支持作用として働く。また，FCU に関しては，豆状骨に付着を持つことから，小指外転筋が作用した際の尺側安定性に関与していると考えられる〔FCU-ADM(小指外転筋)協調メカニズム〕。

4 手関節のバイオメカニズム

手関節の運動は，背屈・掌屈・橈屈・尺屈，およびこれらの組み合わさった描円運動が行われる。その動きは，橈骨手根関節が主体となるほか，手根中央関節の共同運動のもとに行われる。また，手根間関節に生じる各手根骨の動きも手関節運動に大きく関与するといえる。

a 掌屈・背屈運動

掌屈と背屈(図 10a)は中立点から始まり，水平軸上に生じる。水平軸は橈骨手根関節から舟状骨を通り，手根間関節では有頭骨を通る。運動の起点は有頭骨であり，これを支えるのが月状骨である。掌側では，2 列の V 字型靱帯が，背側では DIC が月状骨を支持し，関節運動に伴う骨の浮き上がりを防止している。各関節の運動比率は，研究者により異なるが(表 1)，背屈では橈骨手根関節が主体となり，掌屈では手根中央関節の比率が高くなる。

b 橈屈・尺屈運動

橈屈と尺屈(図 10b)は，手背手掌軸で行われ，掌背屈同様，動きの起点は有頭骨である。また，掌側から V 字型靱帯，背側から DIC が月状骨を背側から押さえて突出するのを防ぐのも同じである。異なる点は，橈屈尺屈運動は，橈骨手根関節のみの運動にて行わ

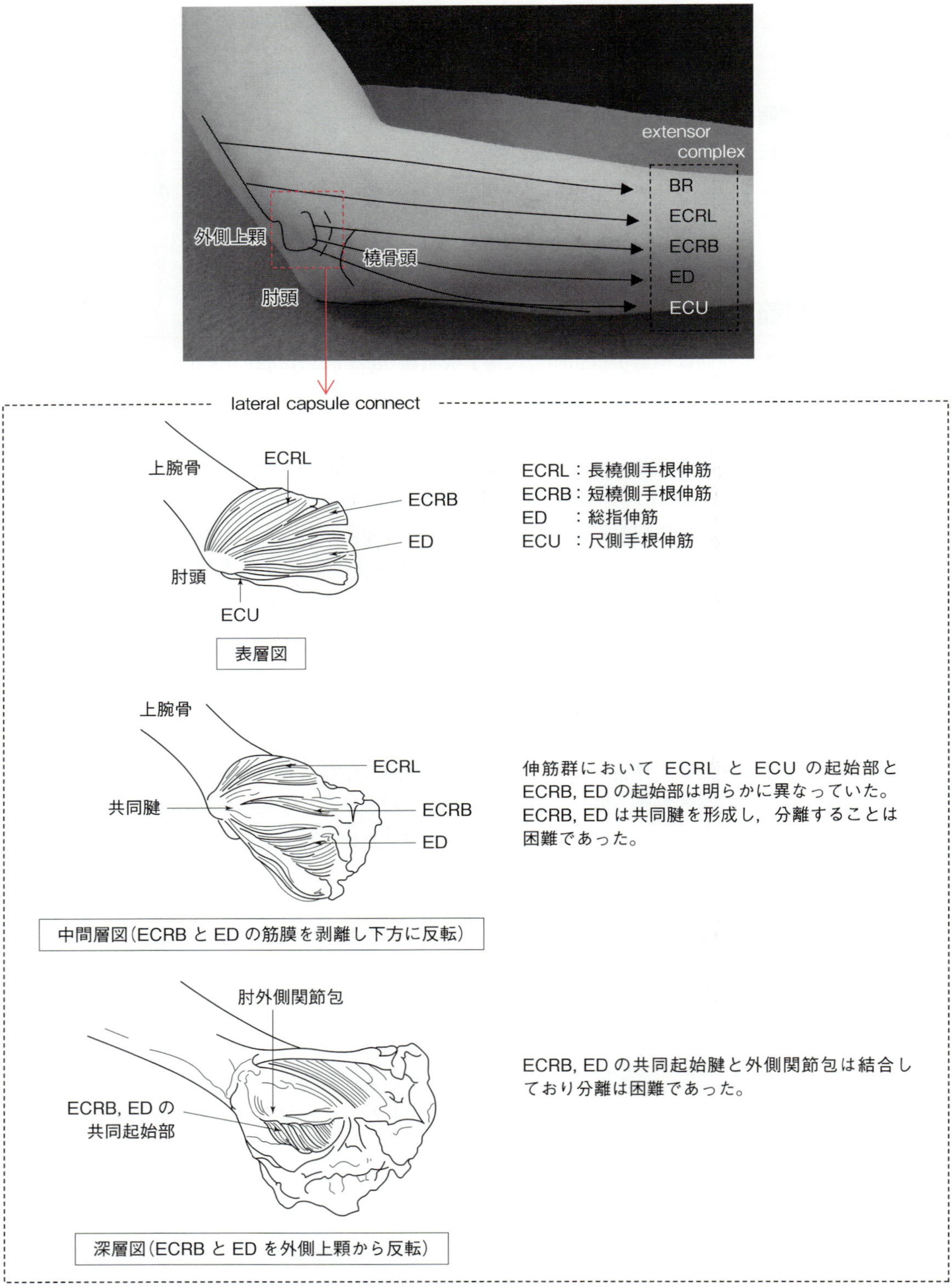

180　V　手関節

extensor complex
BR
ECRL
ECRB
ED
ECU

外側上顆
橈骨頭
肘頭

lateral capsule connect

上腕骨
ECRL
ECRB
ED
肘頭
ECU

ECRL：長橈側手根伸筋
ECRB：短橈側手根伸筋
ED　：総指伸筋
ECU：尺側手根伸筋

表層図

上腕骨
ECRL
共同腱
ECRB
ED

伸筋群において ECRL と ECU の起始部と ECRB, ED の起始部は明らかに異なっていた。ECRB, ED は共同腱を形成し，分離することは困難であった。

中間層図（ECRB と ED の筋膜を剥離し下方に反転）

肘外側関節包
ECRB, ED の共同起始部

ECRB, ED の共同起始腱と外側関節包は結合しており分離は困難であった。

深層図（ECRB と ED を外側上顆から反転）

図 9　外側関節包との連結
〔Greenbaum B：Extensor carpi radialis brevis. J Bone Joint Surg 81(5)：926-930, 1999 より〕

A. 基本構造　181

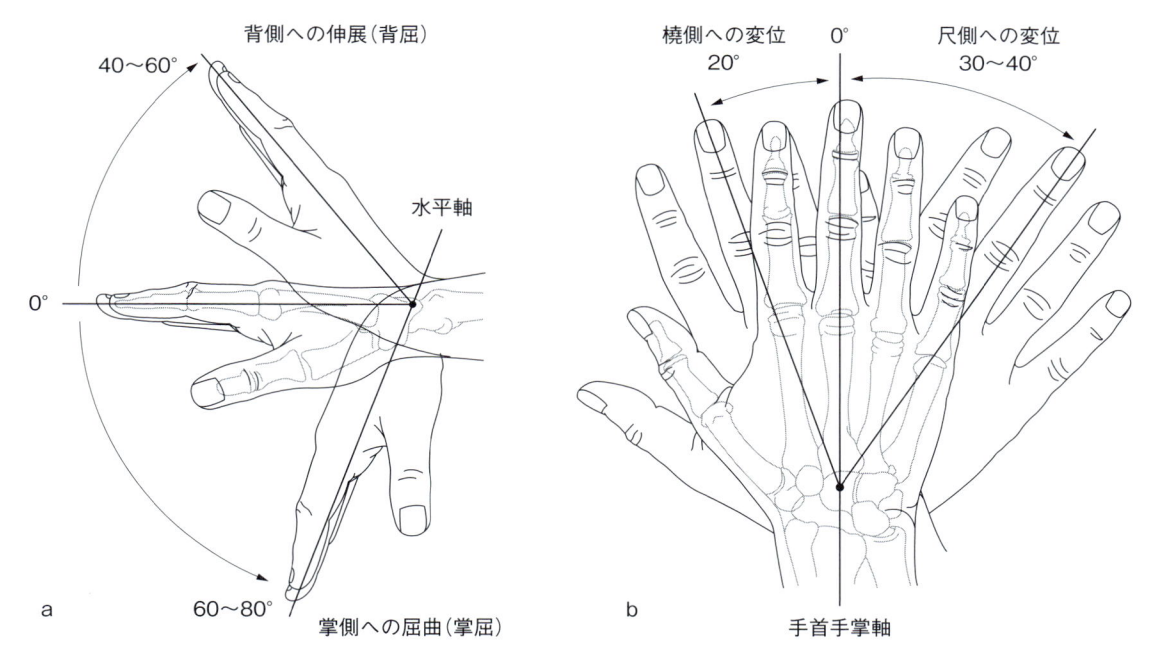

図10　手関節運動について
a. 掌屈・背屈
b. 橈屈・尺屈　手背手掌軸は有頭骨を通る。このように，屈曲と伸展は橈骨手根関節と手根間関節の両方で起こるのに対して，橈側と尺側への変位は橈骨手根関節のみに起こる。

表1　手関節運動における各関節運動比

	Kapandji		Fisk		Sarrafian	
	橈骨手根関節	手根中央関節	橈骨手根関節	手根中央関節	橈骨手根関節	手根中央関節
背屈	41%	59%	66.6%	33.4%	66.5%	33.5%
掌屈	59%	41%	50%	50%	40%	60%

れ，手根中央関節の動きは伴わないことである。
　つまり，橈屈尺屈運動は，近位手根骨の動きを理解することが必要である。従来，橈屈尺屈運動の際，遠位手根骨は運動方向に移動(橈屈ならば橈側)し，近位手根骨は運動方向と反対に移動(橈屈ならば尺側)すると考えられていた。しかし，X線写真[3]による解析により，橈屈時に舟状骨・月状骨は掌屈し，尺屈により背屈することが判明した。この運動は，尺屈により三角骨が有鉤骨の掌側に移動して背屈すると，他の手根骨も背屈すること，橈屈で三角骨は有鉤骨より離れ背側へ移動して，他の手根骨とともに掌屈することによる結果だと理解されている。

c column theory と oval ring theory(図11)[5]

　手関節運動を理解するには，手関節全体の機能と手根骨運動を理解することが重要となり，現在まで様々な理論が提唱されてきた。
　Taleisnik により提唱された column theory と，Lichtman により提唱された oval ring

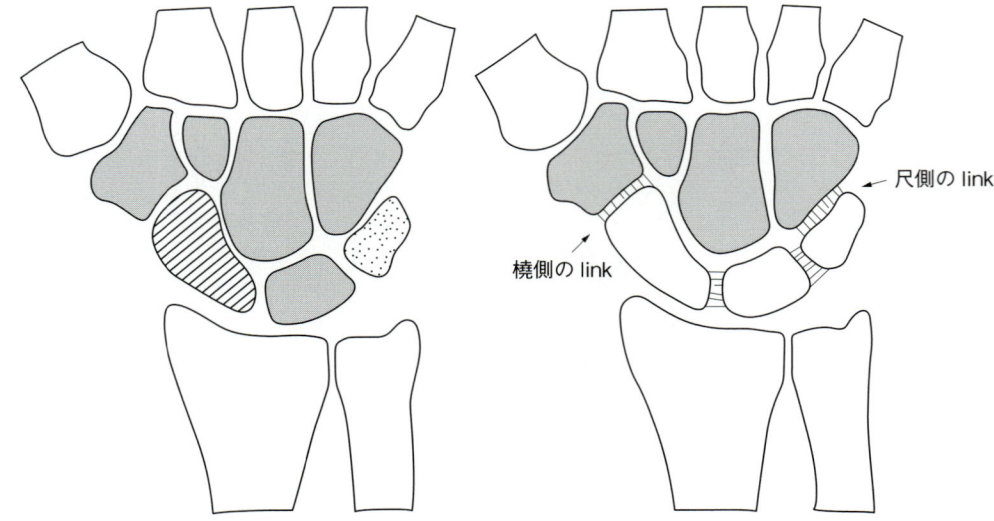

a. column theory. central column は遠位手根列と月状骨を含み，屈伸運動をつかさどる。lateral column は舟状骨で，両手根骨列を連結する。medial column は三角骨で，手の回内外の回転中心となる。(by Taleisnik)

b. oval ring theory. 遠位列と近位列が橈側と尺側の link でつながってひとつの ring を形成していて，靱帯損傷や骨折によりこの ring が断裂すると手根不安定症となる。(by Lichtman)

図11 column theory と oval ring theory について
〔堀井恵美子：手根不安定症のバイオメカニクス．MB Orthop 5(12)：19-27, 1992 より〕

theory について図11に示す。

現在，近位手根骨の独自的な動きが解明されてきたことによって，月状骨を遠位手根列に含めて考える column theory の考えかたが疑問視され，oval ring theory のほうが手根骨の機能と運動を理解するために適していると考えられている。

B おさえておくべき疾患

1 橈骨遠位端骨折[6-12]

a 受傷機転，発症年齢

転倒・転落による受傷が主であり，若年者から高齢者まで，幅広い年齢層に認められる。

若年者の場合，高エネルギー損傷（スノーボードなどによるスポーツや交通事故）が多く，骨折型も重度であるのに対し，高齢者は低エネルギー損傷（転倒など）が主で，骨折型も単純であることが多い。しかし，高齢者で骨粗鬆症などが基盤にある場合，軽微な転倒による骨折でも，粉砕型などの重度不安定型骨折を起こす場合も多い。

b 分類[7,8)]

受傷者の年齢分布や受傷機転も様々であることから，骨折型は多彩であり，正確に分類することは容易ではない．しかし，骨折型を分類することは，予後予測のもと，治療法の決定や可否を比較検討するために重要な要因といえる．

ここでは古典的分類と関節内骨折に有用である分類法を示し，それぞれの利点と欠点を述べる．

1）古典的分類（図12）

基本的には関節外骨折を意味し，橈骨遠位骨片が背側に転位した場合をコーレス骨折，掌側に転位した場合をスミス骨折という．関節内骨折で，関節面が掌側または背側に転位し，手根骨の脱臼を伴うものをそれぞれ，掌側・背側バートン骨折という．また橈骨茎状突起の関節面に及ぶ骨折を chauffeur 骨折という．

2）Frykman 分類（図13a）

橈骨手根関節面または遠位橈尺関節面に骨折線が及んでいるか，尺骨遠位端が骨折しているかによりⅠ～Ⅷ型に分類されている．

分類方法が明確であり，多用されているが，骨片の転位方向（特に回転転位の把握）や陥没骨折（die-punch fragment）などの程度が把握しづらく，治療法と直結していないという欠点がある．

3）Melone 分類（図13b）

関節内骨折に対する分類方法である．粉砕骨折した場合，主骨片と3つの骨片の計4片

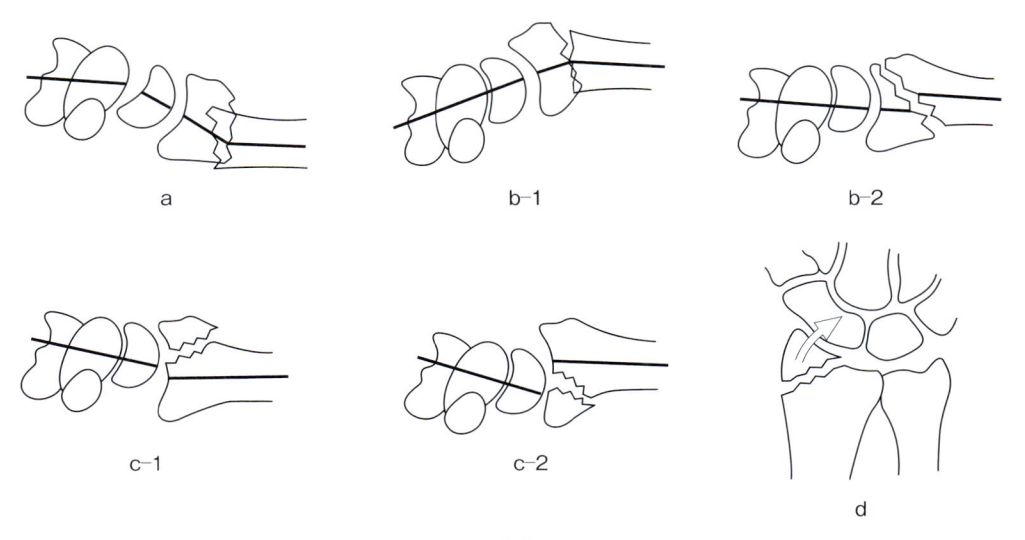

図12 古典的分類
a：コーレス骨折
b：スミス骨折　b-1：トーマス分類の type Ⅰスミス，b-2：トーマス分類の type Ⅲスミス
c：バートン骨折　c-1：背側バートン，c-2：掌側バートン（トーマス分類の type Ⅱスミス）
d：chauffeur 骨折
〔島田幸造：橈骨遠位端骨折の分類と治療法，越智隆弘，菊地臣一（編）：上肢の外傷，NEW MOOK 整形外科 No 5，p 53，金原出版，1998 より〕

（茎状突起骨片，月状骨窩の掌側骨片・背側骨片，骨幹部）に分かれるとし，これらの転位の程度によりⅠ〜Ⅳ型に分類している．

重症度を反映するので予後との相関がよく，有用な分類と思われるが，実際の臨床場面では必ずどれかに分類できるというわけではなく，実用性に欠けるところもある．

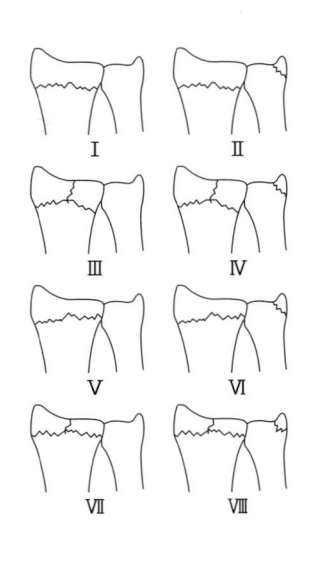

		骨折線		
		橈骨手根関節	遠位橈尺関節	尺骨茎状突起
Ⅰ	関節外骨折	−	−	−
Ⅱ		−	−	＋
Ⅲ	関節内骨折 ＋または−	＋	−	−
Ⅳ		＋	−	＋
Ⅴ		−	＋	−
Ⅵ		−	＋	＋
Ⅶ		＋	＋	−
Ⅷ		＋	＋	＋

a. Frykman 分類

b. Melone 分類

Type A　関節外骨折
A1　A2　A3

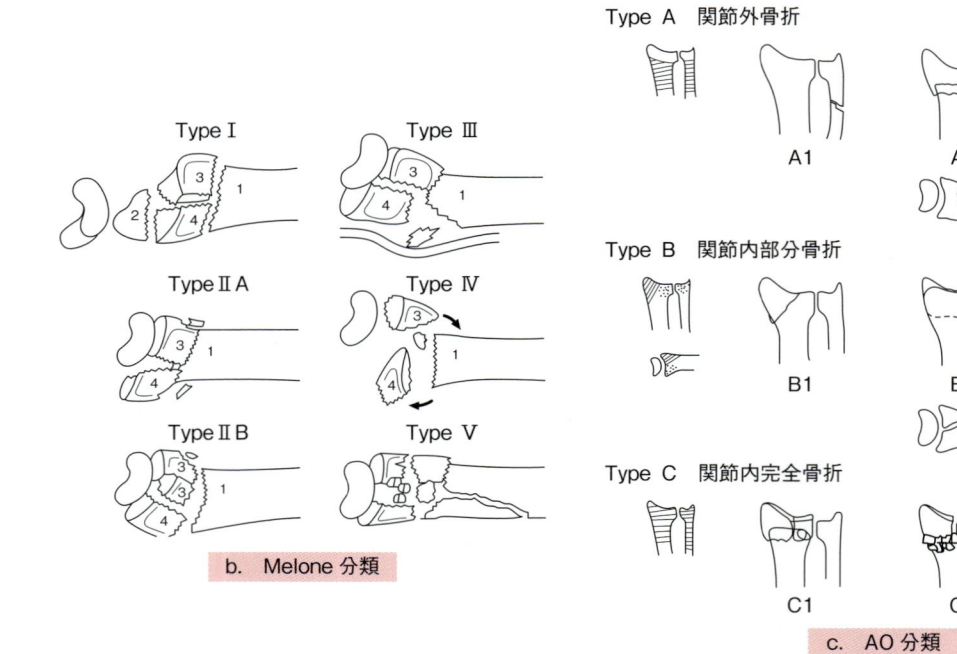

Type B　関節内部分骨折
B1　B2　B3

Type C　関節内完全骨折
C1　C2　C3

c. AO 分類

図13　橈骨遠位端骨折の分類
〔堀内行雄：橈骨遠位端骨折の分類と治療方針．MB Orthop 13(6)：1-12, 2000 より〕

4) AO分類(図13c)

　関節外, 関節内骨折を含めすべてに応用可能な分類である. この分類ではまずType A～Cに分け, 粉砕の程度によりさらに3分類(例:A1-1～A1-3), そして重症度に応じて3グループ(例:A1～A3-1)に分けている. 機械的に分類でき, 重症度に反映していることから, 臨床上イメージしやすい分類法であるといえる.

c 頻度

　約半数が関節外骨折(コーレス骨折)で, 関節内骨折は約1/3であり, この関節内骨折の2/3が粉砕コーレス骨折である.

d 予後因子

　従来, 遠位端骨折は変形治癒しても機能的には不自由の少ない外傷と認識され, 徒手整復と外固定が主に行われてきた.

　しかし, 考えられていたよりも機能不良例が多いことが明らかとなり, 以来, 様々な治療法が開発された. 治療の目標は, 解剖学的整復位の獲得であるが, 中でも① volar tilt, ② radius inclination, ③ radial shortening(図14)が予後に影響を与える因子として重要視されている. 特に, ③は尺骨突き上げ症候群(ulnocarpal abutment syndrome)の原因となるため, 注意が必要である.

e 合併症

　変形治癒に伴う変形性手関節症, 橈骨の短縮に伴う尺骨突き上げ症候群, 損傷時の靱帯損傷に伴う手根不安定症があげられる.

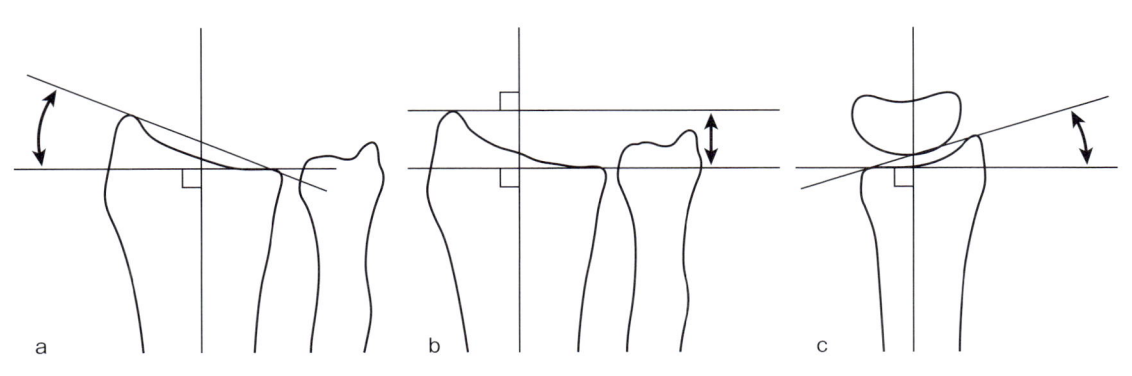

図14　遠位端骨折後の整復肢位
a. radial inclination(平均23°)
橈骨の長軸に対する垂線と, 橈骨手根関節面の橈側・尺側縁を結ぶ線とのなす角.
b. radial shortening(正常値)
尺骨頭の遠位面と橈骨点状突起の段差を橈骨の長軸に平行な線上で計測した値.
c. volar tilt(平均15°)
橈骨の長軸に対する垂線と橈骨手根関節面の背側縁, 掌側縁を結ぶ線とのなす角.

f 外科的治療

治療の原則として，関節外骨折や転位のない粉砕骨折は外固定による保存療法が行われる。徒手整復は手関節掌尺屈位(cotton loder position)で外固定するのが一般的であるが，ギプス内で転位する可能性がある場合は，intrafocal pinning(IFP もしくは Kapandji 法，図15)[10,11]が行われる。IFP は基本的に関節外骨折が適応となり，著明な転位，関節面陥没(die punch fragment)，骨粗鬆症の症状が強い患者には適応外となる。

転位を伴う粉砕骨折などの場合，観血的治療が必要とされる。術式は様々であるが，近年では早期運動療法による日常生活活動(ADL)改善が望まれるようになり，掌側プレート固定術(図16)が盛んに行われている。当院でも頻度の高い手術方法であり，外来診療において依頼頻度も高い。筆者は掌側プレート術直後のリハビリテーションを行うにあたり，以下の4つのことに留意している。

1) 術創部の問題

術後に生じる腫脹は，創部を伸張させ，創部痛の原因となるとともに関節可動域(range of motion：ROM)制限の原因となりうる。筆者は必要に応じて安静用スプリントを作成し，なるべく創部への伸張ストレスを発生させないように心がけている。

2) 方形回内筋 pronator quadratus(PQ)の切離(図17)

術野の確保のために PQ は切離され，プレート挿入後，再縫着される。PQ の浅層は主に回内に作用し，深層は遠位橈尺関節(distal radio-ulnar joint：DRUJ)の安定性に関与するという報告もあることから，術後(1～2週)はなるべく回内外ストレスを与えないように配慮すべきである。

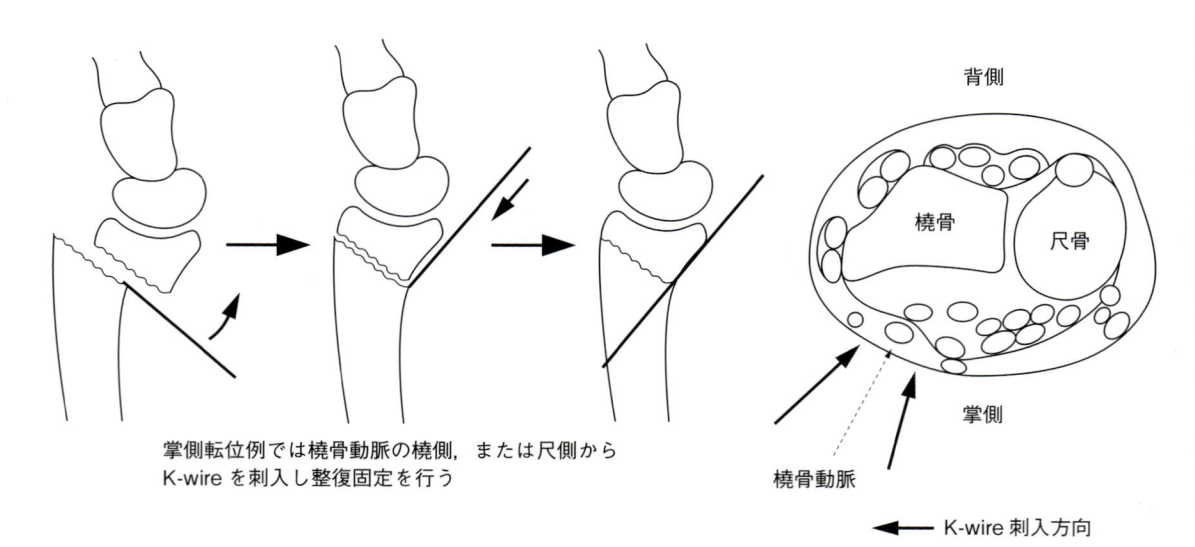

図15　intrafocal pinning(IFP)

〔外間　浩，金谷文則：橈骨遠位端骨折に対する intrafocal pinning(IFP)法．越智隆弘，菊地臣一(編)：上肢の外傷，NEW MOOK 整形外科 No 5，p 56，金原出版，1998 より〕

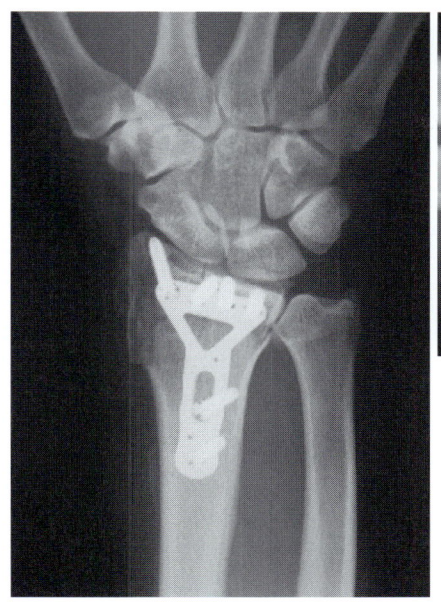

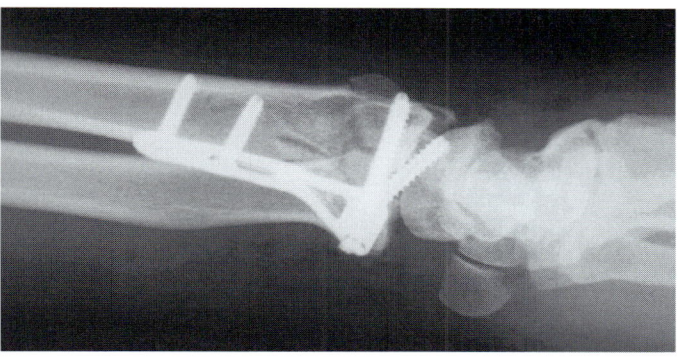

図 16　掌側プレート固定術

術野の確保のため，方形回内筋を切離する
侵襲

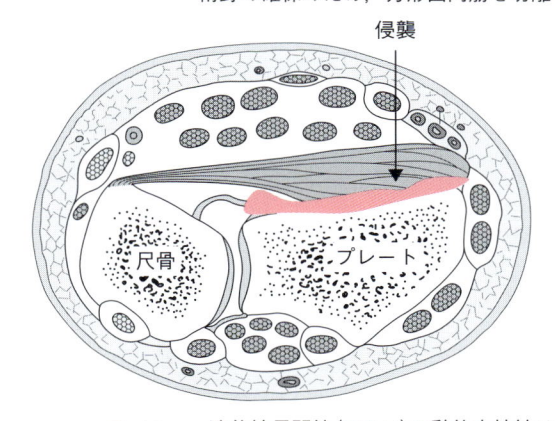

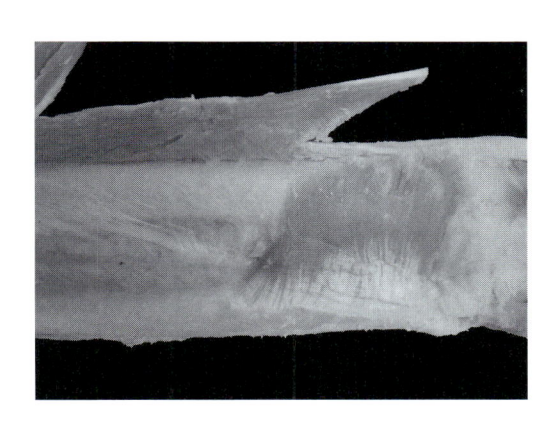

尺骨　プレート

Problem：遠位橈尺関節(DRUJ)の動的支持性は低下（一時的）

図 17　方形回内筋の切離により生じる問題

3) プレートによる固定効果

　骨片が背側に転位している例に対して，掌側プレート固定が行われた場合，プレートによる背側への固定能力はないと考えられる。

　ROM の拡大（特に背屈）に伴い，不安定性が生じる可能性もあるので留意が必要である。

　粉砕骨折例（特に AO 分類 C2, 3）には留意が必要と考える。

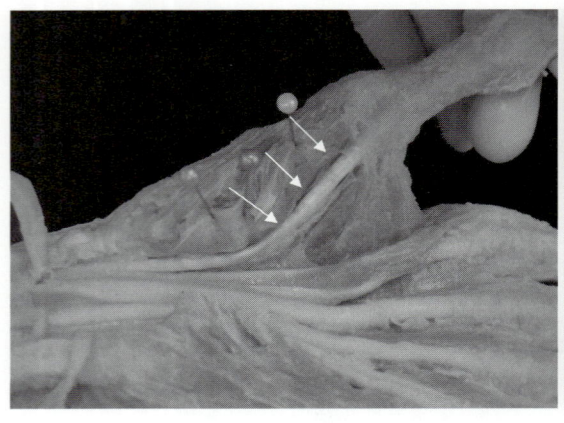

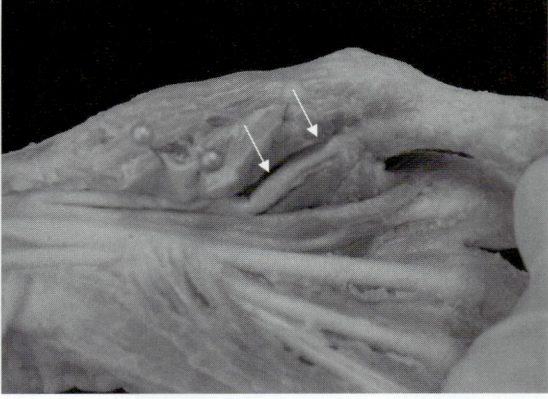

a. 母指外転位

b. 母指内転位

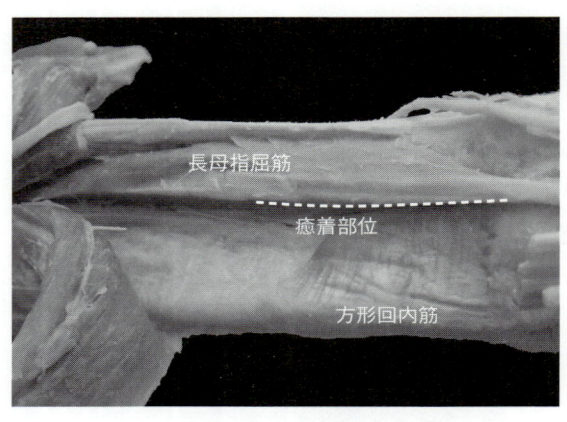

c. 長母指屈筋筋腹

図18　長母指屈筋腱の走行

4) 長母指屈筋とプレートの癒着（図18）

　プレートは長母指屈筋の下に挿入されることになるため，時折ではあるが癒着を起こすことがある。評価は動的腱固定効果（dynamic tenodesis effect）にて可能である。癒着を起こした場合，抜釘の際に，剥離術が行われることもある。なるべく癒着を起こさないように管理することが重要である。

2 TFCC損傷

a TFCCの機能解剖と作用

　TFCC（triangular fibrocartiage complex）は，遠位・近位・尺側部から構成される複合組織（図19）[13,14]であり，手関節尺側部痛を起こす要因（表2）にあげられる。TFCCの機能は，①橈尺骨−尺骨手根骨間の支持作用，②回内外・尺橈屈への運動制御，③尺骨手根骨間の荷重伝達，吸収，分散に関与していると考えられる。尺側は橈側に比べ，骨性安定

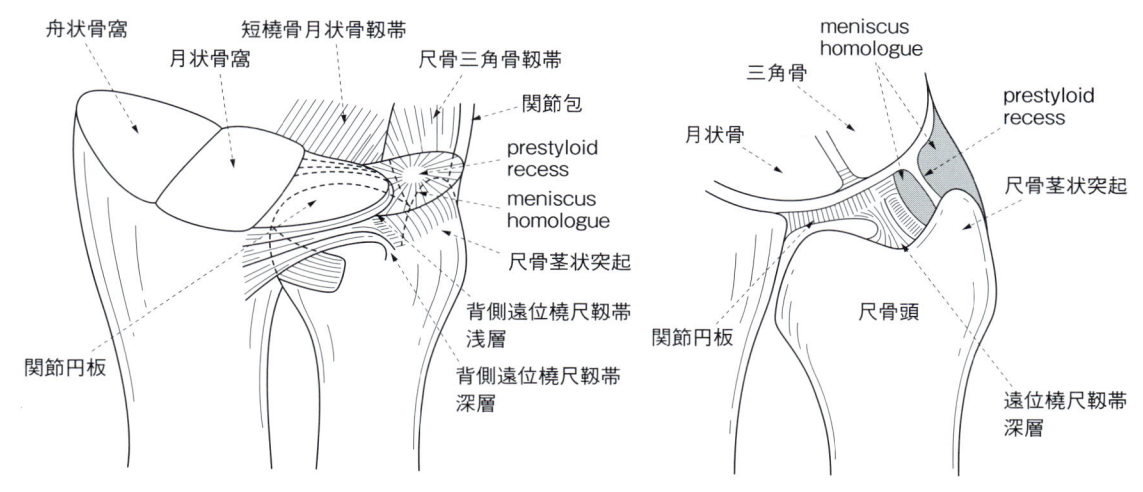

図19 TFCCの立体構造
(笹尾三郎・他：TFCCのバイオメカニクス—TFCCの解剖と尺骨短縮骨切り術の効果. J MIOS 30：12-17, 2004より)

表2 尺側部痛の要因

1) 関節内疾患
   ①尺骨突き上げ症候群
   ②遠位橈尺関節障害
   ③関節内遊離体
   ④TFCC損傷
   ⑤尺骨茎状突起骨折
   ⑥手根不安定症(特に月状三角骨不安定症)
2) 関節外疾患
   ①尺側手根伸筋・尺側手根屈筋腱鞘炎
   ②尺側手根伸筋・尺側手根屈筋機能不全によるTFCCの動的機能障害
3) 回旋軸異常
   ①回旋軸の偏移
※これらの要因を明らかにし，原因に沿った治療を行うことが望ましい．

性が低いこと〔橈骨尺骨切痕(sigmoid notch)の浅さ，尺骨頭の形状より〕と複雑な動きを有するがゆえに損傷されやすい組織ともいえる．

遠位：disc properと呼ばれる三角線維軟骨(triangular fibrocatilage：TFC)を中心として尺骨月状骨間靱帯，尺骨三角骨間靱帯，meniscus homologueが存在する．

近位：三角(橈尺)靱帯が，尺骨小窩(fovea)から起始し，sigmoid notchに停止する．

尺側：尺側手根伸筋(extensor carpi ulnaris：ECU)腱鞘および尺側関節包により機能的尺側副靱帯を構成する．

b 受傷機転と分類

周囲組織からの外力(強制背屈方向)や尺屈方向への反復的ストレス，尺骨茎状突起骨折(図20)[15]や尺骨突き上げ症候群により障害される．分類は，Palmar(表3)によるものが普及しており，新鮮断裂(外傷性)に伴うタイプと変性断裂(尺骨突き上げ)に伴うタイプの

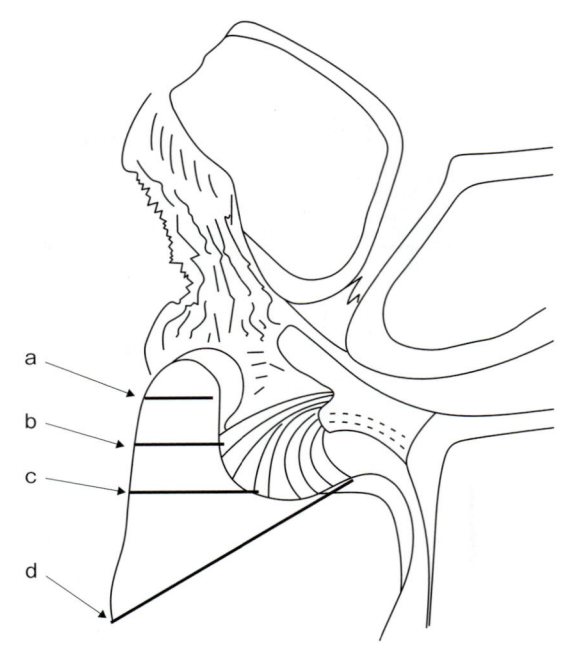

図20 尺骨茎状突起骨折の分類
a：先端部骨折，b：中央部骨折，c：基部水平骨折，d：基部斜骨折
(中村俊康・他：尺骨茎状突起骨折と遠位橈尺関節不安定性．骨折 26：278-281, 2004 より)

表3 Palmar の分類

Class 1　新鮮断裂(外傷性)
1A：中央部
1B：尺側部
尺骨茎状突起(＋)
尺骨茎状突起(－)
1C：遠位部損傷
1D：橈側損傷
尺骨切痕骨折(＋)
尺骨切痕骨折(－)
Class 2　変性断裂(尺骨突き上げ)
2A：disc proper 摩耗
2B：disc proper 摩耗＋月状骨・尺骨軟骨の変性
2C：disc proper 穿孔＋月状骨・尺骨軟骨の変性
2D：disc proper 穿孔＋月状骨・尺骨軟骨の変性＋月状三角骨間靱帯穿孔
2E：disc proper 穿孔＋月状骨・尺骨軟骨の変性＋月状三角骨間靱帯穿孔＋尺骨手根関節症

2 Class に分けられている．

c 各種検査，ストレステスト(図21, 22)[16,17]

診断は MRI，関節造影検査，各種ストレステストにより行われる．各種ストレスについて述べる．

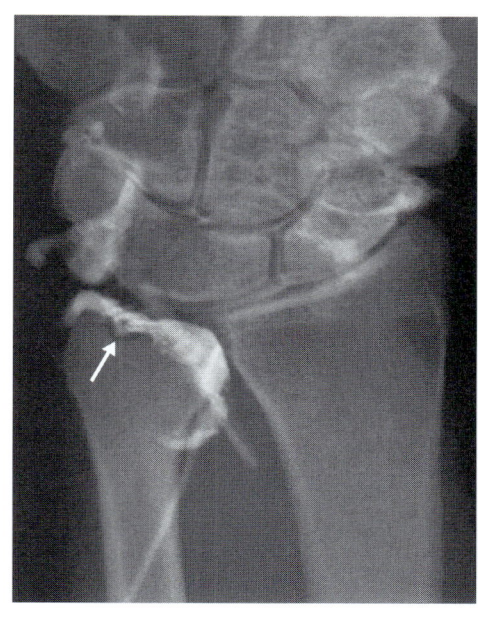

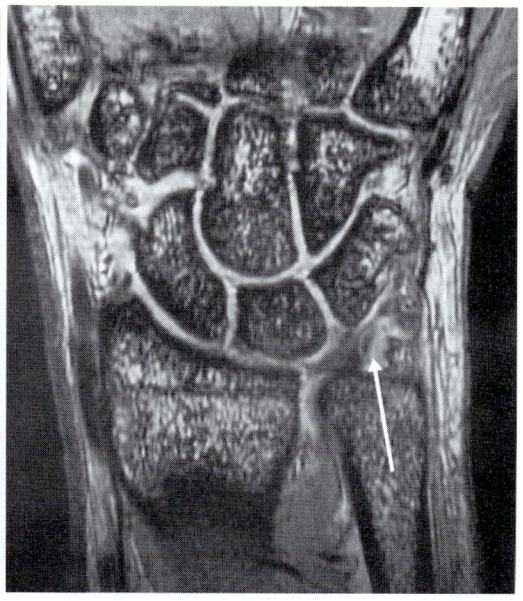

関節造影	MRI

図 21　TFCC 損傷の関節造影・MRI 所見

1）TFCC ストレステスト
手関節尺屈時に軸方向に圧迫を加える．疼痛が誘発されれば陽性となる．

2）DRUJ ballottement test
一方の指で橈骨遠位，もう一方の尺骨遠位を把持し，DRUJ を掌背側に擦り合わせる．DRUJ に不安定性や疼痛を認めた場合，陽性となる．

3）DRUJ compression test
尺骨遠位を DRUJ に整復するように把持しながら回内外させ，DRUJ の適合性をみる．疼痛・クリックがあれば陽性となる．

4）piano key test
回内位にて手関節を把持し，他方の手で尺骨頭を掌側方向に押すようにする．DRUJ に不安定性がある場合，陽性となる．

5）fovea sign
尺骨茎状突起掌側部と尺側手根屈筋の間の局所的な圧痛をみる．疼痛があれば陽性となる．

d 治療方針

外科的治療には，鏡視下 TFCC 部分切除術，鏡視下 TFCC 縫合術，尺骨短縮術が行われ，良好な成績が得られている．また，装具療法による保存療法の有用性も報告されている．

西出[18,19]は，DRUJ と月状骨間に圧痛を認める場合，TFC および尺骨小窩（fovea）橈側

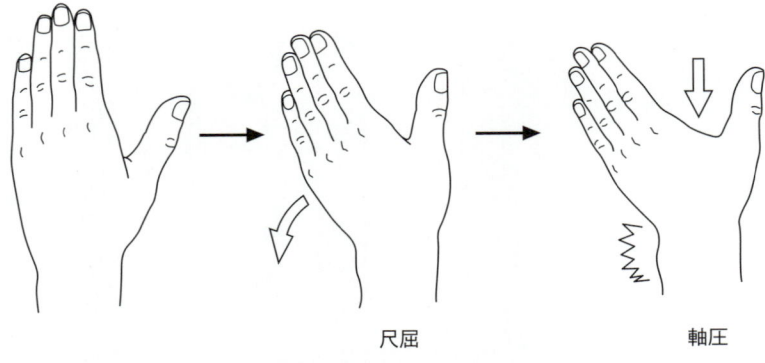

尺屈　　　　　　　軸圧
1) TFCC ストレステスト

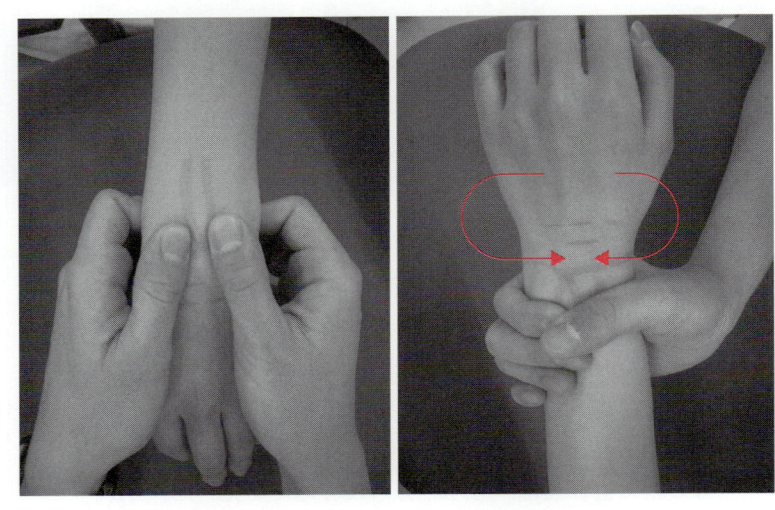

2) DRUJ ballottement test　　3) DRUJ compression test

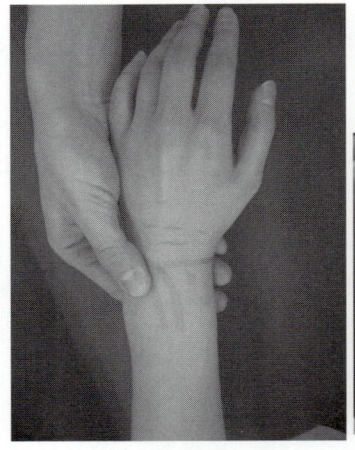

4) piano key test　　5) fovea sign

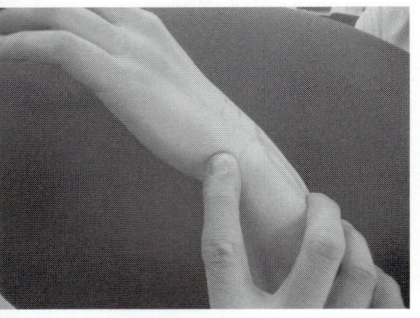

図22　各種ストレステスト

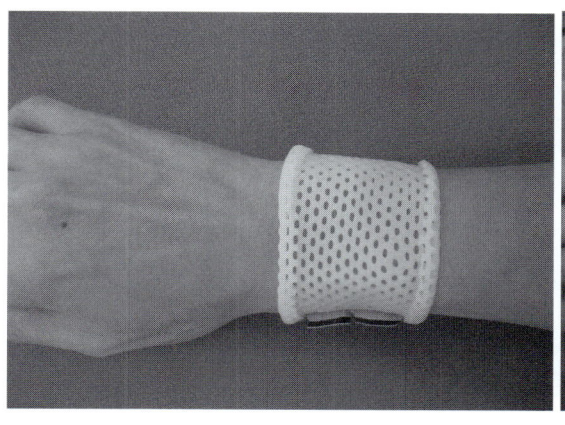

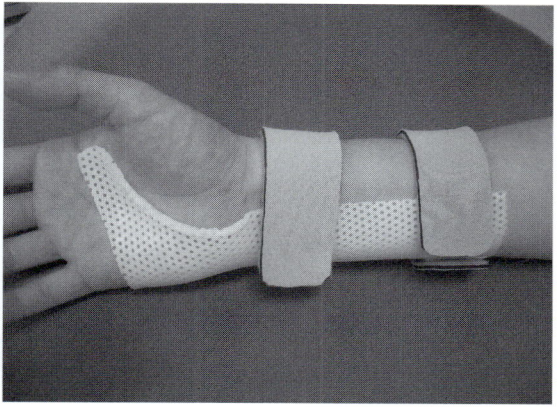

a. カフ型スプリント　　　　b. ulnar gutter スプリント

図23　スプリント療法

周辺の損傷を疑い、カフ（cuff）型スプリント（図23a），尺骨三角骨間に圧痛を認める場合，尺骨手根靱帯，尺側手根伸筋（ECU）腱鞘床などの尺側支持機構の損傷を疑い，ulnar gutter スプリント（図23b）を用いて良好な成績を収めている。

3 キーンベック病

a 定義，発生機転・年齢

月状骨の無腐性壊死である（図24）。初期は月状骨の形態が保たれているが，壊死の進行とともに月状骨の圧壊，さらに分節化が進み，最終的には変形性手関節症に陥る。

10〜50歳代の男性の利き手に発症することが多い。原因はまだ明らかではないが，月状骨への血流が少ないことや手を使う労働やスポーツをしている症例が多く，繰り返す微細損傷（minor trauma）も発症誘因のひとつと考えられている。

分類は，Lichtmanら[20]によるX線学的分類（図25）が広く用いられている。

b 治療方針

多くの手術療法が存在するが，最も有用であるという手術はない。安静により症状が軽快する症例も多く，長期成績では保存療法と手術療法における差がないことも報告されている[21]。そのため，必ずしも手術療法が必要とは言い切れない。

手術療法は，①月状骨に加わる軸圧の減少を目的とした骨切り術，②壊死部の血流再開を期待した血管束・血管柄付き骨移植術，③壊死骨の摘出・置換・関節形成術に大別することができる。

c 合併症

最終的には変形性手関節症に発展する。

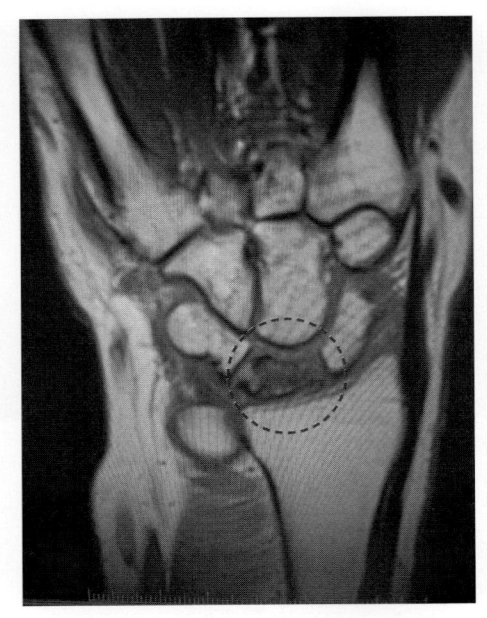

図24 キーンベック病のMRI所見

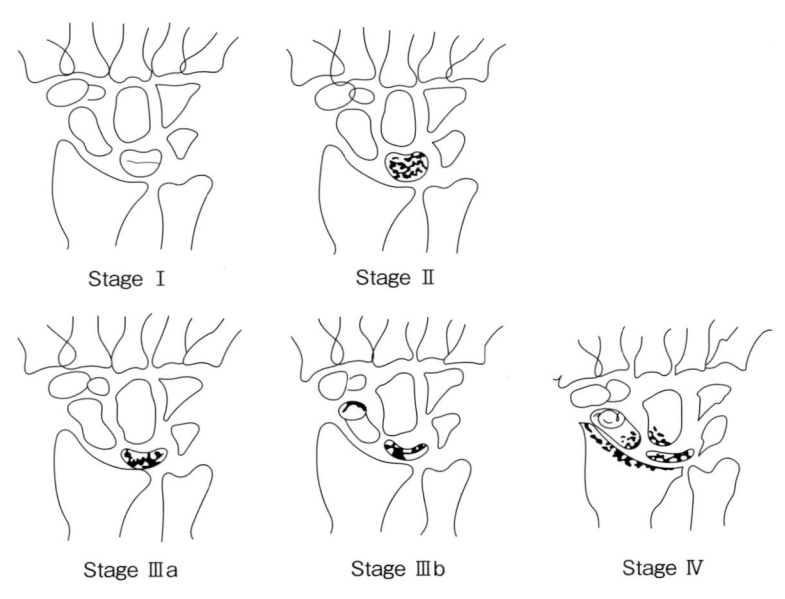

図25 LichtmanによるX線学的分類
Stage I ：単純X線で何ら変化を認めないがMRIを使用すれば壊死が確認できる。
Stage II ：月状骨の骨硬化，あるいは骨梁構造の変化がみられるが，月状骨の形態が保たれている。
Stage IIIa：月状骨に圧壊がみられ，月状骨の掌屈偏位は認めるがring signは認めない。
Stage IIIb：月状骨に圧壊がみられ，月状骨の掌屈偏位，ring signを認める。
Stage IV ：変形性手関節症に陥っている最終段階レベル。
〔Alexander AH, Lichtman DM：Kienböck's disease. In：Lichtman DM (ed)：The Wrist and Its Disorders, pp 329-343, Saunders, Philadelphia, 1988 より〕

基本的に舟状骨骨折後の偽関節によるSLAC（schapholunate advanced collapse）wrist，SNAC（scaphoid nonunion advanced collapse）wristは，最後まで橈骨月状骨関節が温存されるため，部分手関節固定術を行うことで手関節の機能は温存できる．それに対して，キーンベック病は，まず橈骨月状関節に関節症性変化が生じ，最終的には全手関節に関節症性変化が生じるため，手関節機能が維持できなくなる．

d リハビリテーション

現在のところ，有用なリハビリテーションの手段は解明されてはいない．保存療法の場合，痛みは関節可動域の減少とともに軽減してくる例も多いため，積極的な可動域訓練は避けるべきである．

4 舟状骨骨折

a 受傷機転，好発年齢，分類

手根骨骨折の中では最も発生頻度が高く，全体の70～80％を占める．好発年齢，性別は主として10～40歳代の男性に多い．手関節が軽度橈屈位で背屈強制が加わった際に生じ，受傷機転は，転倒，オートバイ事故，スポーツ外傷に多い．受傷直後，末梢骨片は掌屈・中枢骨片は背屈転位を起こすことにより，DISI変形（「A-2．手関節を連結する関節構造」図7参照⇒178頁）を呈する傾向がある．その状態が長期化すれば，SLAC wrist（変形性手関節症のStage Ⅰ，図26a）に進行するケースが多い．骨折型分類は，治療方針の決定や予後を推測するうえで最も有用な，Herbert分類（図27）が繁用されている．

b 治療方針[21]

新鮮骨折に対する手術適応は，Herbert分類type Bである．しかし，近年，安定型骨折（type A）に対しても，早期運動機能回復を目的に手術療法を選択する場合が多い．内固定材料には，Herbert screwがよく用いられている．Herbert screw（図28）は，両端に異なるピッチのねじ山があり，挿入に伴い骨片部に圧迫力が加わるため，固定性に優れて

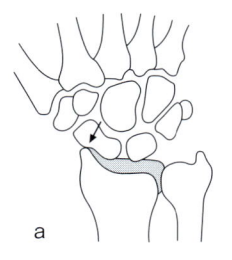

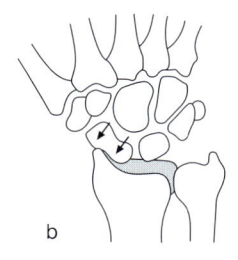

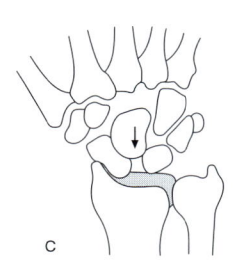

図26 SLAC wristのstage分類
a．Stage Ⅰ：橈骨茎状突起の尖鋭化
b．Stage Ⅱ：橈骨舟状骨間の関節裂隙の狭小化
c．Stage Ⅲ：上記に加えて有頭月状関節の関節症性変化

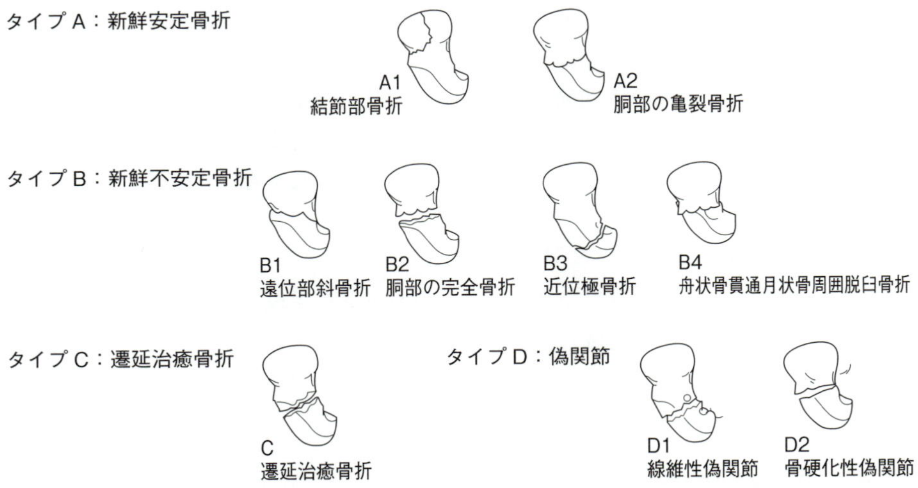

タイプA：新鮮安定骨折
A1 結節部骨折
A2 胴部の亀裂骨折

タイプB：新鮮不安定骨折
B1 遠位部斜骨折
B2 胴部の完全骨折
B3 近位極骨折
B4 舟状骨貫通月状骨周囲脱臼骨折

タイプC：遷延治癒骨折
C 遷延治癒骨折

タイプD：偽関節
D1 線維性偽関節
D2 骨硬化性偽関節

図27　舟状骨骨折および偽関節のHerbert分類

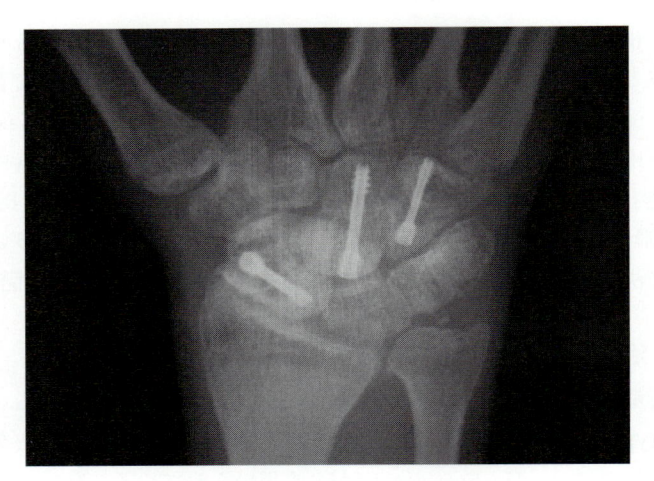

図28　Herbert screw

いるといえる．安定型偽関節については，腸骨片の埋め込み移植をするRusse法が行われ，不安定型偽関節では，骨吸収による短縮・手根背屈変形などがみられるので，腸骨片挿入による矯正が必要である．

c 合併症

偽関節が発生しやすい．舟状骨は，①軟骨に被われる部位が広く，背側と橈掌側のわずかに残された面からの血液供給となるため，血流が不良であること，②長軸に対して傾斜（「A-1．手関節の骨格」図4参照⇒175頁）を持つことから，X線による正面撮影のみでは，骨折線を見落としやすいことが原因としてあげられる．初診時，舟状骨結節・嗅ぎタバコ入れ（Snuff box）（図29）に圧痛陽性，橈屈・背屈可動域制限，手関節運動時痛が著明

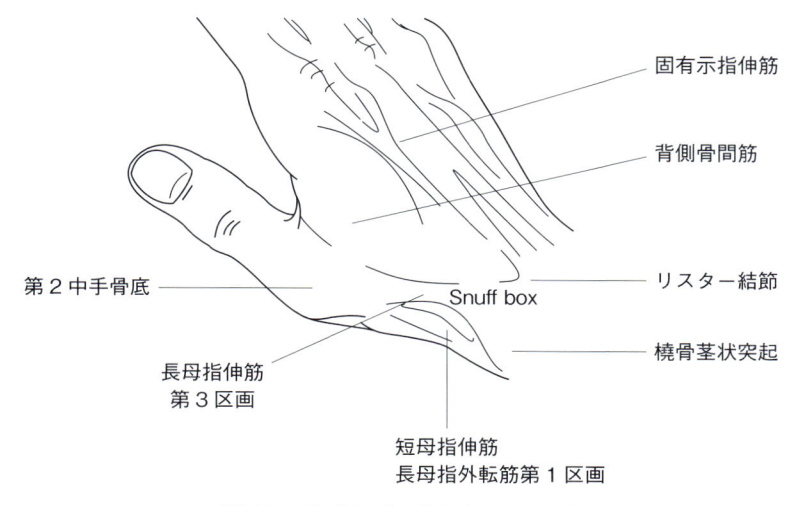

図29 嗅ぎタバコ入れ（Snuff box）

である場合は，本骨折を疑う必要があり，scaphoid shift test は，本骨折を見極めるために有用なテストといえる。scaphoid shift test は舟状骨結節部を母指で圧迫し，手関節尺屈から橈屈する。舟状骨骨折・舟状骨周囲の靱帯損傷があり有痛性クリックを生じた場合，陽性となる。

C 臨床症状の診かた・考えかた

1 浮腫の解釈[22,23)]

　手背の皮膚は，指・手首が屈曲する余裕が必要なため，subcutaneous space と subtendinous space が存在する。そのため，手関節の浮腫・腫脹は手背に生じ，MP 関節伸展拘縮位（いわゆる intrinsic minus position）を呈しやすい（図30）。浮腫の長期化は，手指拘縮原因を助長するため，できる限り早期の対応が必要である。筆者は浮腫の治療原則に従い，浅層・中間層・深層（図31）に分けて解釈している（浮腫の発生機序は，「Ⅲ．肘関節 C-1．肘関節浮腫の解釈」の項参照⇒114頁）。

a テーピングを用いた治療

　皮下組織・静脈・総指伸筋が治療部位となる。subcutaneous space と subtendinous-space（図32）に貯留している浮腫を軽減させ，手・手指の屈曲角度を増大させることが目的となる。筆者は治療としてテーピングを用いたアプローチ（図33）を行っている。テーピングは，皮膚を緩めた状態で固定（皮下組織へのストレスを防ぐため）し，中間層に存在する総指伸筋（extensor digitorum：ED）の滑走を誘導することを目的としている。

　その際の療法士は，循環障害の改善に伴う皮膚の色調・柔軟性を確認しながら手指・手

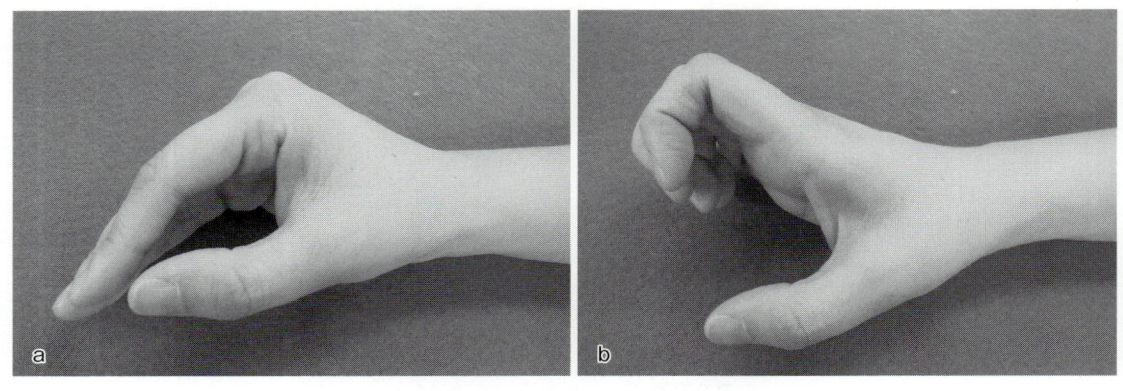

図30　intrinsic plus, minus position
a. intrinsic plus position。いわゆる手内筋が作用している状態。
b. intrinsic minus position。いわゆる手内筋が作用していない状態。

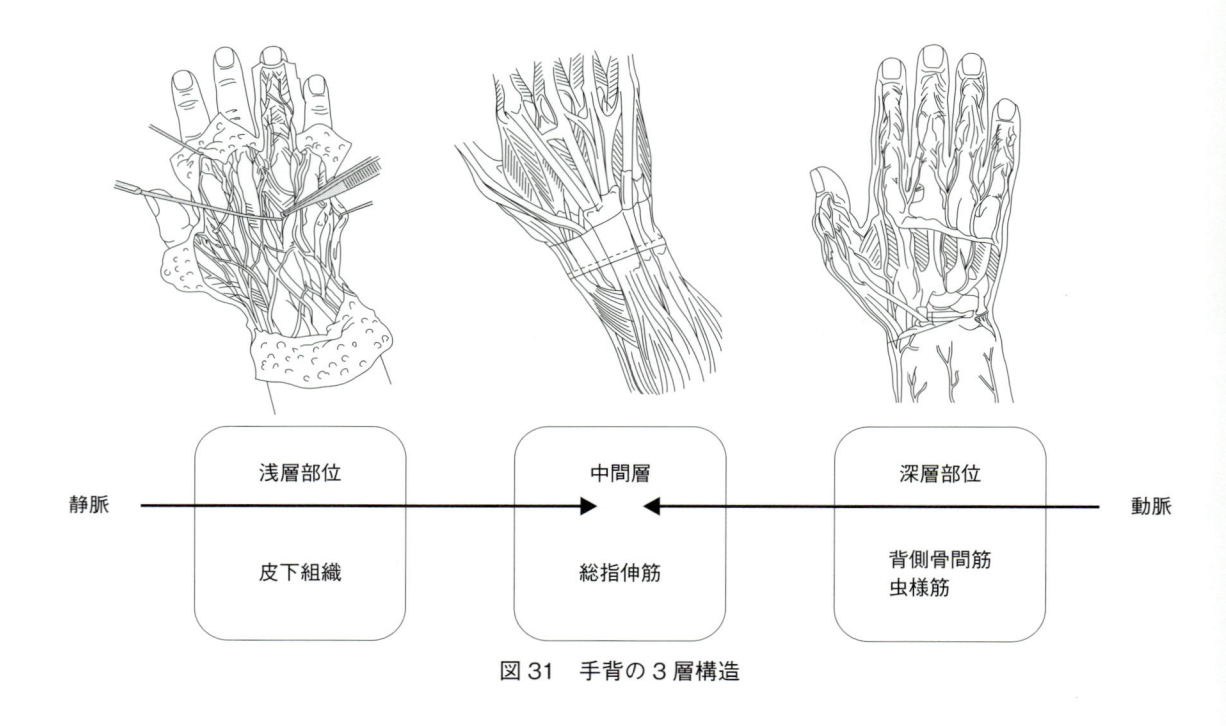

静脈 → 浅層部位（皮下組織） → 中間層（総指伸筋） ← 深層部位（背側骨間筋・虫様筋） ← 動脈

図31　手背の3層構造

の屈曲角度の改善を観察することが重要である。

b スプリントを用いた治療

　近年，橈骨遠位端骨折後などの外科的治療としてプレート固定術が主流となりつつある。プレート固定術後は，早期運動療法が可能となり利点も高いが，その反面，シャーレ固定期間も短期化しており，手根骨や手根間靱帯の損傷・障害(carpal instability)を見落とすこともある。そのような場合，手関節を安静位に保持しておかなければ腫脹の増大，疼痛が長期化する原因となる。

C. 臨床症状の診かた・考えかた　199

掌側
背側
subcutaneous space　subtendinous space
中手骨
総指伸筋

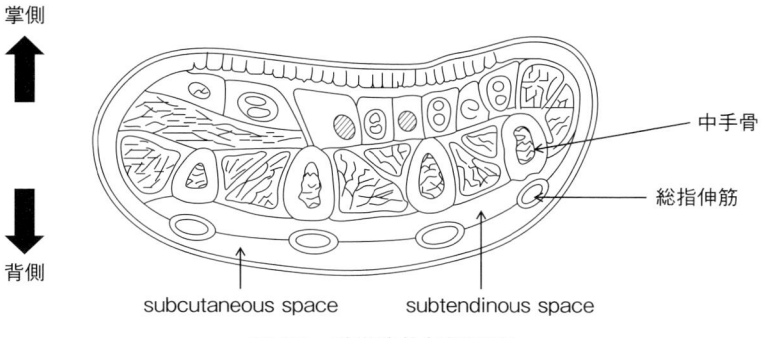

図32　手掌遠位部横断面

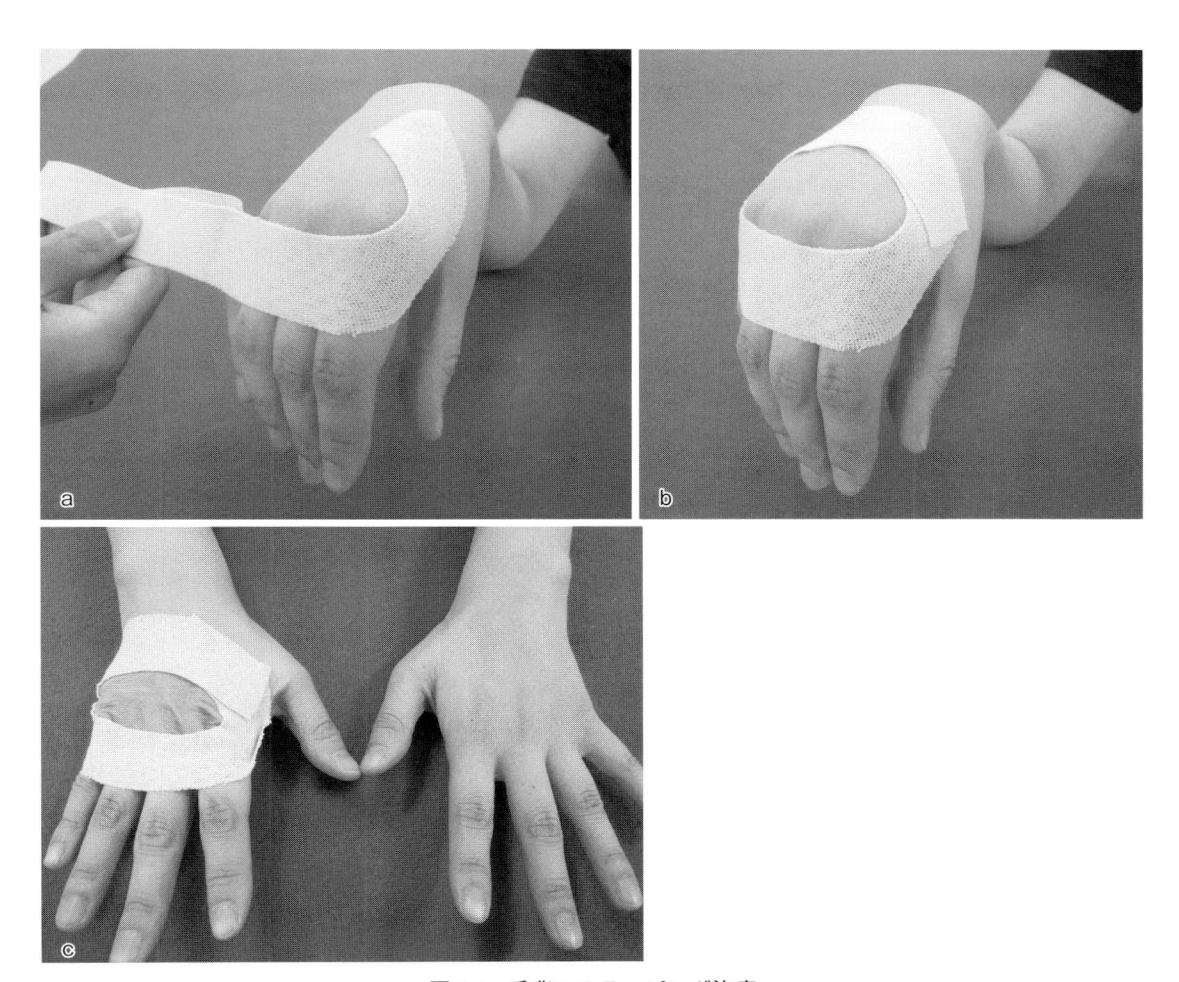

図33　手背へのテーピング治療
a. 第2中手骨底から第2基節骨底に向けて貼付。
b. そのまま第5基節骨底にむけて貼付し，第2中手骨底に戻る。
c. 伸展時，手背の皮膚は緩み，皮下組織への過度な伸張ストレス・侵害刺激による疼痛症状が抑制された状態で総指伸筋の滑走が誘導できる。

高齢者や自己管理が不十分な症例の場合は，良肢位保持を目的としたカックアップスプリントを作成し，浮腫，疼痛の軽減を観察している．

❷ 手関節可動域制限を生じる要因

手関節を考えていくうえで重要なのは，手根骨に筋は直接付着せず，動きは手根骨靱帯に依存していることである．中手骨〔長橈側手根伸筋（extensor carpi radialis longus muscle：ECRL），短橈側手根伸筋（extensor carpi radialis brevis muscle：ECRB）〕から伝達された遠位手根骨（特に有頭骨）の動きを，近位手根骨に効率よく伝達できるかが可動域拡大のポイントになる．尺側側の手根骨間は靱帯性構造〔月状三角骨間靱帯（luno triquetral ligament：LT）〕により可動性はなく，動きは尺骨-三角骨間に存在する TFCC（「B-2．TFCC 損傷」の項参照⇒188頁）に依存している．

反面，橈側側の手根骨間は，滑膜性の靱帯性構造を有し，手根骨間自体が可動性に富む．つまり，手関節可動域拡大には，遠位手根骨から橈側側への伝達（radial link）の獲得が治療上重要となる．

手関節運動の動きは，有頭骨に始まり月状骨に終わることから，月状骨の動きをうまく誘導できるかが重要な治療ポイントとなってくる．その張力の伝達は舟状骨の位置を正常に保つ RSC 靱帯（radio-scapho-capitate ligament）と舟状骨が月状骨に張力を伝達する RSL 靱帯（radio-scapho-lunate ligament）によるものといえる．また，有頭骨-舟状骨-月状骨間は，球関節構造を呈し自由度に富む．反面，靱帯構造を有さず，滑膜に被われるため，痛みの原因になりやすい．

以下に手根中央関節（intercarpal joint）と橈骨手根関節（R-C jt）からみた手関節可動域制限要因について記載する．

a 手根中央関節からみた問題

手根間関節の問題要因として考えなければならないことは，①関節要因，②運動機能要因に障害が生じた場合である．

1）関節要因

有頭骨と舟状骨-月状骨間は球関節構造（図34a）を持ち，高い自由度を持つ．有頭骨-舟状骨間は RSC により舟状骨が制動されているが，有頭骨-月状骨間には靱帯構造は存在（ポワリエ腔）せず，滑膜により組成されている．

つまり，この部位は力学的強度に乏しく，炎症症状が惹起しやすいといえ，手関節痛の原因になりうる．舟状骨骨折による炎症の波及や，舟状骨-月状骨間不安定性による月状骨の過可動性は疼痛の原因となり，逆に長期にわたる固定は関節可動域（ROM）低下の要因となる．

治療を始める際は，必ず有頭骨の動きを触診（図35）によって確かめ，圧痛の有無・可動性の程度を調べるようにする．

2）運動機能要因

有頭骨に動きを与える因子に異常をきたした場合，手根中央関節の動きが惹起されず，

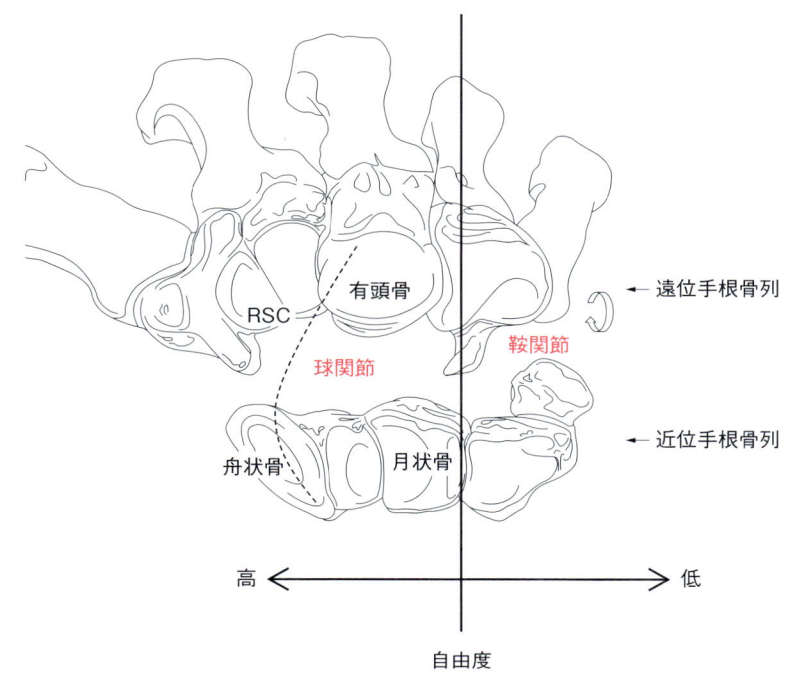

C. 臨床症状の診かた・考えかた　201

a. 手根中央関節の構造について

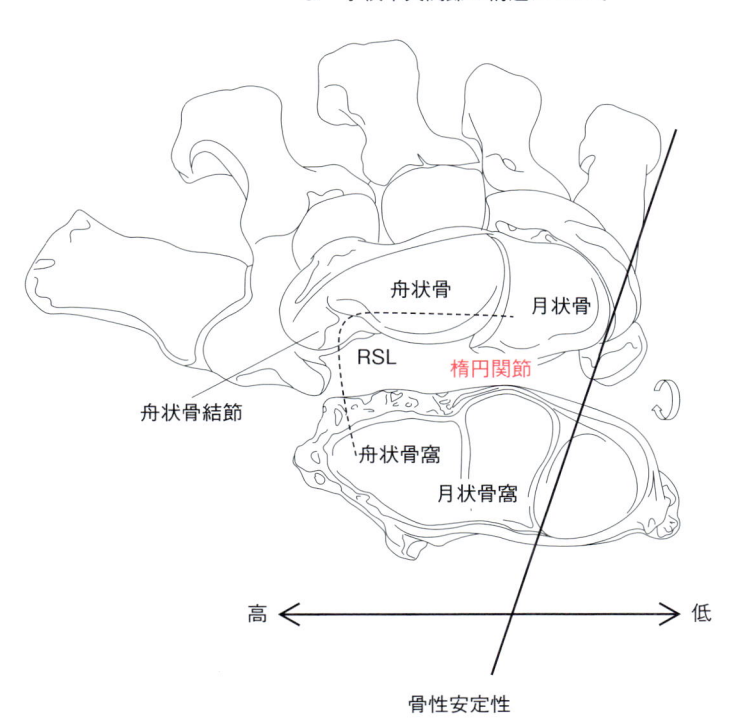

b. 橈骨手根関節の構造について

図34　手関節の関節安定性
RSC：橈骨-舟状-有頭骨靱帯
RSL：橈骨-舟状-月状骨靱帯

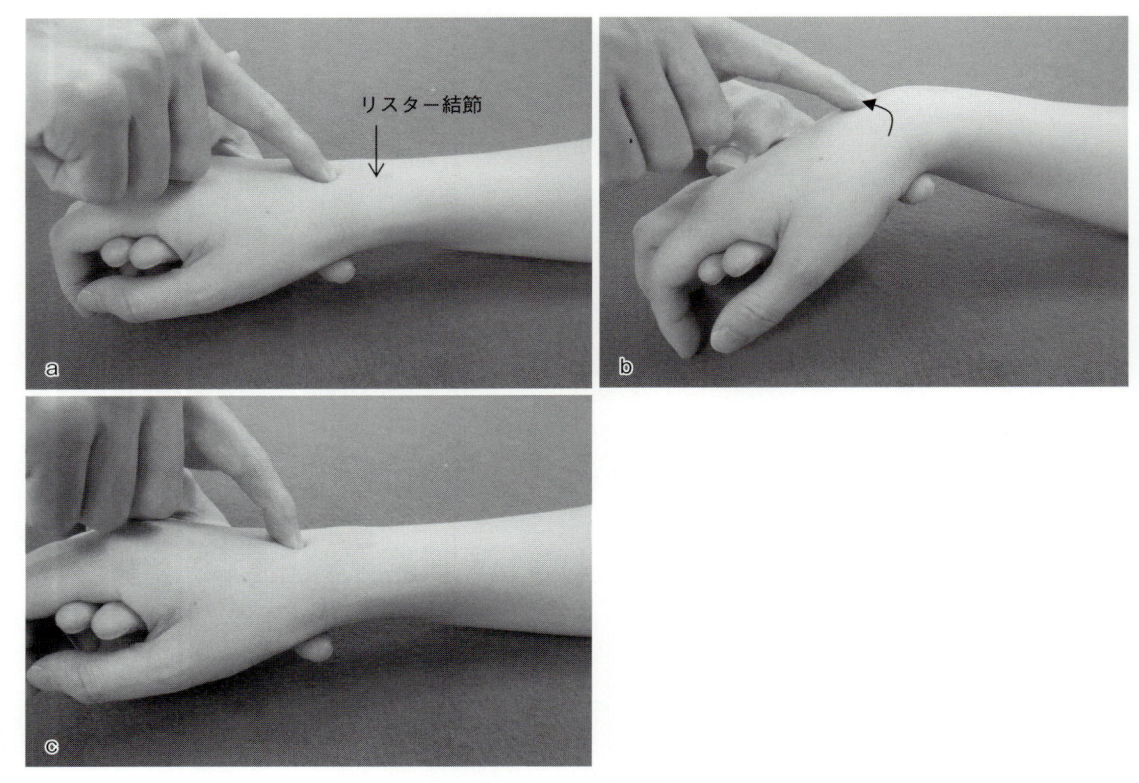

図35　有頭骨の触診
a. リスター結節から一横指遠位に移動する。
b. その状態で掌屈を行うと月状骨が背側に移動してくる様子が触知できる。
c. そこから指をさらに遠位に移動させると手根中央関節を乗り越え，有頭骨に触れる。

手関節可動域低下の原因となる。動きは手根中手関節（CM 関節）から起こり，長橈側手根伸筋（ECRL）と短橈側手根伸筋（ECRB）が特に重要である。背屈 30°を超えたくらいから手関節の自由度が高くなり ADL の実用性がアップすることから，筆者は，背屈 30°までの筋力は手根中央関節に動きを与える（背屈スターター機能）役割を持ち，それ以後は R-C jt に動きを与え握力に関与する因子になると考えている。そこで，2 段階の筋力から手関節筋力をみるようにしている。

b 橈骨手根関節（R-C jt）からみた問題

R-C jt の問題要因として考えなければならないことは，①月状骨制動効果，② R-C jt 内に障害が生じた場合である。

1）月状骨制動効果

月状骨は舟状骨を介した RSL と橈骨-月状骨靱帯（RL）により制動される。RSL[3]は背側部と掌側部で線維構造が異なることで，舟状骨-月状骨（S-L）間に三次元の動きを与えている。また，同時に力学的に強度が低く（図36）[5]，滑膜性の組成を呈することからも可動性に富む反面，損傷を受けやすい靱帯である。RL は橈骨と月状骨を結ぶ靱帯結合であり，この靱帯の断裂，損傷は月状骨単独の不安定性を生じる要因となる。舟状骨骨折，橈

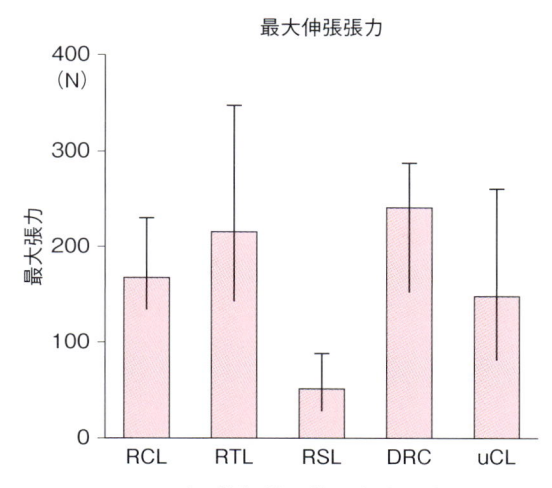

図 36 手関節靱帯の伸張実験の結果
radio-scapho lunate lig(RSL)は他の靱帯よりも弱い力で断裂を起こす.
〔堀井恵美子:手根不安定症のバイオメカニズム. MB Orthop 5(12):19-27, 1992 より一部改変〕

橈骨遠位端骨折による関節内粉砕骨折,橈骨茎状突起骨折などの radial link に何らかの障害が生じている場合,手関節運動開始時には,X 線写真のチェックによる S-L 離開に注意が必要と考えられる.

2) 橈骨手根関節(R-C jt)内要因

橈骨手根関節(図 34b)の橈側は,骨性(舟状骨窩,月状骨窩)に安定した結合を持ち,尺側は TFCC により連結されている.橈骨遠位端骨折による陥没骨折(die-punch fragment)や関節内骨折により R-C jt に血腫が生じ,瘢痕化が生じてしまうと RSL,RL の障害や R-C 自体の可動性の低下を招くため,手関節可動域制限の要因となる.尺側は,何といっても TFCC 損傷に伴う尺側部痛に留意が必要であると考えられる.

3 手関節横断面からみた障害発生要因

手関節骨折後,肩関節痛・回旋時痛の出現は,リハビリテーションの進行を妨げる要因となる.筆者は,手関節伸筋群(腕橈骨筋〜尺側手根伸筋)の圧痛所見および回旋ストレステスト(「Ⅲ.肘関節 B-4. 肘関節後外側部痛」の図 18 b 参照⇒ 111 頁)より,障害型を 3 タイプ(表 4)に分類し,治療にあたっている.それぞれの障害型と臨床症状の特徴について記載する.

a 障害型(図 37)

1) 橈側型 radial type

短橈側手根伸筋(ECRB),総指伸筋(ED)よりも腕橈骨筋(図 38),長橈側手根伸筋(ECRL)に圧痛所見が著明であり,示指回旋ストレステストが陽性の場合をいう.肩関節

痛を生じやすく，重度になれば肩関節痛に移行するおそれもあり，早期対応が望まれる。

2) 背側型 dorsal type

ECRB，ED に圧痛所見が著明であり，回旋ストレステストは陰性の場合をいう。比較的疼痛を訴える症例は少なく，臨床的には手関節自動背屈可動域低下が発生しやすい。

3) 尺側型 ulnar type

ECRB，ED よりも尺側手根伸筋(ECU)に圧痛所見が著明であり，小指回旋ストレステストが陽性の場合をいう。尺側部痛を生じやすく，遠位橈尺関節(DRUJ，TFCC を含めた)の支持機構を正確に評価することが必要である。

各障害型への治療(「D. 治療方法とポイント」の項参照⇒ 249 頁)の基本は，圧痛を認めている筋肉の，柔軟性を獲得することである。理由は，筋の過緊張や筋れん縮(スパズム)は，関節安定化機構の低下だけでなく，前腕アライメント不良を生じ，それが肩関節痛や回旋時痛を発生させる要因となるからである。背側型の症例に疼痛を認めないのは，ECRB・ED は筋の走行状，前腕アライメントには影響しないからと考える。以下に橈側型に発現する肩関節痛のメカニズムと，尺側型に発現する尺側部痛のメカニズムについて

表 4 臨床所見からみる症状分類

```
(1) 橈側型：示指回旋ストレステスト陽性
    圧痛部位：BR(腕橈骨筋)，ECRL(長橈側手根伸筋)
(2) 背側型：回旋ストレステスト陰性
    圧痛部位：ECRB(短橈側手根伸筋)，ED(総指伸筋)
(3) 尺側型：小指回旋ストレステスト陽性
    圧痛部位：ECU(尺側手根伸筋)
```

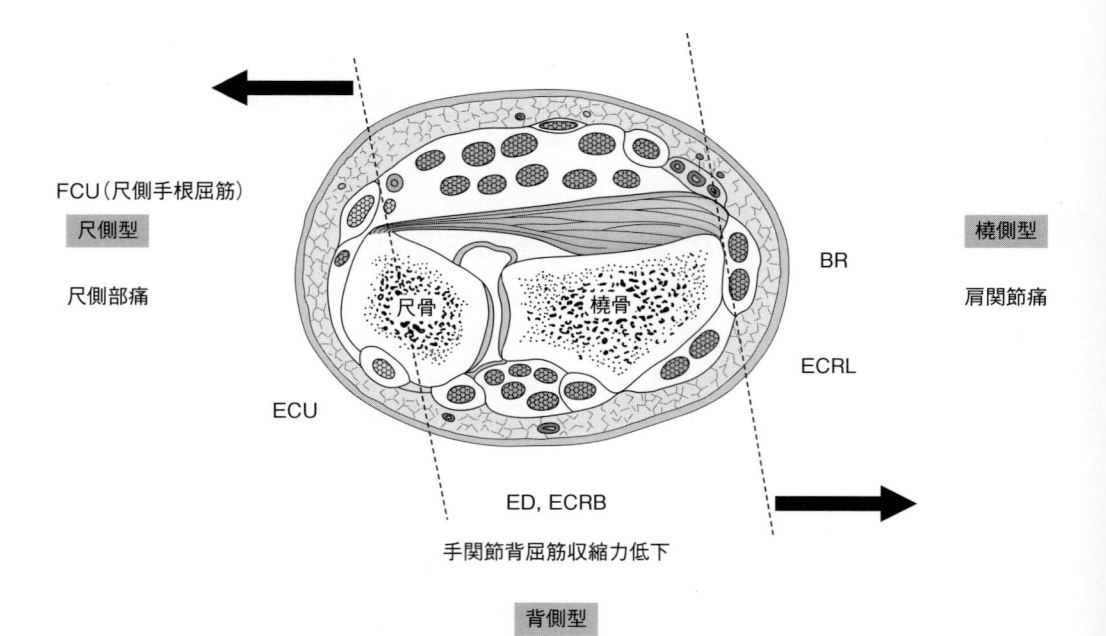

図 37 手関節横断面からみた分類と臨床症状

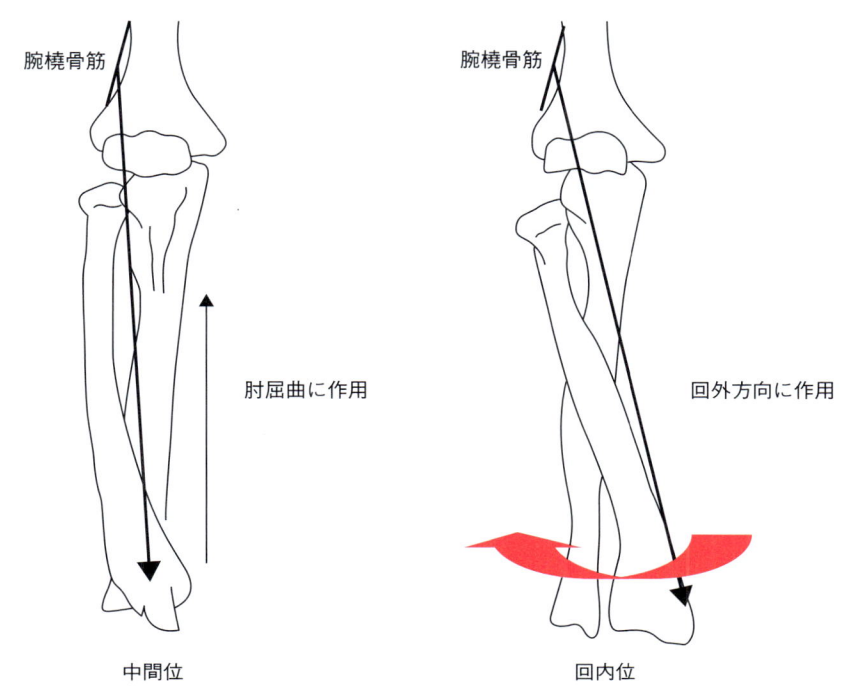

図 38　腕橈骨筋の筋走行

腕橈骨筋は中間位では肘屈曲に作用し，回内位では回外方向に作用する。つまり，この筋の短縮は前腕回内可動域制限を呈することがわかる。

記載する。

b　橈側型由来の肩関節痛

肩関節痛の原因は，いわゆる肩峰下インピジメント(「Ⅱ．肩関節 B-1．インピジメント症候群」の項参照⇒ 54 頁)である。リハビリテーションにおいて重要なのは，インピンジメントが生じる原因であり，その原因解釈が治療予後に影響を与えるといえる。手関節骨折後の肩関節痛は，橈側型の症例にのみ発現することから，腕橈骨筋(BR)，長橈側手根伸筋(ECRL)の機能不全に伴う，①前腕回内制限，②回旋不良モーメントの発生が大きく関与していると考えている。

1) 前腕回内制限

筋の走行上，推測は容易であるといえる。

2) 不良回旋モーメントの発生(図 39)

骨折後，BR，ECRL 遠位部の過緊張は，上腕骨外側顆部に回旋モーメント(内旋方向，図 39)を発生させる。

1)，2)は，前腕アライメントを乱すとともに外旋角度の低下を生じる。結果，挙上時，肩峰下での障害を発生させると考える。手関節骨折後に肩関節痛を認めた場合，前腕回内角度の改善・回旋ストレステストが陰性となった状態下で，肩関節 ROM 訓練を行うことが望ましい。

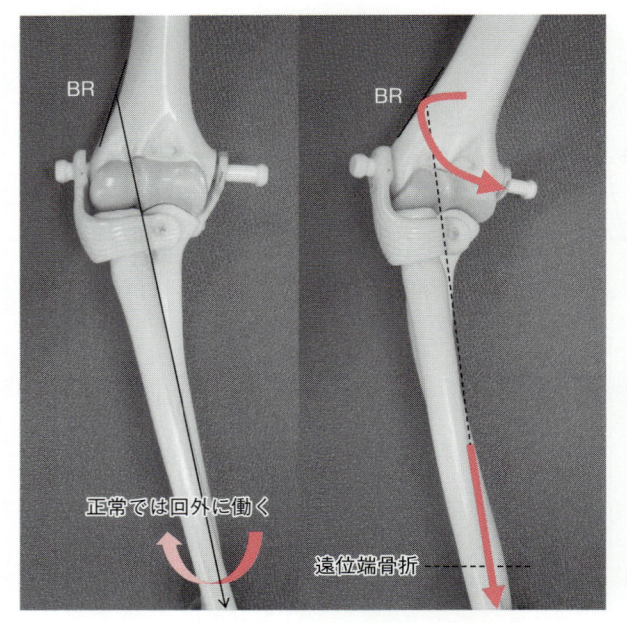

図39 前腕筋群の緊張異常により生じる肩関節痛

c 背側型由来の手関節自動背屈可動域低下(extension lag)

　背側型を呈する症例は，疼痛の訴えは少なく，どちらかというと手関節の可動域・筋力低下が主訴となる場合が多い．回旋ストレステストが陰性であることからも，短橈側手根伸筋(ECRB)，総指伸筋(ED)の機能不全は前腕アライメントには影響を与えないものと考えられる．ECRB・ED[4]は，肘関節外側関節包に起始し，他の伸筋群とは明らかに異なる起始を持つことから(「A-3.　手関節を構成する筋群」の項参照⇒179頁)，肘外側動的支持機構としての機能が考えられる．外側上顆炎(「Ⅲ.　肘関節 B-3.　上腕骨外側上顆炎」の項参照⇒107頁)の症例が，この部位に疼痛が著明であることからも，その機能は推測しやすい．

　背側型の症例には，回旋時痛や肩関節痛は生じないが，①手関節掌屈可動域制限，②背屈自動可動域低下の原因となりうる．掌屈制限があまり存在せず背屈筋力低下を著明に認める場合，カックアップスプリントを用いることを勧める．

d 尺側型由来の回旋時痛

　尺側手根伸筋(ECU)の機能不全を呈した場合に生じる疼痛である．TFCC自体，動きは受動的であり，何らかの動的因子に誘導され，その機能は成立している．その機能が障害された場合，TFCC損傷と類似した症状が生じる．

D 治療方法とそのポイント

1 手関節障害へのアプローチ方法

　手関節の円滑な運動のためには，橈骨手根関節(radiocarpal joint：R-C jt)と手根間関節(intercarpal joint：C-C jt)が連動して動くことが必要である．これら関節に拘縮や疼痛が発生していれば運動パフォーマンスを低下させる原因となり，また，関節運動を惹起させる筋群に機能障害を生じていても関節運動としては成立しない．

　いずれにしても早期浮腫の消失は，何より重要であることは忘れてはならない．以下に日常診療において最も経験することが多い，橈骨遠位端骨折後の治療方法について述べていく．

a 橈骨遠位端骨折後早期リハビリテーション(プレート固定術後)の治療方法

　各病院にて術後の固定期間は異なるが，筆者の施設の場合，1週間のシャーレ固定後，手関節運動を許可としている．拘縮が発生する期間ではないが，安静期間が少なく，筋機能改善を得られていない状態での運動開始となるため，筋性疼痛(特に前腕回外・背屈方向)が問題として生じやすい．背屈制限には，長橈側手根伸筋(ECRL)，短橈側手根伸筋(ECRB)に生じているスパズム，筋収縮力低下を改善させることが重要であるが，腕橈骨筋や尺側手根伸筋(ECU)に過緊張が生じている状態では，ECRL，ECRBの筋収縮が得づらく，また，二次障害を発生(「C-3．手関節横断面からみた障害発生要因」の項参照⇒203頁)させる要因となる．そのため，まずECRL，ECRB以外の筋リラクゼーションより始め，その後，ECRL，ECRBの筋収縮力獲得による背屈角度の改善を目的とする(図40)．また，プレート固定術後の早期リハビリテーションの場合，治療を進めていくうちに尺側部痛を認める症例を経験するが，それに対する対応としては下記cの項を参照してほしい．

b 拘縮手へのアプローチ

　固定期間が長期化した場合や術後，リハビリテーション開始までの時間が長かった症例には，多かれ少なかれ手関節には拘縮が発生している．

　その場合，手根骨靱帯を含めた手根骨へのストレッチが必要となる．

　手関節可動域の拡大には，radio-scapho-capitate ligament(RSC)，radio-scapho-lunate ligament(RSL)を含めたradial linkの柔軟性獲得が必須であり，有頭骨から伝達された張力が舟状骨を介して月状骨に到達し，月状骨が正常に可動する必要がある．

　疼痛などの問題を起こさないように，舟状骨の動きを触知しながらの操作が望ましい．

c 橈尺骨遠位部骨折後に生じる回旋障害へのアプローチ

　橈尺骨遠位部骨折後に回旋障害を認める症例は多い．原因は，①TFCC損傷(実質部損

BR：腕橈骨筋
ECRL：長橈側手根伸筋
ECRB：短橈側手根伸筋
ED：総指伸筋
ECU：尺側手根伸筋

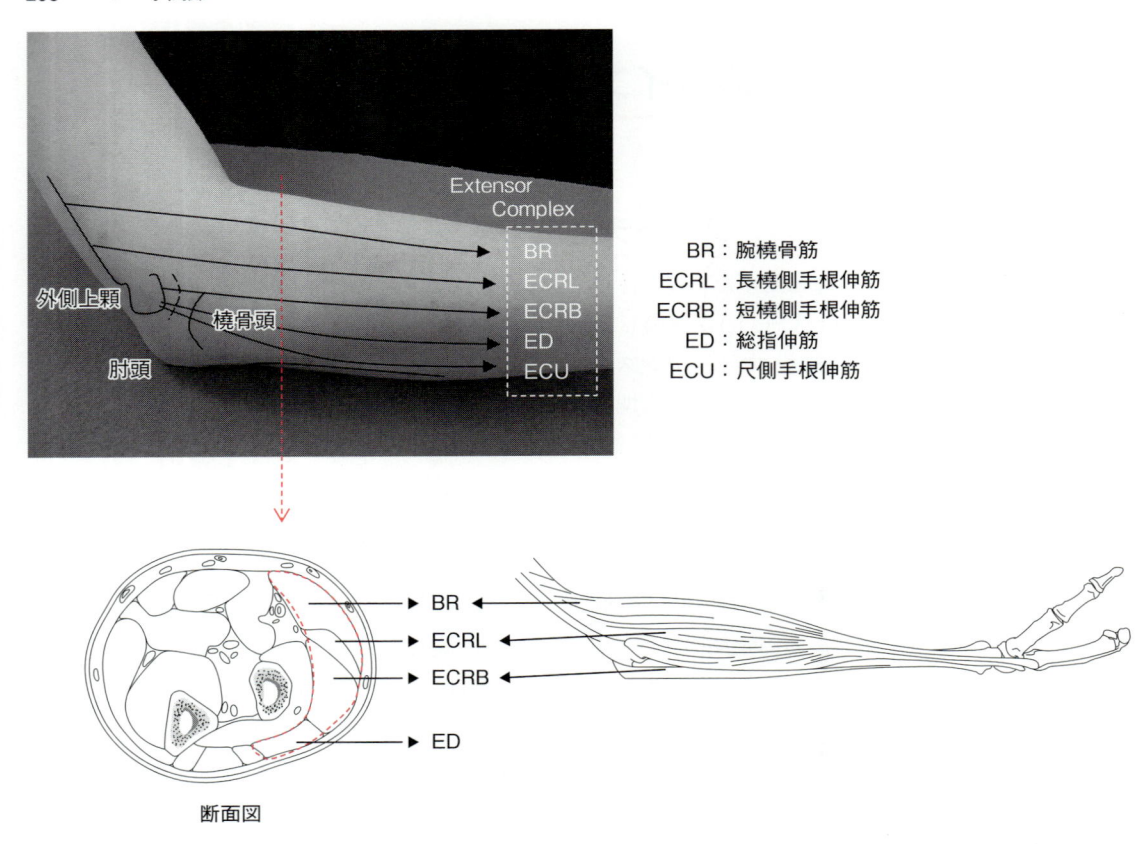

療法士は圧痛を確認し，圧痛を認める筋をそれぞれ把持しながらリラクゼーションを加える．あくまで動きをアシストしながら筋が緩みだしたら少しずつ遠位方向に伸張を加える．

図40　手関節伸筋群へのリラクゼーション（つづく）

傷，「B-2．TFCC損傷」の項参照⇒188頁），②TFCC動的誘導組織〔特に尺側手根屈筋（FCU），尺側手根伸筋（ECU）〕の機能不全，③方形回内筋切離（遠位端骨折後プレート挿入時，術野確保のため）による遠位橈尺関節（distal-radius-ulna joint：DRUJ）の支持性低下などが考えられる．②に対しては，FCU，ECUへのリラクゼーション，③には方形回内筋への侵襲を考慮して，術後3週は回外可動域は積極的に拡大しないように努めている（図41）．

橈尺骨遠位部骨折後，回旋可動域制限が長期化し拘縮が完成した場合は，可動域拡大に対する治療が必要である．治療ターゲットとなる部位は方形回内筋の柔軟性，DRUJの可動域，手関節の可動域となる．筆者は治療軸C（「Ⅳ．前腕 C-2．回旋軸・治療軸と筋横断面の関係」図24参照⇒154頁）に圧迫を加え，治療軸Cにストレスが加わらないように緊張を抑制（特に母指伸筋群）した状態でストレッチを加えていくようにしている（図42）．

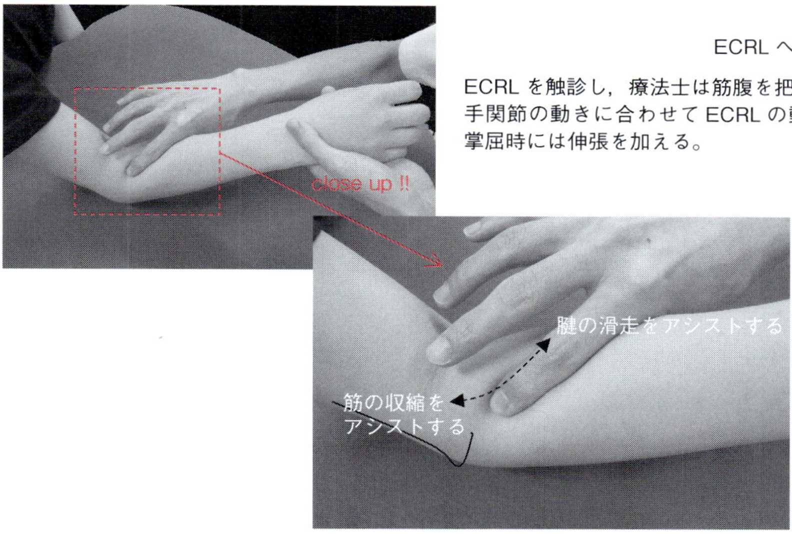

D. 治療方法とそのポイント　209

ECRL への対応

ECRL を触診し，療法士は筋腹を把持する。
手関節の動きに合わせて ECRL の動きを，アシストしつつ，手関節掌屈時には伸張を加える。

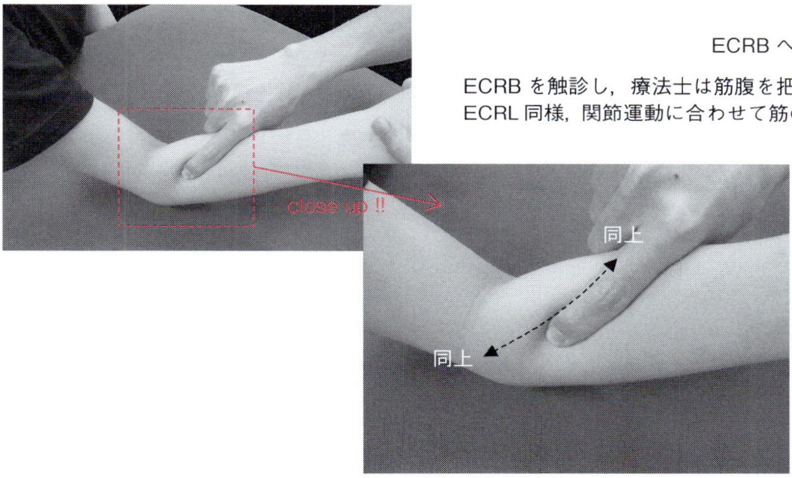

腱の滑走をアシストする
筋の収縮をアシストする

ECRB への対応

ECRB を触診し，療法士は筋腹を把持する。
ECRL 同様，関節運動に合わせて筋の動きをアシスト，伸張を加える。

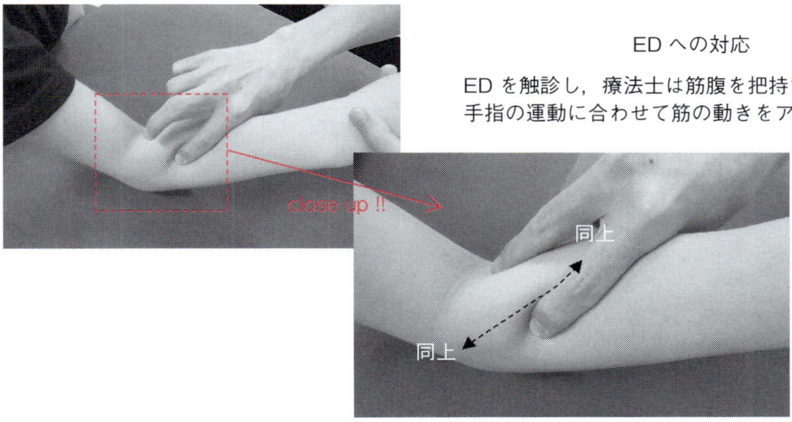

同上
同上

ED への対応

ED を触診し，療法士は筋腹を把持する。
手指の運動に合わせて筋の動きをアシストする。

同上
同上

図 40　手関節伸筋群へのリラクゼーション（つづき）

210　V　手関節

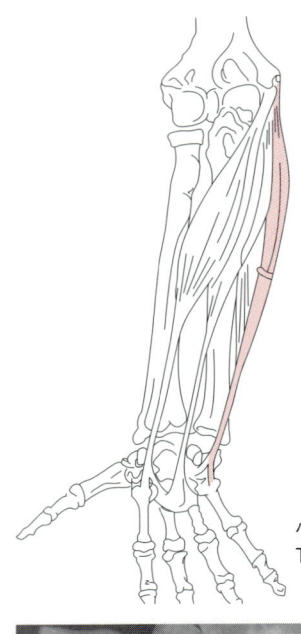

起始：上腕頭…上腕骨の内側上顆
　　　尺骨頭…肘頭
停止：有鉤骨鉤，第5中手骨の底
神経：尺骨神経（C7，T1）
作用：手根部の関節に対して手の屈曲
　　　および内転（尺側への偏位）

小指外転筋との協調システムを理解する。
TFCCの動きを誘導する作用を有する。

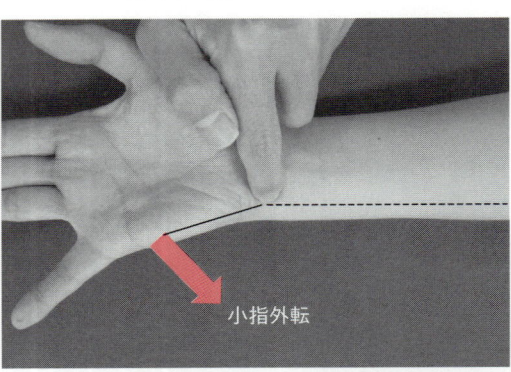

豆状骨には尺側手根屈筋が停止を，小指外転筋が起始を持つ。豆状骨は浮遊骨であり，安定性には乏しい。小指外転筋が作用した際，尺側手根屈筋が働き豆状骨に安定性をもたらしていると考えられる。

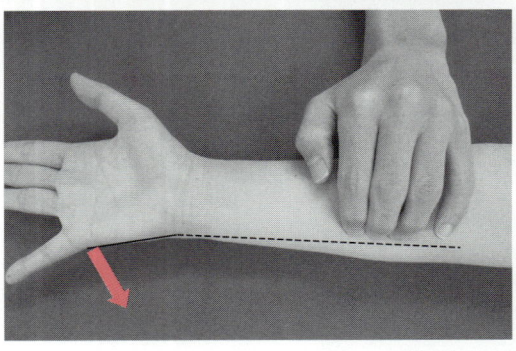

小指外転

触診はまず，豆状骨を触れ，そこから小指外転を行うと尺側手根屈筋が収縮するのを触れることができる。
そのまま指を近位方向に移動させ，収縮を追っていく。

図41a　尺側手根屈筋の触診

D. 治療方法とそのポイント　211

深指屈筋
長母指屈筋
方形回内筋

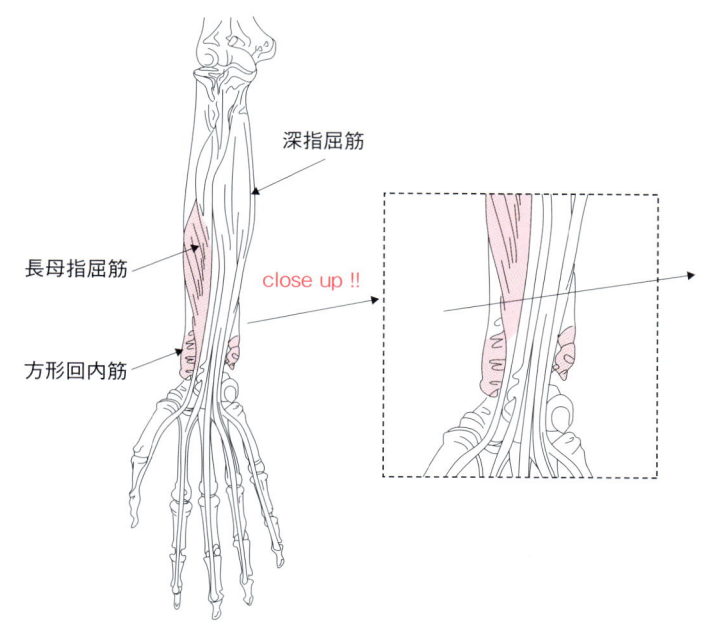

close up !!

方形回内筋の収縮を直接，触れることは難しい。目安としてわかりやすいのは長母指屈筋の筋腱移行部である。
筋腱移行部より遠位深層に方形回内筋は存在しており長母指屈筋を触診すればおおよその場所は把握できる。

長母指屈筋（flexor pollicis longus：FPL）

起始：橈骨の前面中部と近接する前腕骨間膜
停止：母指末節骨底の掌側面
神経：正中神経（C7-8）
作用：① 手根部の関節に対して：屈曲および橈屈
　　　② 母指の手根中手関節に対して：対立
　　　③ 母指の中手指節関節と指節間関節に対して：屈曲

方形回内筋（pronator quadratus：PQ）

起始：遠位 1/4 の尺骨の前面
停止：遠位 1/4 の橈骨の前面
神経：正中神経（C7-8）
作用：手を回内させる。
　　　下橈尺関節を安定させる。

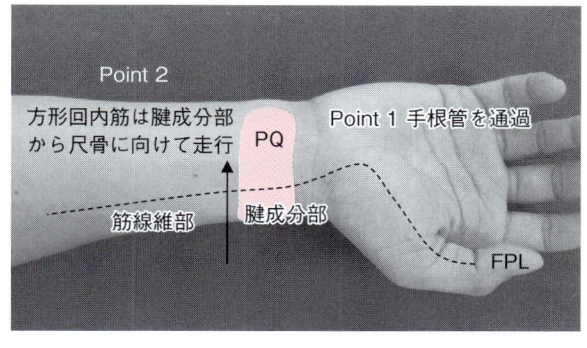

Point 2
方形回内筋は腱成分部から尺骨に向けて走行
筋線維部
腱成分部
PQ
Point 1 手根管を通過
FPL

FPL は母指指節間（IP）屈曲に作用する。
特徴は手根管を通過することと半羽状筋形態を示すことである。
腱成分部の直下には方形回内筋が存在し，DRUJ の支持・運動に関与している。

（つづく）

図 41b　長母指屈筋・方形回内筋の触診

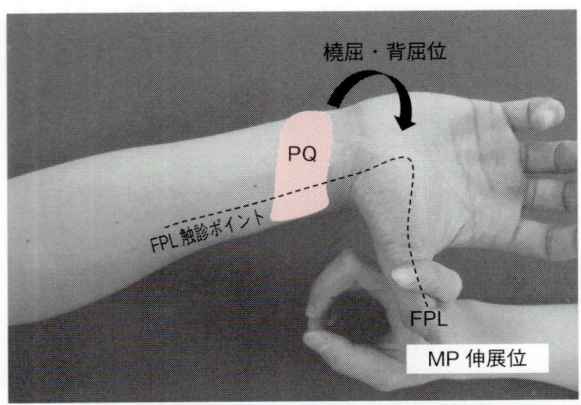

212　V　手関節

触診肢位は手関節橈屈・背屈位，母指中手指節間(MP)関節伸展位とする(FPL緊張位)。

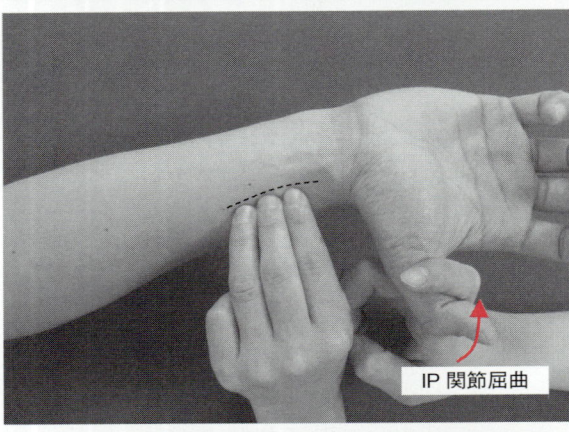

療法士は対象者に母指IP屈曲を行ってもらい腱の滑走を触知していく。
腱成分部では当然筋の弾力性が触知することはできない。

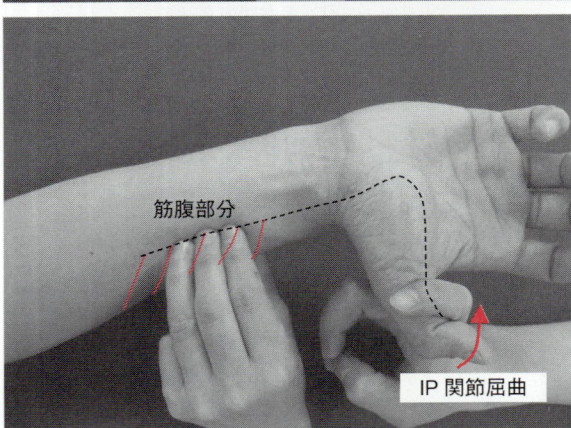

腱の滑走を触知していき中枢に進ませると，筋線維の動きを触知することができてくる。
半羽状形態を示すので腱と筋線維の動きの違いを触知しながら指を移動させていく。

図41b　長母指屈筋・方形回内筋の触診(つづき)

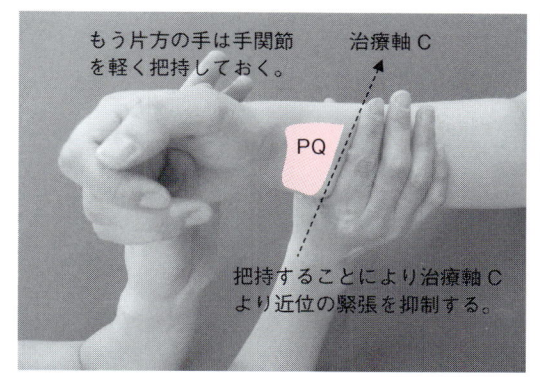

D. 治療方法とそのポイント 213

もう片方の手は手関節を軽く把持しておく。
治療軸C
PQ
把持することにより治療軸Cより近位の緊張を抑制する。

開始肢位は軽度回内とする。
療法士の片方の手は手関節を軽く把持し，もう片方の手は治療軸Cを把持する。
治療軸Cはおおよそ方形回内筋の中枢側に位置すると考えてよい。治療軸Cを把持・圧迫する目的は，治療軸Cより近位側の回旋要素の緊張を抑制させることである。

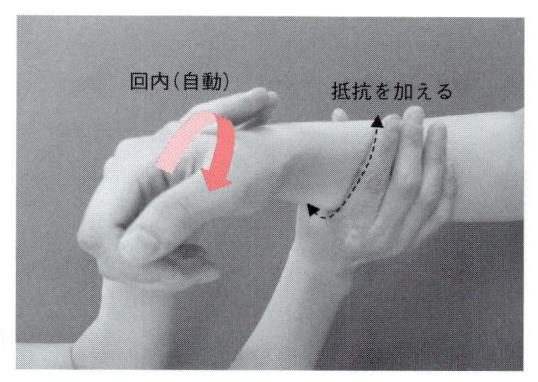

回内（自動）　抵抗を加える

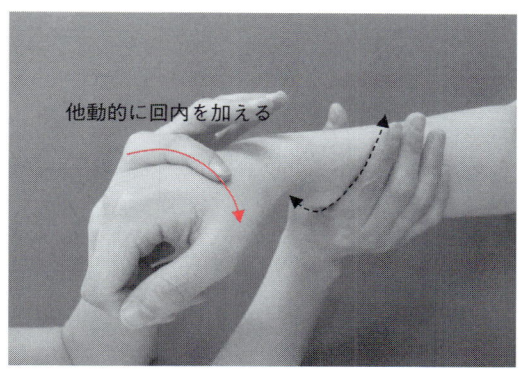

他動的に回内を加える

回内運動時，療法士は治療軸Cに圧迫を加え，橈尺骨の動きを同調させる。

自動運動範囲の最終域で疼痛が出現していなければ，療法士は他動的に回内を加え，可動域の増大を獲得していく。

回外（自動）　抵抗を加える

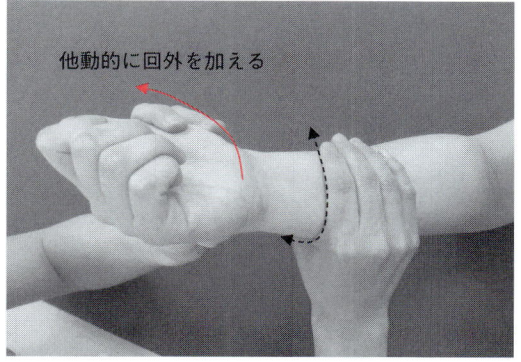

他動的に回外を加える

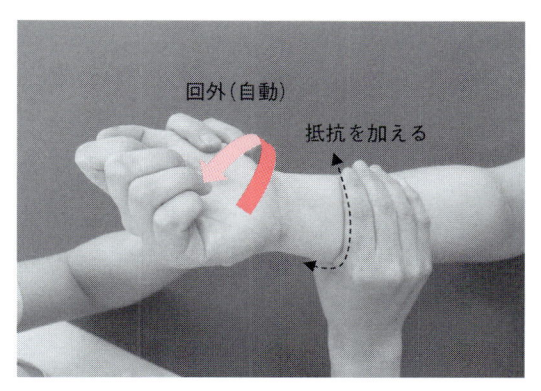

回外運動時，療法士は治療軸Cに圧迫を加え，橈尺骨の動きを同調させる。

自動運動範囲の最終域で疼痛が出現していなければ，療法士は他動的に回外を加え，可動域の増大を獲得していく。

図42　治療軸Cへの治療方法

E ケーススタディ

1 橈骨遠位端骨折後，創外固定が行われた症例

症例：60歳代，男性，造園業
診断名：右橈骨遠位端骨折（Frykman Ⅷ型）
現病歴：仕事中，はしごから転落し受傷。同日，創外固定（図43）が行われた。術後5日より手指拘縮予防目的にリハビリテーション（以下リハ）が開始された。
リハ依頼内容：6週で創外固定を外す予定。それまで手指拘縮予防。
OT初期評価：
・主訴：手指がしびれたような感じあり。
・視診：前腕から手指にかけての腫脹著明。
・関節可動域（ROM）：手関節は創外固定により不可。
　　　　　　　　　前腕；回内35°，回外30°，手指；指腹-手掌間距離（PPD）1cm（腫脹により制限あり）。
・ピンチ力：健側比13%
・圧痛：深指屈筋（flexor digitoram profundus：FDP）筋腹に著明。

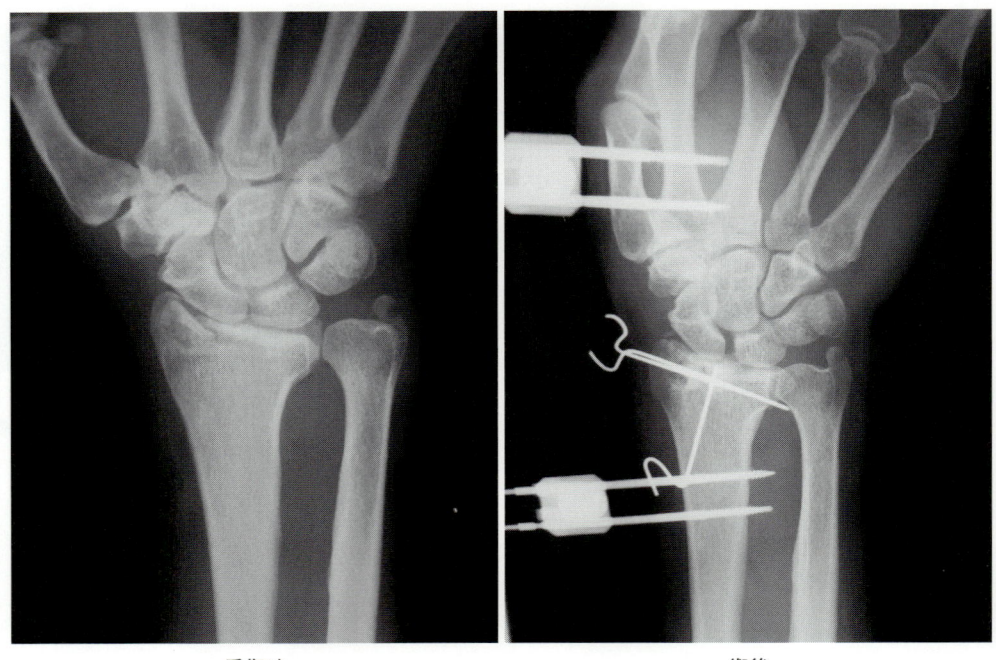

受傷時　　　　　　　　　　術後

図43　橈骨遠位端骨折のX線所見

・sensory（知覚）：特に問題なし。

> **Thinking Point !!**
> 1）創外固定の適応・不適応
> 2）創外固定中に行うべき管理
> 3）固定を外した後，リハで行うべき治療

a Thinking Point の解釈について

1）創外固定の適応・不適応
　創外固定の適応は基本的には不安定型橈骨遠位端骨折（不安定型コーレス，スミス，掌側バートン骨折）であり，牽引のみで整復位が保持できる場合に限られる．利点としては，侵襲が少なく骨癒合が得られることである．

2）創外固定中に行うべき管理
　創外固定は基本的に 6 週間行われ，手関節が固定されることから，手関節拘縮は必発となる．それまでにリハは，手指の運動機能（屈曲・伸展，対立機能）は獲得しておくべきである．また，創外固定装着時，整復位をとるため，かなりの牽引力をかけるので，牽引力が強すぎた場合，後に橈骨神経浅枝麻痺を呈することがある．橈骨神経固有知覚領域である，母指第 1 間腔の知覚障害が存在しているのであれば，医師へ相談すべきである．

3）創外固定を外した後，リハで行うべき治療
　6 週間の固定となるので外した後は，手関節拘縮の改善が主な治療となる．拘縮は手関節（橈骨手根関節，手根間関節）ともに存在するので，いわゆる ring・column theory に沿った手根骨靱帯を含めた柔軟性の獲得が必要である．また，固定を外した後の留意点として，牽引力がなくなることにより，時折，骨短縮を認めることがあるので X 線写真による適宜チェックは必要である．

b Thinking Point を考慮しアプローチした結果
　受傷後 4 カ月後，ROM は手関節：背屈 50°，掌屈 50°，前腕；回内 75°，回外 85° と左右差がなくなり，また握力健側比 75%，ピンチ力健側比 79% となり職業にも支障がなくなったため，リハ終了とした．

❷ 手関節捻挫により手関節回旋時痛を呈した症例

症例：30 歳代，男性，運送業
診断名：手関節捻挫
現病歴：交通事故により手関節打撲．X 線写真上，特に問題を認めず，手関節捻挫の診断を受け保存的加療が選択された（図 44a）．2 週経過するも疼痛，しびれが持続するため，機能改善を目的にリハビリテーション（以下リハ）依頼となった．
リハ依頼内容：除痛，機能改善

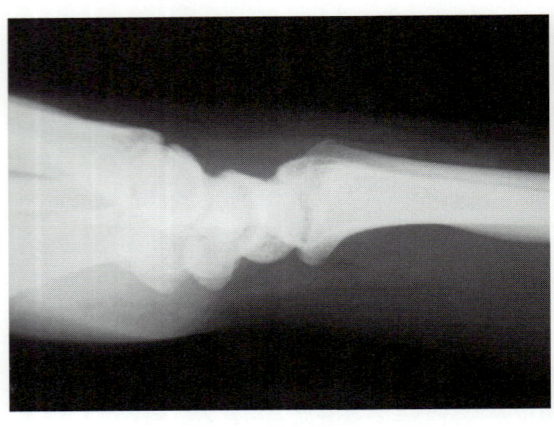

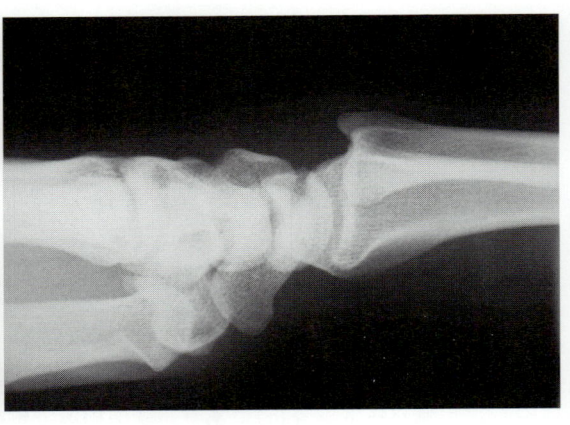

a. 受傷時　　　　　　　　　　　　　　b. 2週後

図44　手関節捻挫のX線所見

OT初期評価：
- 主訴：手関節運動時痛，手関節周辺しびれ
- 視診：腫脹なし。特に目立った変化なし。
- ROM：前腕；回外70°(疼痛あり)，回内70°，手関節；背屈60°，掌屈25°(疼痛あり，特に掌尺側部)。手指小指外転時，掌尺側部に疼痛あり。
- 圧痛：尺側手根屈筋に存在
- 握力：健側比67%
- X線検査：2週後X線にて尺骨の背側亜脱臼を認める(図44b)。

> **Thinking Point !!**
> 1) X線写真から読み取れること
> 2) 疼痛の解釈
> 3) 行うべきリハ治療

a　Thinking Pointの解釈について

1) X線写真から読み取れること
　本症例の場合，疼痛発現部位がどこなのかを解釈するためにX線写真は，重要な意味を持つ。
　一般的に尺骨の背側亜脱臼は三角靱帯の損傷により生じるといわれている。三角靱帯はTFCCの構成要素として存在し，手関節尺側の支持機構として作用するので，損傷により回旋時の尺側部痛・不安定症の発現は十分に考えなければならない。

2) 疼痛の解釈
　本症例の場合，安静時に疼痛は少ないことと腫脹や熱感はないことから炎症による疼痛とは考えにくい。痛みは運動時，回外・掌屈時に発生し，小指外転時にも同じ部位に疼痛が発生していたことから，三角靱帯損傷に伴う尺側手根屈筋の機能不全により，①豆状骨

の固定作用低下,②TFCCの誘導作用低下が原因と考えられた.

3)行うべきリハ治療

本症例の場合,尺側手根屈筋の動的支持作用が低下したことにより症状が発現していると考えたので,スプリントによる安静ではなく,積極的に尺側手根屈筋の機能獲得を治療の目的とした.治療はテーピング下での手関節掌尺屈自動運動を行った.

b Thinking Point を考慮しアプローチした結果

リハ開始2週後,主訴である疼痛,しびれは軽減傾向.運動時痛もほぼ消失し実用性増大.3週後,主訴はなくなり,握力も健側非74%まで改善したため,リハ終了となった.

文献

1) 上羽康夫:手その機能と解剖.改訂4版,金芳堂,2006
2) 二見俊郎・他:手根不安定症の概念と分類.MB Orthop 5(12):1-8, 1992
3) 水関隆也:手関節の機能解剖.MB Orthop 5(12):9-18, 1992
4) Greenbaum B, et al:Extensor carpi radialis brevis:An anatomical analysis of its origin. J Bone Joint Surg 81(5):926-930, 1999
5) 堀井恵美子:手根不安定症のバイオメカニクス.MB Orthop 5(12):19-27, 1992
6) 梁瀬義章:橈骨遠位端骨折の分類と治療法の選択.関節外科 15(8):36-44, 1996
7) 堀内行雄:橈骨遠位端骨折の分類と治療方針.MB Orthop 13(6):1-12, 2000
8) 島田幸造:橈骨遠位端骨折の分類と治療法.越智隆弘,菊地臣一(編):上肢の外傷,NEW MOOK 整形外科 No. 5,pp 52-63,金原出版,1998
9) Frykman GK:Fracture of the distal radius including dequelae-shoulder-hand-finger syndorome:disturbance in the dista radioulnar joint and impairment of nerve function. Acta Orthop Scand 108:1-153, 1967
10) Fietti VG Jr(著),小川太郎,藤 哲(訳):橈骨遠位端骨折に対する intrafocal pinning. J MIOS 5:69-80, 1997
11) 外間 浩,金谷文則:橈骨遠位端骨折に対する intrafocal pinning(IFP)法.越智隆弘,菊地臣一(編):上肢の外傷,NEW MOOK 整形外科 No. 5,pp 241-249,金原出版,1998
12) 戸部正博,水谷一裕:掌側ロッキングプレートによる橈骨遠位端骨折の治療—方形回内筋温存療法に対する前向き研究.長野 昭(編):上肢の外科—最近の進歩.別冊整形外科 No. 54,pp 164-167,南江堂,2008
13) 笹尾三郎・他:TFCC のバイオメカニクス—TFCC の解剖と尺骨短縮骨切り術の効果.J MIOS 30:12-17, 2004
14) 笹尾三郎・他:TFCC の解剖と尺骨短縮骨切り術の効果.MB Orthop 18:61-68, 2005
15) 中村俊康・他:尺骨茎状突起骨折と遠位橈尺関節不安定性.骨折 26:278-281, 2004
16) 松井宣夫・他(編):整形外科画像診断マニュアル—上肢.pp 162-163,メジカルビュー社,2000
17) 臨床ハンドセラピー研究会(編):臨床ハンドセラピー研究会 秋特別研修会テキスト,手関節尺側部痛(TFCC 損傷を中心に).pp 56-70,臨床ハンドセラピー研究会,2008
18) 西出義明・他:TFCC 損傷に対するスプリント療法.日手会誌 21(4):359-363, 2004
19) 西出義明・他:TFCC 損傷例(慢性期)の splint 療法.作業療法 26:36, 2007
20) Alexander AH, Lichtman DM:Kienböck's disease. In:Lichtman DM(ed):The Wrist and Its Disorders, pp 329-343, Saunders, Philadelphia, 1988
21) 中村耕三(監修):整形外科クルグス.改訂第4版,南江堂,2003
22) 関節機能障害研究会(編):関節機能解剖学に基づく臨床症状から捉える上肢関節機能障害.pp 94-110,関節機能障害研究会,2009
23) 中図 健:デグロービング損傷に対する運動療法.整形外科リハビリテーション学会(編):関節機能解剖学に基づく整形外科運動療法リハビリテーションナビゲーション 上肢.pp 242-245,メジカルビュー社,2008

> **参考文献**

森 於菟・他:総説・骨学・靱帯学・筋学.解剖学 第1巻,金原出版,1982
坂井建雄,松村讓兒(監訳):プロメテウス解剖学アトラス 解剖学総論/運動器系.医学書院,2007
国分正一,鳥巣岳彦(監修):標準整形外科学.第10版.医学書院,2008
相磯貞和:ネッター解剖学図譜.第2版,丸善,2001
Kapandji IA(著),荻島秀男(監訳):カパンディ関節の生理学Ⅰ,上肢.pp 132-283,医歯薬出版,1986
Neumann DA(著),嶋田智明,平田総一郎(監訳):筋骨格系のキネシオロジー.pp 211-263,医歯薬出版,2007
Krakauer JD, et al : Surgical treatment of scapholunate advanced collapse. J Hand Surg 19A : 751-759, 1994

Ⅵ 指関節

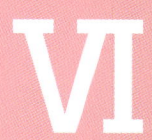

A 基本構造

1 指関節の骨格

　指は中手骨と指骨より構成される（図1）。中手骨は，5本の細長い長骨であり，底部（basis），体部（corpus），頭部（caput）に区別できる。体部は浅く緩い弯曲をつくり，底・頭部に比べ細いため，隣接する中手骨との間には間隙ができる。この間隙の間を，掌側・背側骨間筋が走行する。

　底部は太く，下位の手根骨に対して浅く鞍上にくぼんだ関節面を持つ。各指ごとにそれらの特徴は少し異なり，特に第1中手骨は，大菱形骨の関節面（橈骨尺骨方向に凹，掌背側方向に凸になっている）に対応するため，橈骨尺骨方向に凸，掌背方向に凹である。栄養孔は，第1中手骨では小指側，その他の中手骨では母指側にある。

　指骨は小さい長骨であり，第2～第5指までは各3個（基節骨，中節骨，末節骨），母指のみ2個（基節骨，末節骨）にて形成される。

　中手骨同様，底部・体部・頭部より形成され，その形態はほぼ同じである。基節骨が最も長く，末節骨が最も短い。指骨の栄養孔は体部の掌側面に存在する。

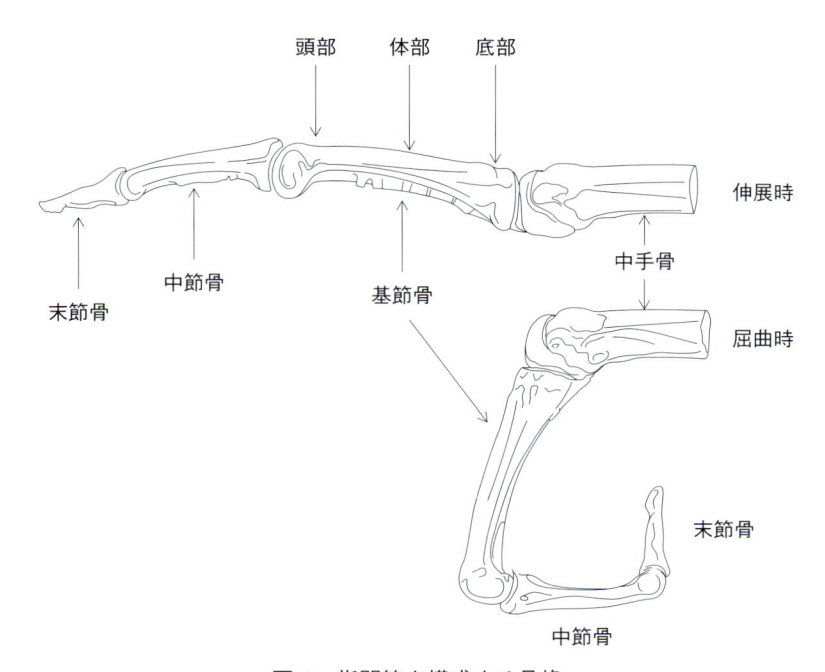

図1　指関節を構成する骨格

2 指関節を連結する関節構造

指関節は，手根中手関節(carpometacarpal joint：C-M jt，母指の手根中手関節は別に述べる)，中手指節関節(metacarpophalangeal joint：M-P jt)，指節間関節(interphalangeal joint：I-P jt)により連結されている．

a 手根中手関節(C-M jt)(図2)

遠位手根骨と中手骨により形成される複関節構造を呈する(母指のC-M jtはⅡ～Ⅴと構造が明らかに異なるため，後述する)．

第2中手骨は，大小菱形骨・有頭骨と関節面を持ち，第3中手骨は有頭骨と関節面を構成する．第2・第3中手骨底には滑膜が存在し，長橈側手根伸筋(extensor carpi radialis longus muscle：ECRL)，短橈側手根伸筋(extensor carpi radialis brevis muscle：ECRB)の筋付着部となっている．遠位手根骨と1単位として運動が行われるため，C-M jt自体の可動性はほとんどない．

対して第4中手骨は有頭骨と有鉤骨，第5中手骨は有鉤骨と関節を持ち，環指のC-M jtは平均18°，小指のC-M jtは平均47°と可動性に富む．これは，対立運動を行うのに必要な可動域といえ，同時に手のアーチ構造に大きく関与する．C-M jtを補強するために，背側には背側手根中手靱帯，掌側には掌側手根中手靱帯が存在し，第2・第3 C-M jtは滑膜により被われている．

b 母指手根中手関節(母指C-M jt)(図3，表1)

第1中手骨と大菱形骨により形成され，鞍関節構造を呈する．母指C-M jtは，屈曲・伸展，外転・内転運動軸のほか，対立運動軸を有することが大きな特徴といえる．対立運動時，母指中手骨は回旋運動により大菱形骨との接触面積は著しく減少する(図3a)．こ

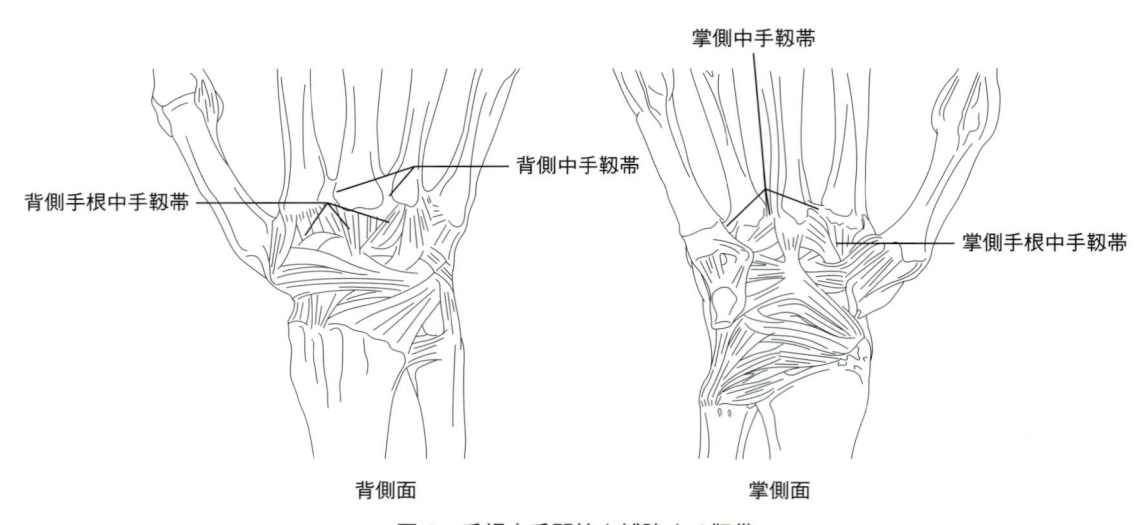

図2 手根中手関節を補強する靱帯

A. 基本構造　221

第1中手骨

機械的荷重の増加した面

大菱形骨

中立点(0°)　　　対立時の母指

母指対立に伴い，第1中手骨が回転すると，荷重を伝える関節面の接触部は著しく減少する。

a

①中立点(0°)

外転軸/内転軸
大菱形骨
屈曲軸/伸展軸
②手根中手関節の運動軸

③内転　　④外転

⑤屈曲　　⑥伸展

⑦対立　　⑧母指の対立軸

b

掌側面　　　　　　　外側面

第2中手骨

第1中手骨
中手間靱帯
掌側斜靱帯
後斜手根中手靱帯
前斜手根中手靱帯
背橈側靱帯
長母指外転筋
橈側手根屈筋
長橈側手根伸筋

横手根靱帯

右母指手根中手関節の靱帯の掌側面と側面，長母指外転筋が母指手根中手関節包に停止することに注意．

c

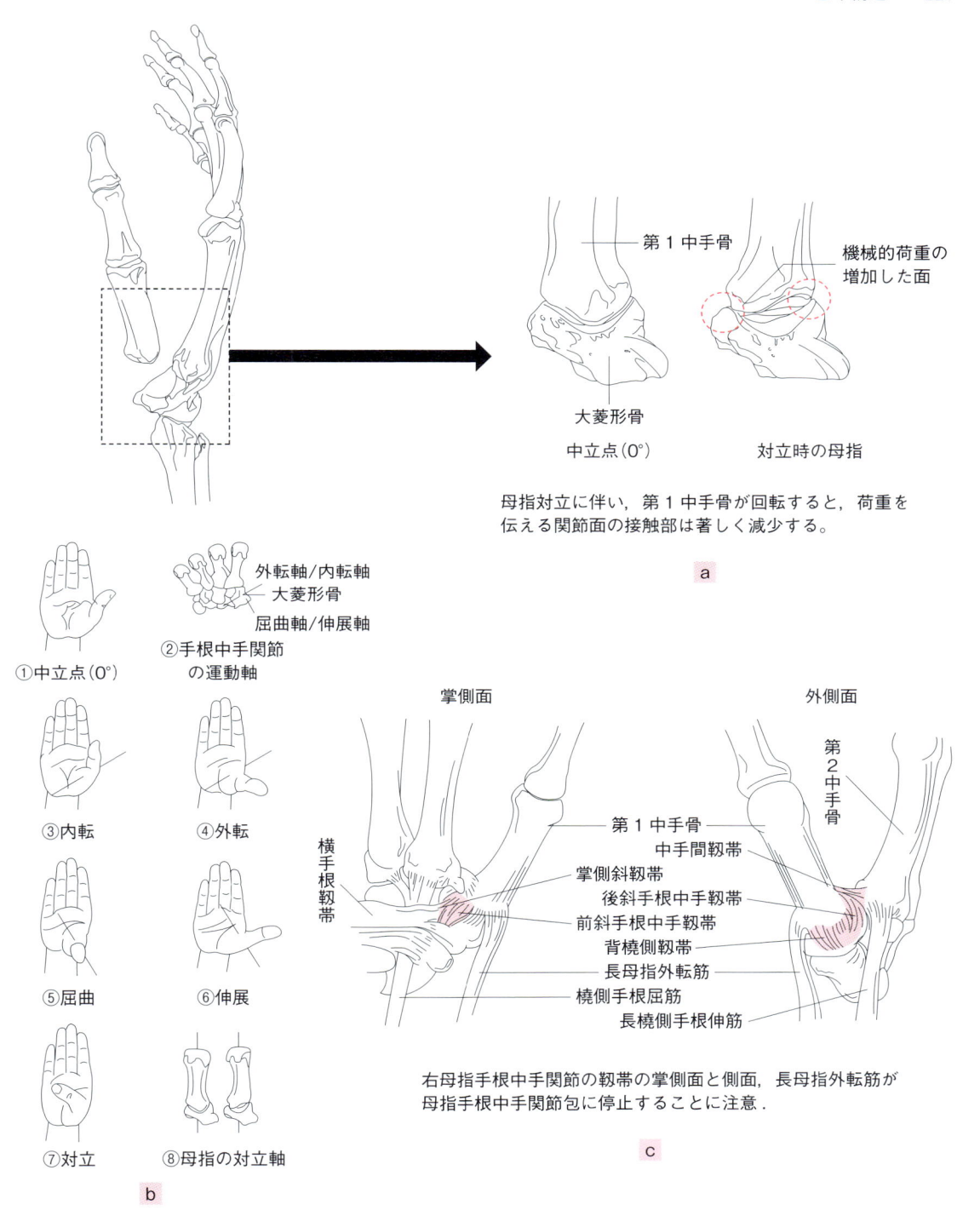

図3　母指手根中手関節
　a．母指手根中手関節に加わるストレス
　b．母指手根中手関節運動
　c．母指手根中手関節を構成する靱帯構造

表1　母指手根中手関節を構成する靱帯構造

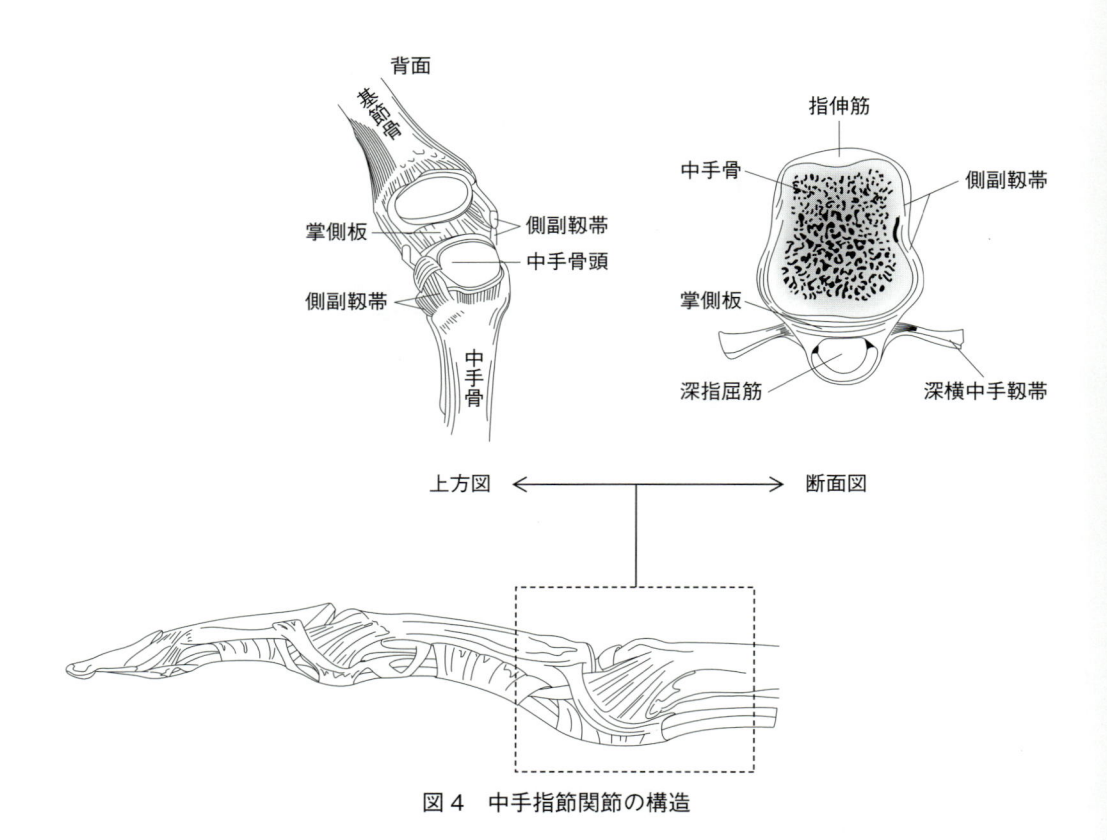

母指手根中手関節の靱帯			
名称	起始	停止	最も緊張する肢位
前斜手根中手靱帯	大菱形骨掌側結節	中手骨基部掌側	外転, 伸展, 対立
掌側斜靱帯	横手根靱帯	中手骨基部掌尺側	外転, 伸展, 対立
第1中手間靱帯	第2中手骨基部背側	中手骨基部掌尺側, 尺側側副靱帯	外転, 対立
後斜手根中手靱帯	大菱形骨後面	中手骨基部尺側	外転, 対立
背橈側靱帯	大菱形骨橈側面	中手骨背面	伸展を除くすべての運動

図4　中手指節関節の構造

の荷重的負荷が増大することや繰り返し行われる負荷(いわゆる使いすぎ)により変形性関節症を発現させる原因となる。回旋運動(図3b)を行うため，母指手根中手関節包は，他のC-M jtとは独立して存在し，伸張性に富んでいる。C-M jtを補強する靱帯は5つ存在し，なかでも前斜手根中手靱帯(anterior oblique ligament)が重要である(図3c)。前斜手根中手靱帯の断裂は母指 C-M jt の不安定性を惹起させ，関節症を進行させる大きな要因となりうる。

c 中手指節関節(M-P jt, 図4)

中手骨頭と基節骨底により形成され，楕円関節構造を呈する。形態的には球関節構造を呈するが，周辺に存在する靱帯により回旋運動を制限されるため，実質上の動きは屈曲・

伸展,外転・内転の2軸性の運動となる。関節包は比較的緩く,特に背側関節包は指伸筋腱膜により補強されている。また関節包靱帯として,側方には側副靱帯,掌側には掌側靱帯(掌側板),深横中手靱帯が存在している。

1) 側副靱帯(図5)

中手骨頭の側面にある隆起から基節骨底に向けて斜めに走行し,側方の支持性を高める作用を持つ。屈曲により緊張し,伸展により緩む。そのため,骨折を固定する際は,伸展位では側副靱帯の短縮により M-P jt 伸展拘縮の原因となるので,いわゆる機能的肢位で固定することが推奨される。

2) 掌側靱帯

指骨の掌側面に位置し,掌側板(線維軟骨板)として存在する。掌側面の支持性を高めるとともに,いわゆる腱鞘の床を構成する作用を持つ。

3) 深横中手靱帯

第2～第5中手骨頭間の掌側に存在し,隣接する中手骨を連結させる。掌側には虫様筋,神経血管束が走行し,背側には骨間筋が走行する。この靱帯は中手骨の遠位部を補強し M-P jt の構造を正常に保持するとともに,力核(force nucleus)[1]を形成する(図6)。

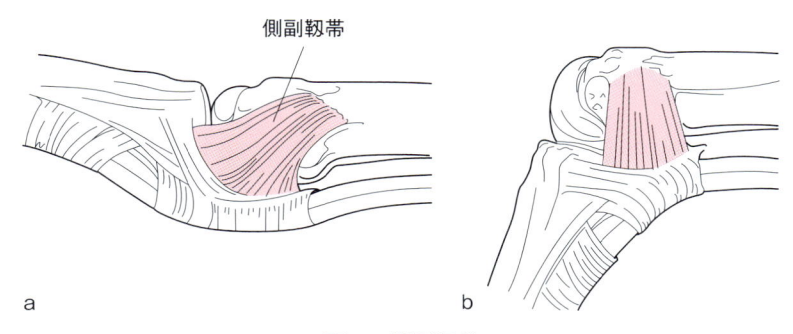

図5 側副靱帯
a. M-P jt 伸展位　伸展位では側副靱帯は緩んでいる。
b. M-P jt 屈曲位　屈曲位では側副靱帯は緊張してくる。

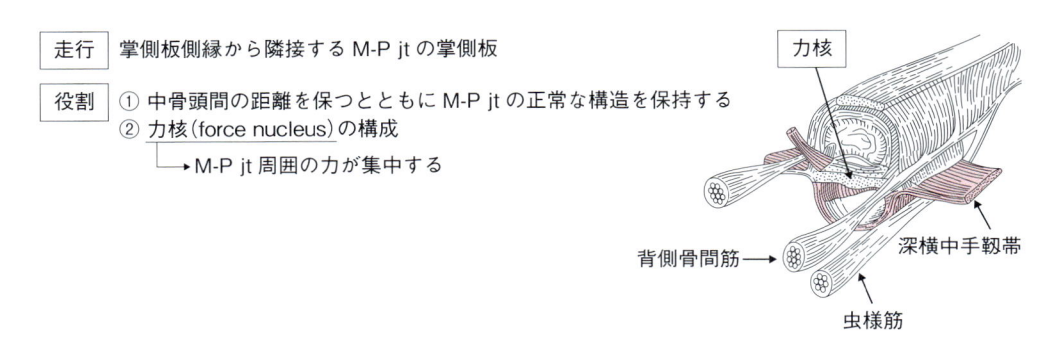

走行	掌側板側縁から隣接する M-P jt の掌側板
役割	① 中骨頭間の距離を保つとともに M-P jt の正常な構造を保持する ② 力核(force nucleus)の構成 　　→ M-P jt 周囲の力が集中する

図6 深横中手靱帯
(上羽康夫:手その機能と解剖,改訂4版. p151,金芳堂,2006 より)

d 指節間関節(I-P jt, 遠位指節間関節 distal interphalangeal joint : DIP)

各指の指節骨の間で形成される蝶番関節を呈する。関節包の背部は M-P jt 同様, 指伸筋腱膜で補強されている。側方, 掌側は M-P jt 同様に側副靱帯・掌側靱帯にて支持されている。

3 指関節を構成する筋群

指は精巧なつまみ動作やダイナミックな把持動作などが求められる。それらの機能バランスを保つためには, 屈筋〔浅指屈筋(flexor digitorum superficialis muscle : FDS), 深指屈筋(flexor digitorum profundus muscle : FDP)〕と総指伸筋(extensor digitorum : ED), いわゆる手外筋と手内筋(虫様筋, 背側骨間筋)の緊張バランスが重要な要素となる。

a 屈筋

屈筋には FDS, FDP がある。屈筋腱の前腕遠位 1/3 レベル以降は腱成分となる。長い腱成分が摩擦なく滑走するため, 滑液鞘内を走行している。滑液鞘は, いわゆる腱鞘(輪状部と十字部)に保護され, 滑液鞘の保護だけでなく, 屈曲時には, 屈筋腱の掌側への浮き上がり(bowstrings, 図7)防止作用も持っている〔輪状部の A2・A4 滑車(pulley)〕[2]。また, Zone Ⅱ は, no man's land(図8)といわれ, FDS と FDP が交差している。そのため, 屈筋腱断裂術後に癒着変性を起こしやすい部位であるといえる。

b 伸筋

指伸筋は総指伸筋(ED)・背側骨間筋・虫様筋から成り立ち, それらは伸展機構(図9)の主要組織として構成される[1]。指の精巧な動きや屈曲・伸展バランスがうまく協調して機能するには伸展機構なくしては考えられないといえる。伸展機構は主要組織のほか, 4つの補助組織から構成される。以下にそれら補助組織について記載する。

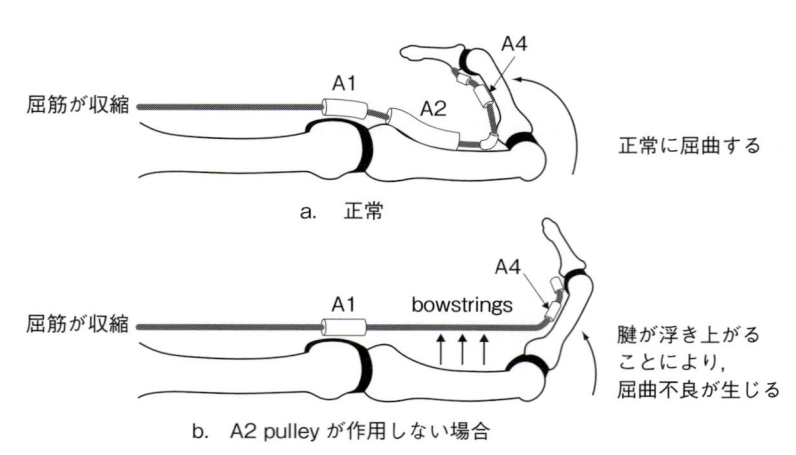

図7 A2 滑車(pulley)の有無による屈曲可動域の変化

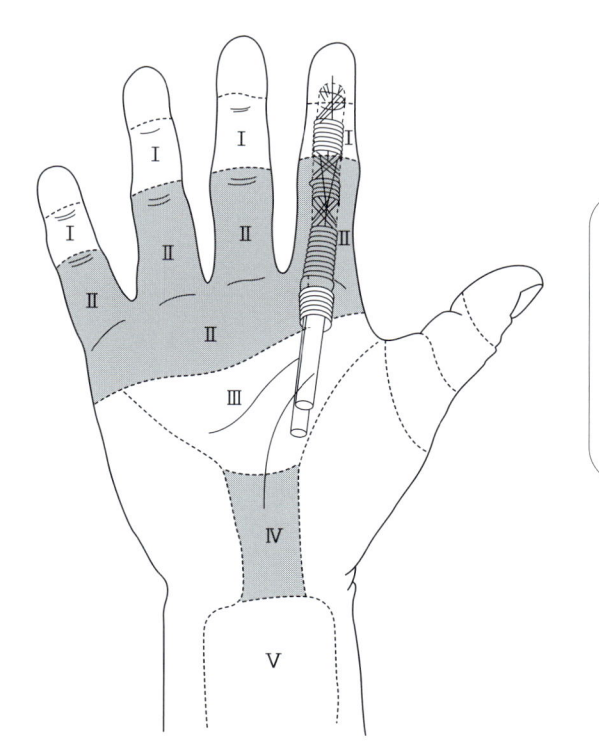

A. 基本構造　225

図8　Zone別による障害

Zone Ⅱ：癒着（浅指屈筋と深指屈筋の）を起こしやすい。
　※no man's landといわれ，浅指屈筋と深指屈筋が交差している。

Zone Ⅲ：手内筋の短縮を起こしやすい。

Zone Ⅳ：手根管の障害を起こしやすい。

筋腱（主要組織）
総指伸筋　（ED）
背側骨間筋（DI）
虫様筋　　（lumb）

＋

補助組織
矢状索
骨間筋腱膜
支靱帯
三角靱帯

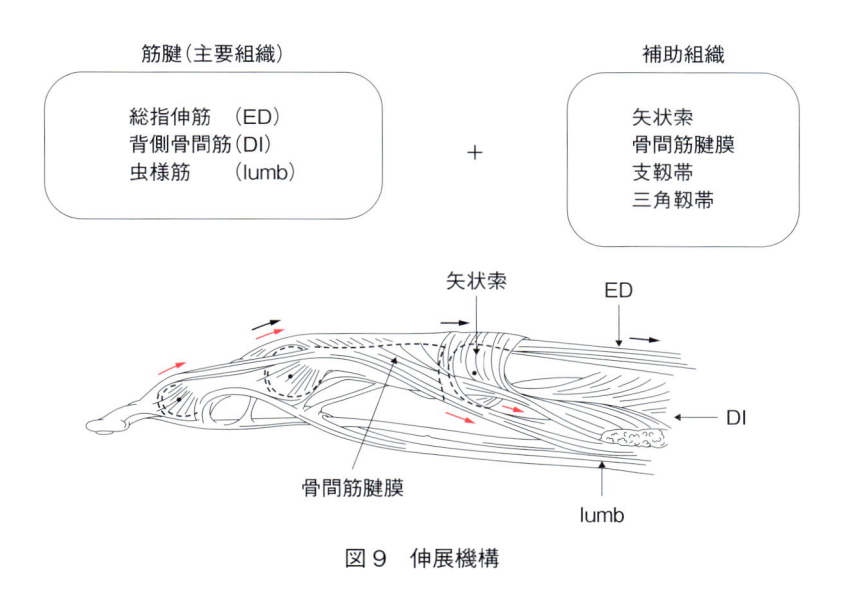

図9　伸展機構

1）矢状索

走行：深横中手靱帯より起始し，M-P jtの側方から指背に至り，ED腱の側面に停止する。

作用：①ED腱を背側位に保持する，②ED腱の移動範囲を制限する（過伸展の防止）。

2）骨間筋腱膜

走行：骨間筋の背側より起始し，ED 腱に停止。
作用：① ED 腱を指背側中央で固定する，②背側骨間筋(DI)腱が側方(掌側)へ落ちないように保持する。

3）支靱帯

支靱帯は横支靱帯と斜支靱帯に分けられる。
走行：
・横支靱帯：I-P jt 掌側関節包から側索の外縁へ付着。
・斜支靱帯：屈筋腱腱鞘から末梢背側へ付着。
作用：
・横支靱帯：側索が背側にずり上がらないよう固定する。
・斜支靱帯：I-P jt より掌側，遠位指節間関節(DIP)より背側を通るため，I-P jt 伸展時には斜支靱帯は緊張し，DIP 関節が伸展される。つまり，I-P jt，DIP 関節の屈伸運動に同時性を持たせる作用があるといえる。

4）三角靱帯

走行：中節骨遠位部にて 2 本の側索を結ぶよう存在。
作用：2 本の側索を指背に引き寄せ，指屈曲する際，ED 腱が側方にずり落ちないよう保持する。

4 指関節運動

指関節は横軸を中心とする屈伸，掌背軸を中心とする内・外転，およびそれらが組み合わさった回旋動作が行われる。内外転に関しては，中指を基準に考えられ，中指から離れる運動はすべて外転，中指に向かう運動はすべて内転となる(図 10)。また，母指は対立運動軸を持ち，対立動作が可能なことから，つかむ・つまむ・握る動作が可能となっている。それらの機能の障害は，日常生活活動(ADL)だけでなく，職業能力においても非常に深刻な問題となりうる。以下に代表的なつまみ動作[3]について記載する。

a 指尖つまみ(図 11a)

最も繊細なつまみ動作である。関係する全指の可動域が保たれていることはもちろん，爪による支持作用も必要となる。正中神経麻痺のスクリーニングテストである Perfect O sign(図 12)[4]としても知られている。主に深指屈筋(FDP)，長母指屈筋(flexor pollicis longus：FPL)の筋力が必要といえる。

b 指腹つまみ(図 11b)

最も使用頻度の高いつまみ動作である。母指球筋の機能が必要となる。尺骨神経麻痺のスクリーニングテストである Froment sign(図 13)[4]としても知られている。主に母指球筋(短母指屈筋，掌側骨間筋，短母指外転筋，母指内転筋)，浅指屈筋(FDS)の筋力が必要といえる。

A. 基本構造 227

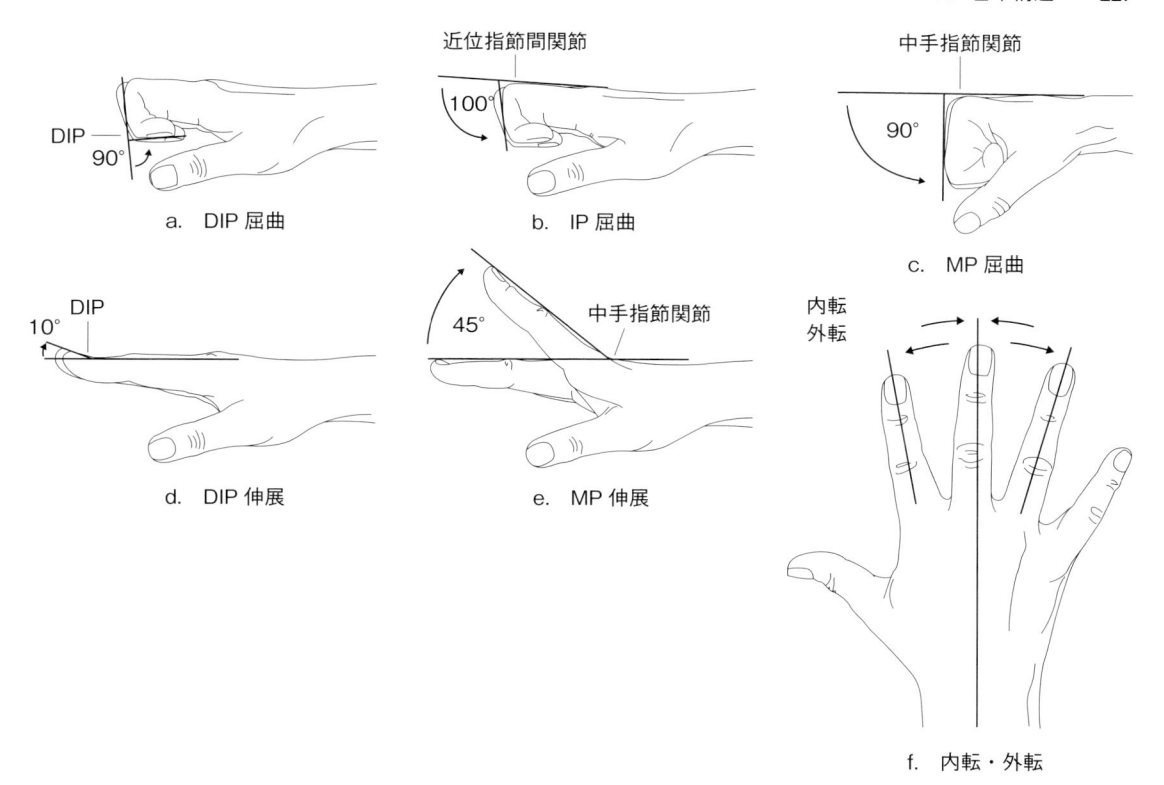

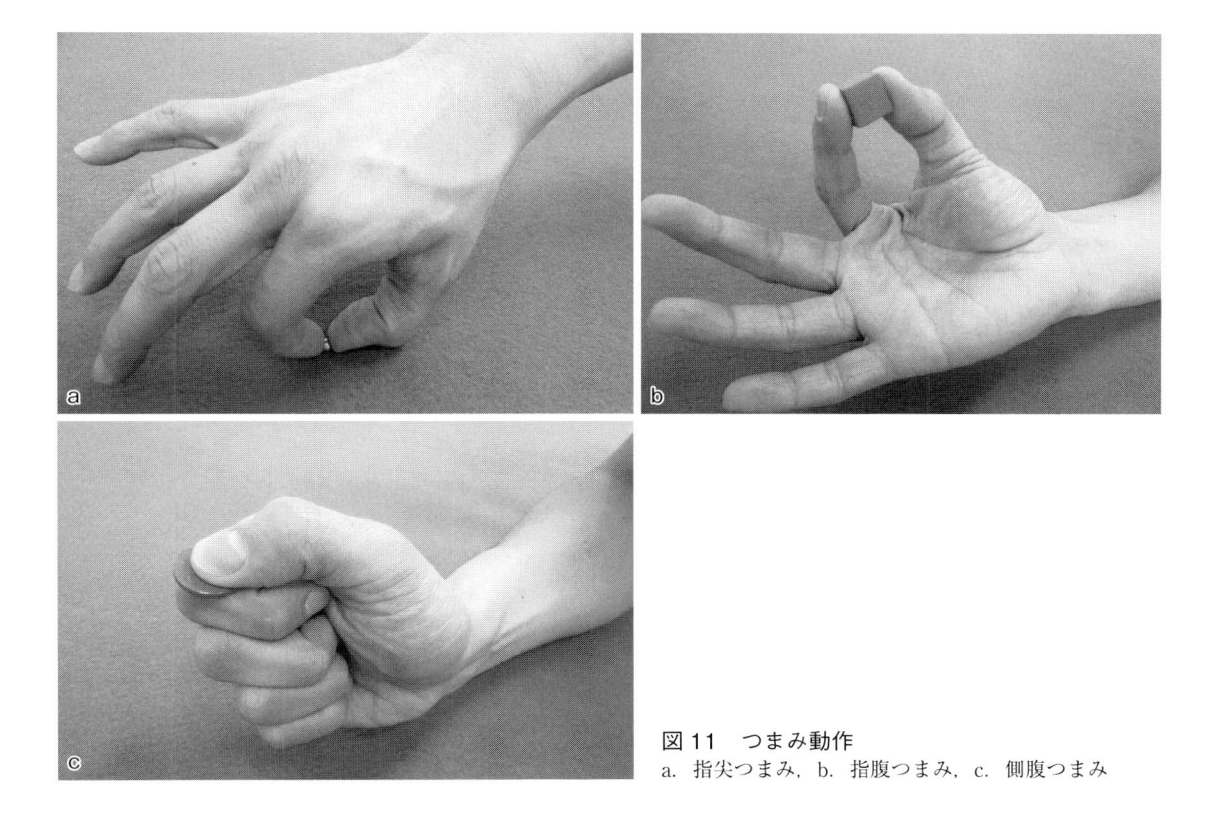

図10 指関節運動
a. DIP屈曲, b. IP屈曲, c. MP屈曲, d. DIP伸展, e. MP伸展, f. 内転・外転

図11 つまみ動作
a. 指尖つまみ, b. 指腹つまみ, c. 側腹つまみ

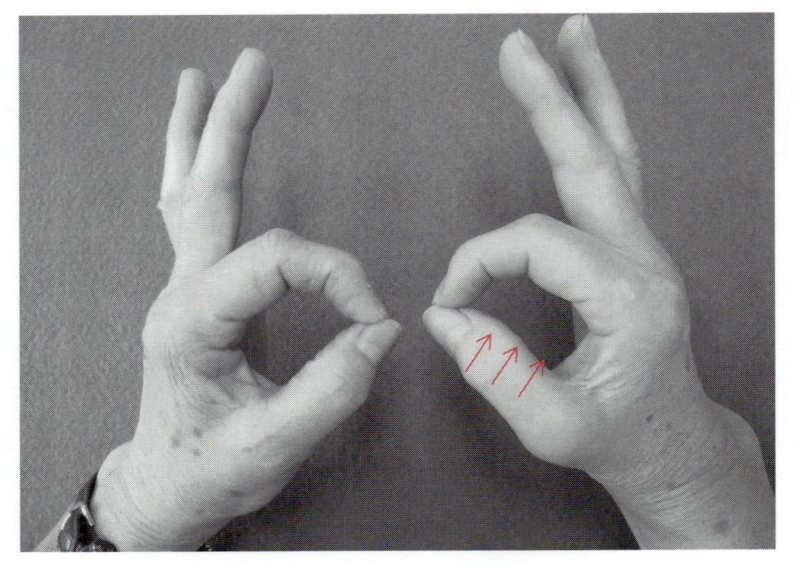

図12　Perfect O sign
IP(指節間)関節が屈曲できなくなり，母指内転により代償する．
〔荻野利彦：手関節および手指．国分正一，鳥巣岳彦(監修)：標準整形外科学，第10版，p421，医学書院，2008より改変〕

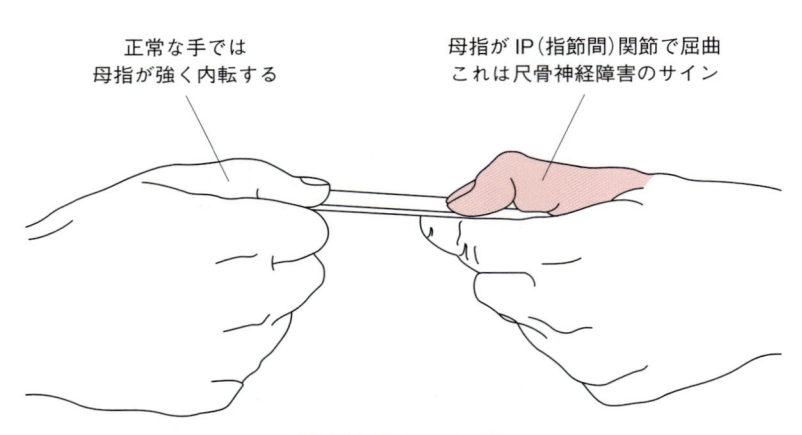

正常な手では母指が強く内転する

母指がIP(指節間)関節で屈曲　これは尺骨神経障害のサイン

図13　Froment sign
〔荻野利彦：手関節および手指．国分正一，鳥巣岳彦(監修)：標準整形外科学，第10版，p420，医学書院，2008より改変〕

c 側腹つまみ(図11c)

　主にコインを把持するときに使用するつまみ動作といえる．それほど繊細な動きは必要とせず，図11a, bのつまみ動作が障害された場合に，この動作にて代償するケースが多い．
　主に背側骨間筋，母指内転筋の筋力が必要といえる．

B おさえておくべき疾患

1 中手骨骨折

a 発生機転，成因，合併症[5]

交通事故，パンチ動作（図14），転倒による受傷が多く，日常診療において遭遇頻度の高い骨折である。骨折部位（基部，骨幹部，頸部）により問題が異なり，若年層にも好発することから，変形癒合には留意が必要である。特に頸部骨折後の掌屈転位，骨幹部斜・ら

骨折形態：頸部は20～50°掌屈転位を生じる。

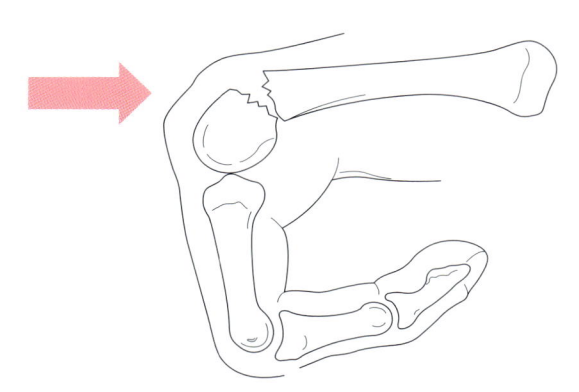

図14 中手骨頸部骨折（ボクサー骨折）
解剖的に脆弱な部位のため，最も頻度の高い骨折。
パンチ動作により小指や環指の中手骨頸部が掌側に変位する。

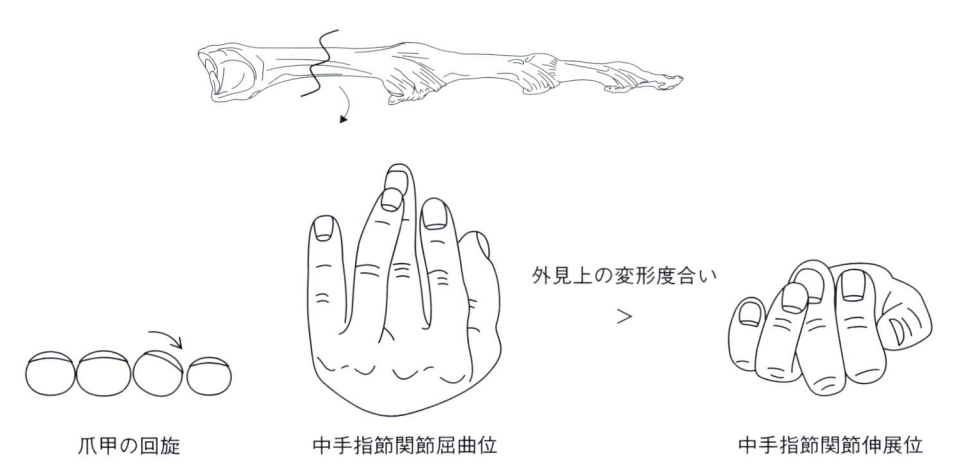

爪甲の回旋　　　中手指節関節屈曲位　　外見上の変形度合い　＞　　中手指節関節伸展位

図15 中手骨骨幹部斜・らせん骨折
少しの転位でも，指尖部では大きく回旋変形を生じる（指交差性変形）。

せん骨折(図15)は，骨片の不安定性により，回旋変形(指交差性変形の原因)や骨短縮などの原因となるため，特に留意が必要である。

骨折後は骨間筋腱の影響により背側凸屈曲変形(図16)を生じやすい。

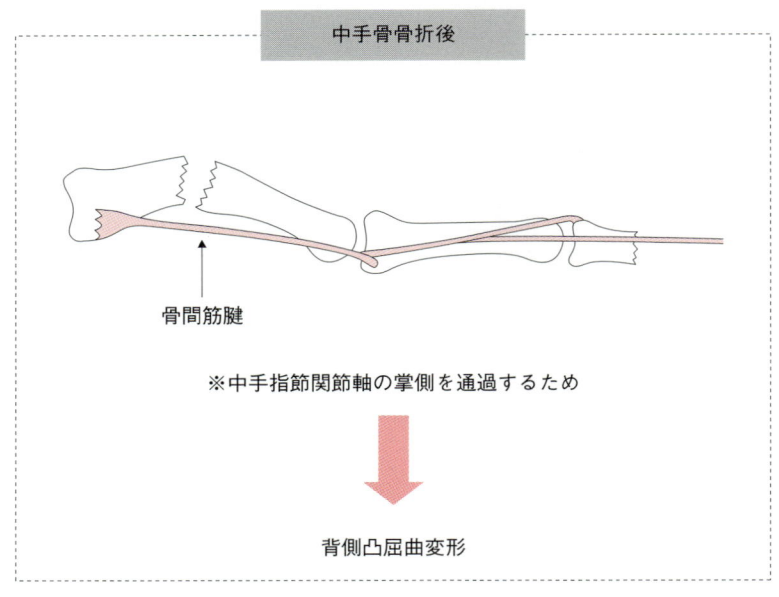

図16　骨折後に生じるアライメント変形

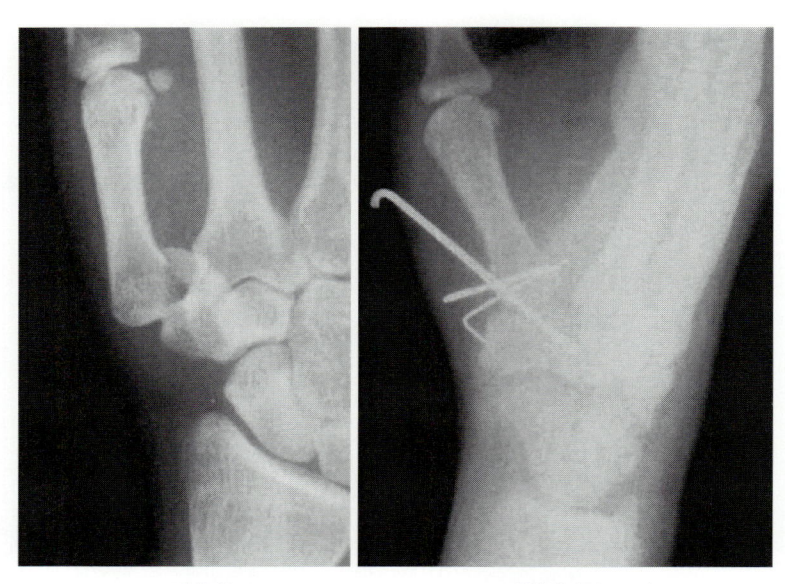

図17　ベネット脱臼骨折
第1中手骨基部の関節内骨折で，尺側基部に小骨片を残して骨幹部を含む遠位骨片橈側近位方向に転位する。
〔糸満盛憲：骨折・脱臼(各論)．国分正一，鳥巣岳彦(監修)：標準整形外科学．第10版，p 678，医学書院，2008 より〕

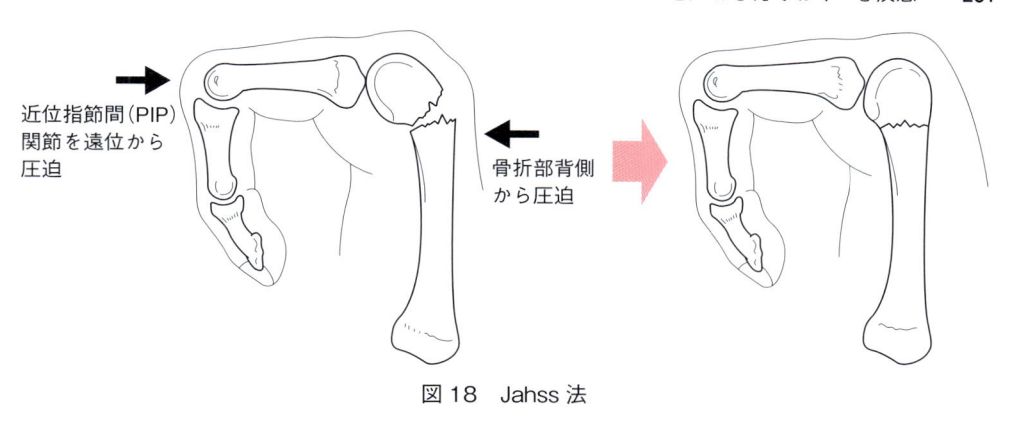

図18 Jahss法

b 外科的治療

　基部骨折の場合，基本的には骨癒合が良好[5]であるため，2〜3週間の外固定で十分である．しかし，第1中手骨に発生する脱臼骨折(ベネット脱臼骨折，図17)[6]は整復位保持が困難なため，経皮的鋼線固定術(pinning)が行われる．

　頚部骨折の場合，掌屈転位の程度により治療方針が異なる．基本的に30°以上の転位がある場合は，外科的治療(経皮的鋼線固定術)の対象となる．徒手整復にはJahss法(図18)が用いられる．

　骨幹部骨折の場合，骨片に不安定性を認める症例には積極的に外科的治療が行われる．容易に徒手整復できる症例にはpinningで十分であるが，骨片が複数存在する場合や徒手整復にて整復位が得られない場合にはプレート固定術などの内固定術が行われる．プレート固定術後，総指伸筋腱との癒着を生じる可能性があるので留意が必要である．

2 基節骨骨折[5]

a 発生機転，成因，合併症

　中手骨骨折同様，交通事故や転倒による受傷が多く，頚部・骨幹部に骨折を生じる．

　基節骨頚部骨折は小児に多く，背側回旋転位(rotational supracondylar fracture)を呈しやすい(図19)．軽度の回旋変形でも指交差性変形などの障害を起こすため，なるべく正常肢位での解剖学的整復が望まれる．中手骨と異なる点は，手内筋および側索(lateral band)の作用と伸筋腱の牽引により，頚部骨折は背屈転位を起こすことと，掌側凸アライメント変形(図20)を呈することである．また，基節骨骨折の場合，解剖学的構造上，屈筋腱との癒着が懸念されるため(図21)，早期運動療法が望まれる．

b 外科的治療

　転位のない安定型や整復位保持が良好な場合は保存療法が行われる．外固定のみでは整

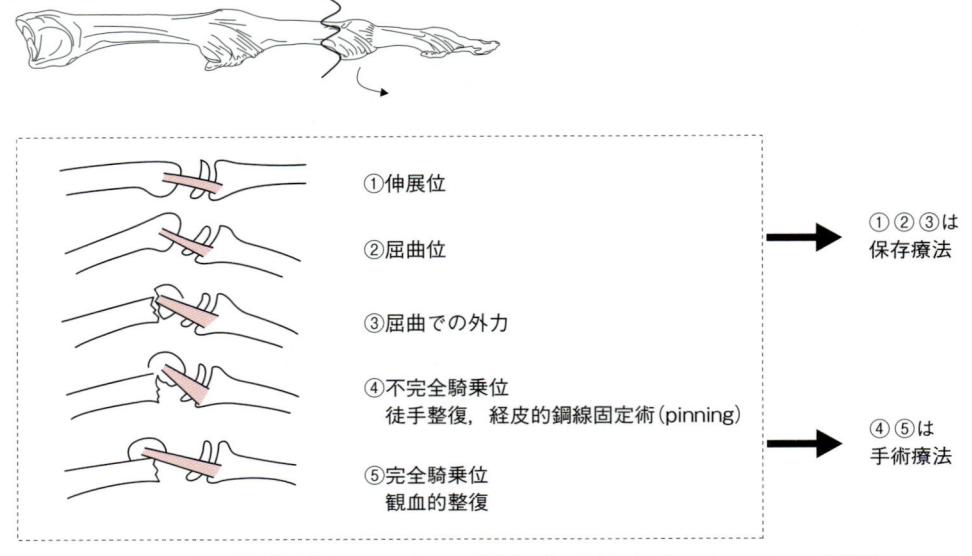

図19 基節骨頚部骨折により生じる背側回旋転位の発生メカニズムと骨折型

①伸展位
②屈曲位
③屈曲での外力
④不完全騎乗位
　徒手整復，経皮的鋼線固定術(pinning)
⑤完全騎乗位
　観血的整復

→ ①②③は保存療法
→ ④⑤は手術療法

基節骨骨折後

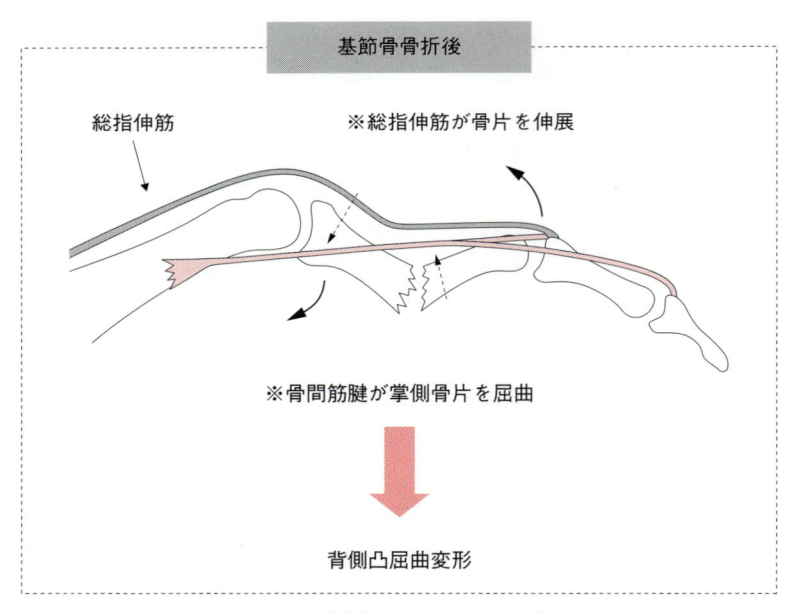

総指伸筋
※総指伸筋が骨片を伸展
※骨間筋腱が掌側骨片を屈曲

背側凸屈曲変形

図20　骨折後のアライメント変形

復位が保持できない場合は，経皮的鋼線固定術(pinning)が行われる．骨片が複数存在する場合や徒手整復が困難な場合はプレートやスクリュー固定術が行われる．

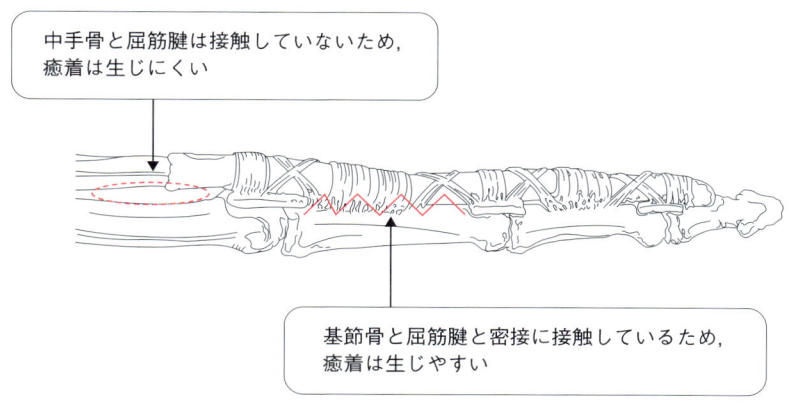

中手骨と屈筋腱は接触していないため，癒着は生じにくい

基節骨と屈筋腱と密接に接触しているため，癒着は生じやすい

図21　基節骨折後の屈筋腱とのトラブル

3 ド・ケルヴァン病[4,7]

a 定義，発生機転・年齢

　ド・ケルヴァン(de Quervain)病は，第1伸筋区画内(第1コンパートメント，図22)での狭窄性腱鞘炎であり，手をよく使う中年女性に発生しやすい。第1区画は，長母指外転筋(abductor pollicis longus：APL)腱と短母指伸筋(extensor pollicis brevis：EPB)腱が通り，発症にはEPB腱の関与が特に大きいとされている。

b 臨床所見と誘発テスト

　橈骨茎状突起に腫脹を認め，圧痛点が第1区画に限局している場合，ド・ケルヴァン病である可能性は非常に高い。誘発テスト(図23)は，Eichhoffテスト(母指を中にして手を握り，尺屈を強制すると激痛を生じる)が最も陽性率が高く，その他，Finkelsteinテスト，麻生テストがある。

c 鑑別疾患

　鑑別疾患には橈骨茎状突起骨折，母指CM関節症(「B-7．母指CM関節症」の項参照⇒243頁)，舟状骨偽関節(「V．手関節B-4．舟状骨骨折」の項参照⇒195頁)，APL，EPBと橈側手根伸筋の腱交差部の腱鞘炎(intersection syndrome)がある。

d 治療方針

　外科的治療は，腱鞘切開が行われるが，第1伸筋区画にはAPL・EPB腱間の隔壁や解剖学的変異(APLの複数腱の存在)が多く存在する。不十分な区画開放は，橈骨神経知覚枝の損傷や術後の肥厚性瘢痕，APL腱，EPB腱の亜脱臼が生じる原因になるので留意が必要である。

　軽症例の場合，ステロイドの注入や安静により改善が期待できる。筆者は，リハビリ

APL(長母指外転筋)

EPB(短母指伸筋)

第1コンパートメント：APLとEPBにより構成

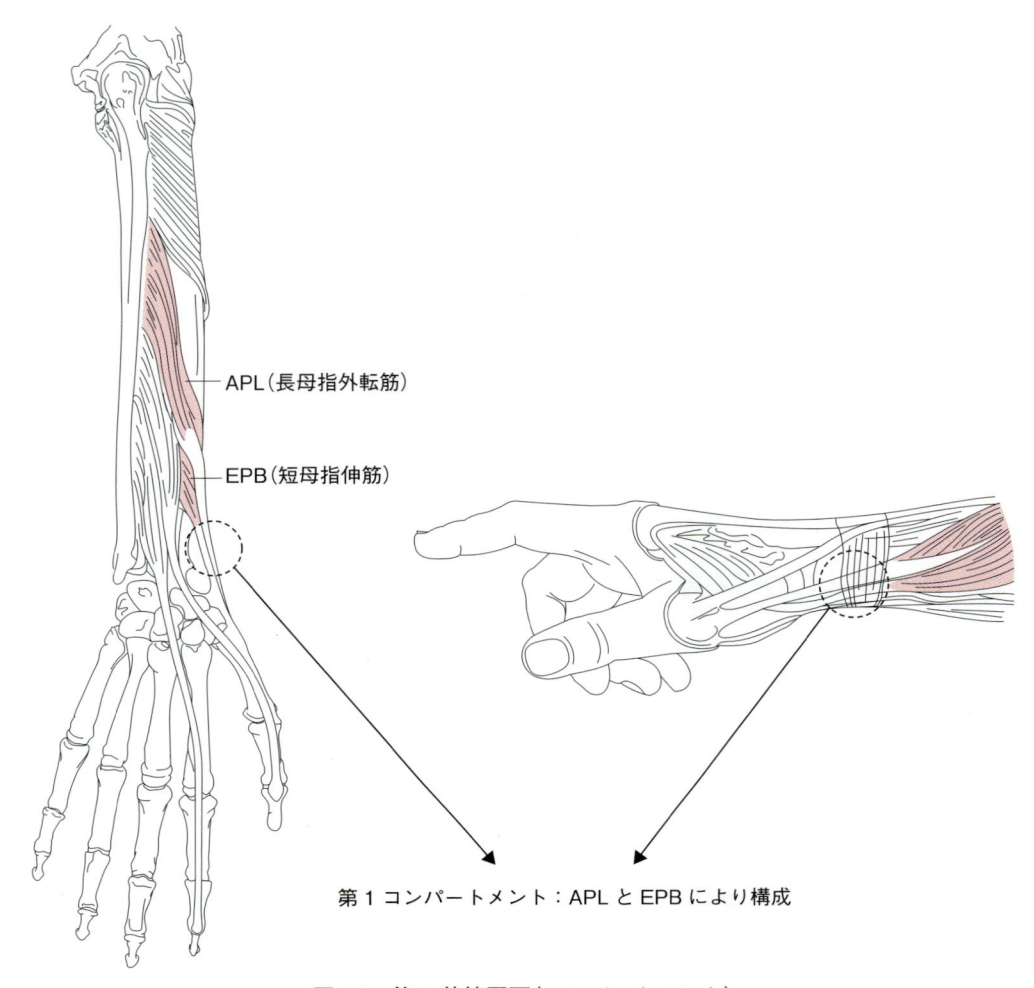

図22　第1伸筋区画(コンパートメント)

テーションで保存的に経過をみる場合は，テーピング(図24)により，APL，EPBへの負荷を軽減させ，疼痛の軽減を見るようにしている．

4 Guyon 管症候群[4,7]

a 定義，発生機転

　尺骨神経の圧迫麻痺がギヨン(Guyon)管で生じたものをいう．Guyon管(図25)は，有鉤骨，豆状骨，掌側手根靱帯，屈筋支帯に囲まれた管腔であり，その中を尺骨神経と尺骨動脈が通っている．

　発生機転は，外傷によるものと腫瘍(大部分はガングリオン)，ラケットスポーツ(cyclist's palsy)による．また，手関節骨折後の浮腫による圧迫でも発生する．

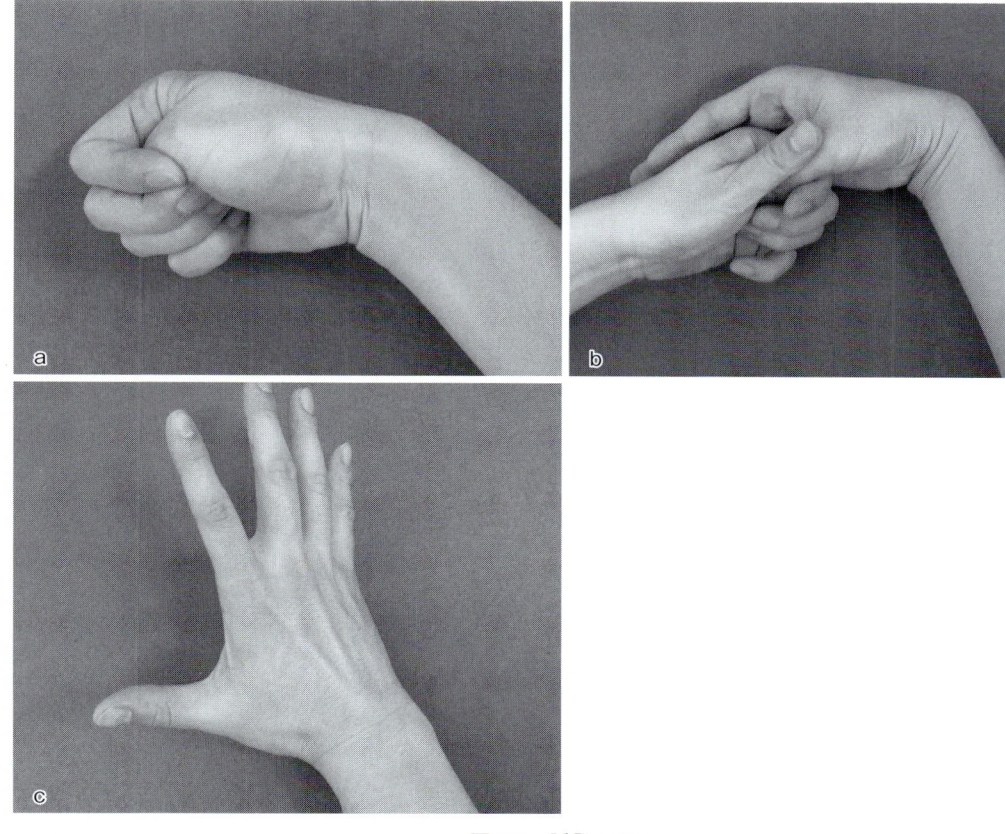

図23 誘発テスト
a. Eichhoff テスト：母指を中にして手を握り，尺屈を強制すると疼痛が誘発される。
b. Finkelstein テスト：母指内転位で，他動的に尺屈を強制されると疼痛が誘発される。
c. 麻生テスト：手関節を最大背屈位で，母指を伸展させると疼痛が誘発される。

b 臨床症状

低位型尺骨神経麻痺症状を呈し，傷害を受ける部位により，4型に分類される（表2）[8]。

c 鑑別疾患

頸椎症性脊髄症（cervical spondylotic myelopathy：CSM），肘部管症候群に留意すべきである。CSM は，環指1本すべてがしびれる傾向にあるため，注意深い聴取により鑑別は可能である。肘部管症候群は残存筋の存在により鑑別は可能である。

d 治療方針

重度例には Guyon 管開放術が行われるが，外傷やスポーツ障害例に関しては，安静による自然回復が期待できる。リハビリテーションでは，尺側手根屈筋（flexor carpi ulnaris muscle：FCU）-小指外転筋（abductor digiti minimi：ADM）メカニズム（「V. 手関節 D. 治療方法とそのポイント」の項参照⇒207頁）に留意しながら，Guyon 管周囲の柔軟性を確保することが重要である。

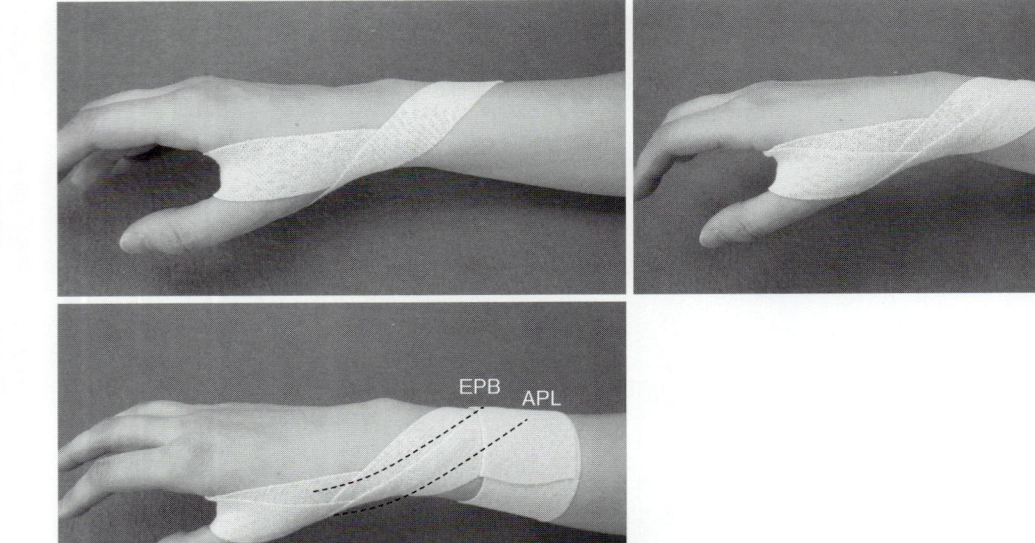

図24　ド・ケルヴァン病に対するテーピング療法
①短母指伸筋(EPB)：基節骨底から筋腹に向けてテーピングする。
②長母指外転筋(APL)：中手骨底から筋腹に向けてテーピングする。
③最後にアンカーを貼付して終了。皮膚が弱い患者などにはアンダーラップを使用する。

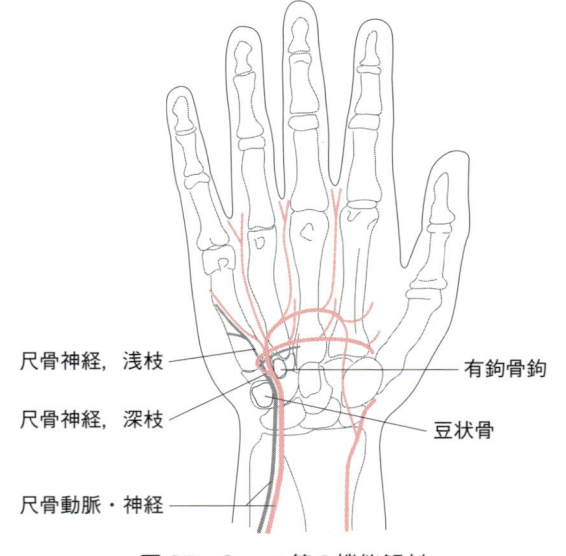

図25　Guyon 管の機能解剖

尺骨神経，浅枝
尺骨神経，深枝
尺骨動脈・神経
有鉤骨鉤
豆状骨

表2　尺骨神経管症候群の分類

	知覚障害	筋力低下	
		小指外転筋	骨間筋
I	＋	＋	＋
II	＋	－	－
III	－	＋	＋
IV	－	－	＋

(津下健哉：Ulnar tunnel syndorome の3例．中部整災誌 10：203-206，1967 より)

5 手根管症候群[4,7,9,10)]

a 定義，成因，好発年齢

　手根管症候群（carpal tunnel syndrome：CTS）は，手根管内（図26）で正中神経が圧迫を受けることにより発症する。発症には，手根管の解剖学的特徴が関与しており，圧迫が加わる要因として，手根管内の量的変化，手根管自体の狭窄が生じた場合の2つがある。しかし，発症のほとんどが特発性であり，原因は明らかでない場合が多い。男女比は1：5の割合で女性に圧倒的に多く，さらに妊娠出産期と更年期に発症頻度が高い。

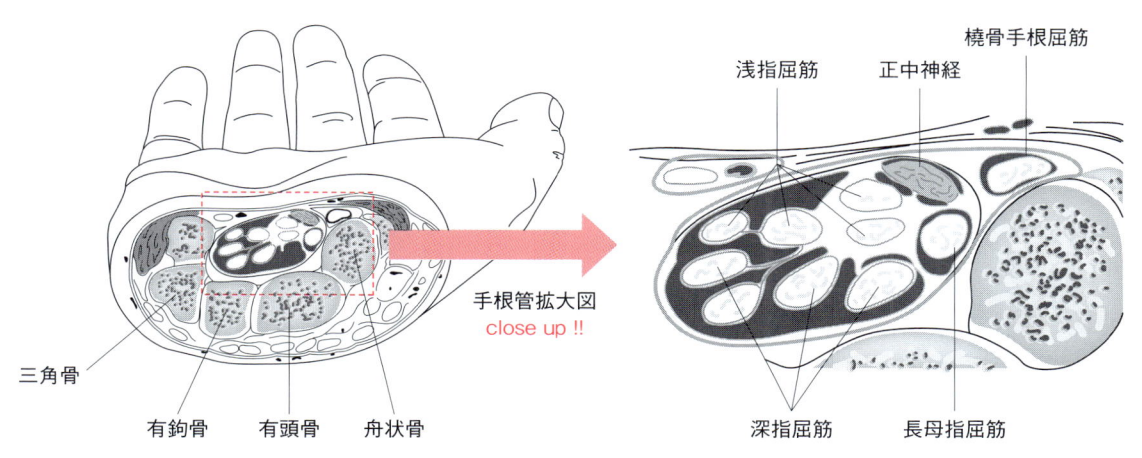

図26　手根管の機能解剖

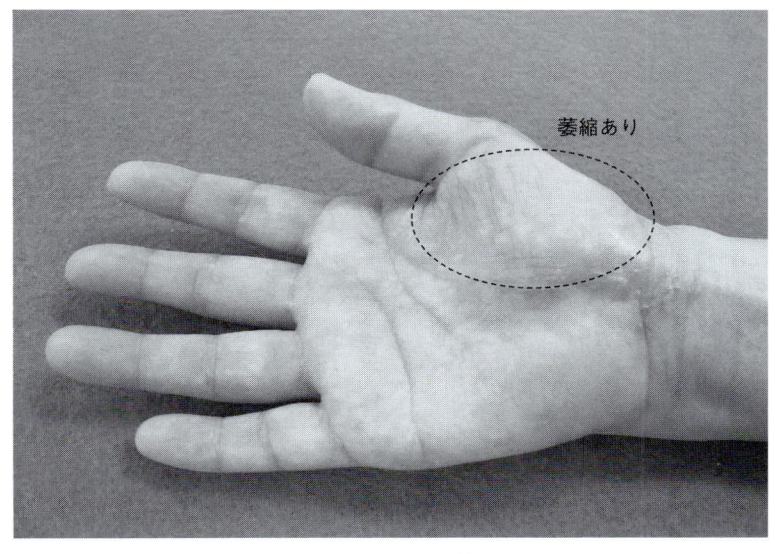

図27　母指球筋萎縮

b 臨床症状

典型例では，正中神経領域にしびれや疼痛を訴え，進行すれば母指球筋の萎縮による巧緻性障害を訴える（図27）。また，特徴として夜間痛の発現があげられ，約30%の症例に陽性であるとの報告もある[9]。

c 臨床所見と疼痛誘発テスト

手根管入口部での Tinel's 徴候（「Ⅱ．肩関節 E-2．事故により鎖骨骨折を呈した症例」図52 参照⇒89頁）が陽性であれば CTS の可能性は非常に高い。その他，正中神経領域の知覚障害（Semmes-Weinsterin monofilament test：SWT），母指球筋の筋力低下・萎縮の有無，巧緻性障害の有無を評価する。疼痛誘発テスト（図28）は，Phalen test（陽性率

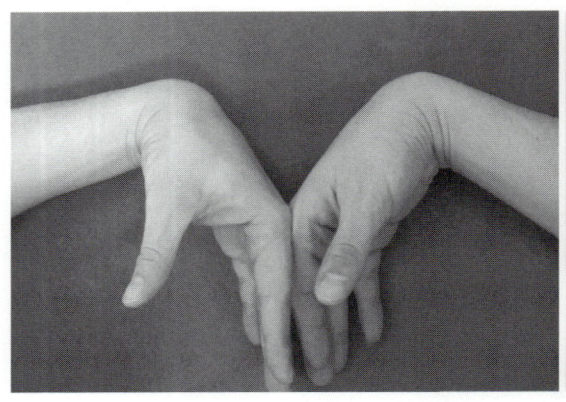

a. Phalen test
手関節を掌屈位で保持するとしびれが出現，あるいは増強すると陽性。

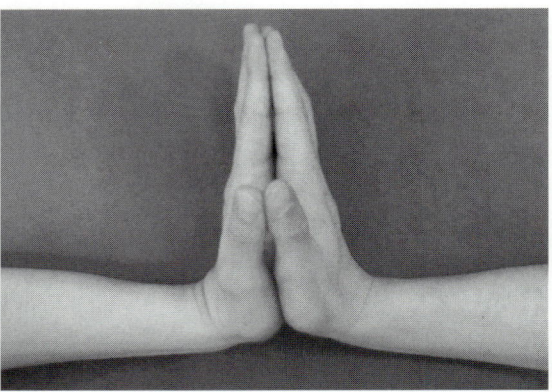

b. Reverse Phalen test
手関節を背屈位で保持するとしびれが出現，あるいは増強すると陽性。

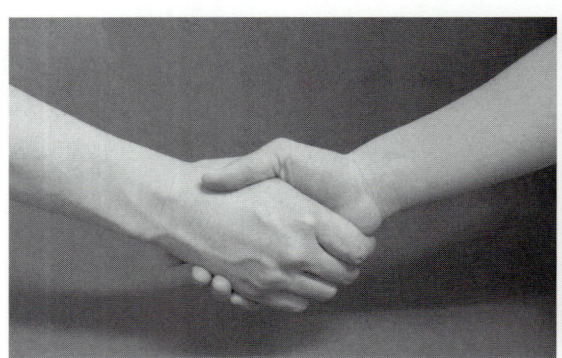

① 握手するように手を把持する。

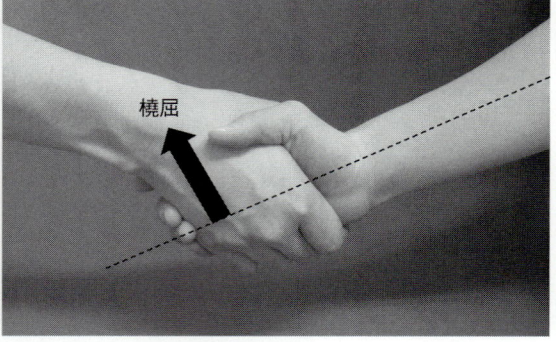

② 検者は手関節に橈屈強制を行い，正中神経領域にしびれが出現，あるいは増強すれば陽性となる。

c. 奥津テスト

図28 疼痛誘発テスト

74%），Reverse Phalen test（陽性率 50%）が簡便で有用であるが，可動域制限があると行えないこともある．奥津テスト（陽性率 75%）[9]は可動域制限がある症例でも実施可能であることから診断価値は高いと考えられる．

d 鑑別すべき疾患

頚椎疾患，胸郭出口症候群は「Ⅰ．頚椎 B-3．胸郭出口症候群」の項を参照（⇒20頁）．

特に鑑別すべき疾患として，円回内筋症候群があげられる．絞扼部位としては，①円回内筋，②上腕二頭筋腱膜，③浅指屈筋中枢のアーチの障害が考えられ，それぞれの誘発テスト（図29）[11]を行い判断することが重要である．

e 治療方針

手の使いすぎなどが原因で症状を呈している場合は，職種変更や作業時間の短縮を行わせ，ステロイド注射，装具療法（手根管内圧が最も減少する中間〜軽度背屈位で固定）などの保存療法を用いる．適応はしびれ感が間欠的で母指球筋に萎縮を伴わない軽症例である．重症例には手術療法が適応となり，正中神経の除圧が目的となる．術式には，鏡視下・直視下手根管開放術がある．

また，高齢者では母指球筋萎縮が生じ母指対立機能障害を伴う例が少なくなく，腱移行術を用いた対立再建術[10]が行われることがある（適応は各報告者によって異なる，表3）．

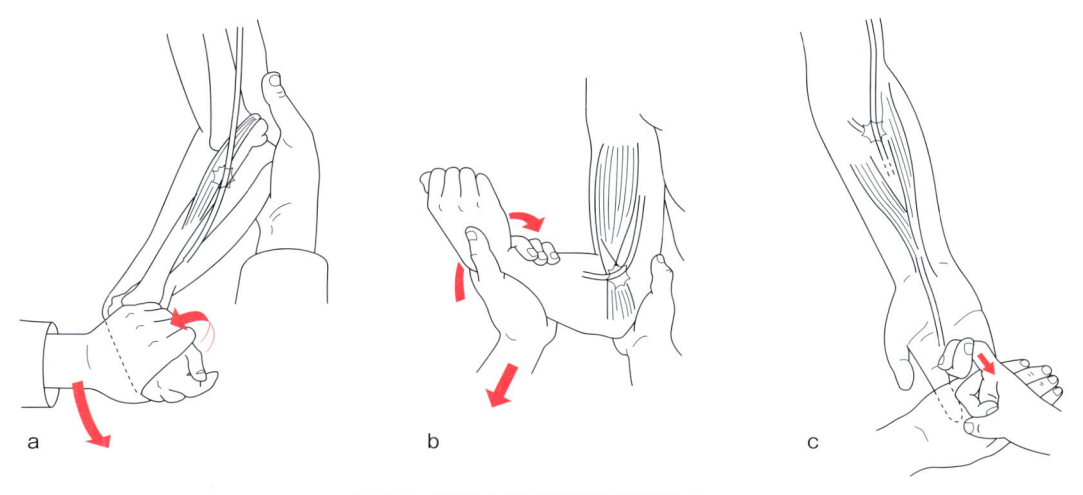

図29 円回内筋症候群の誘発テスト

a．前腕回内，手関節屈曲の抵抗運動時に前腕近位部に疼痛が増強する場合は，円回内筋部での正中神経圧迫の徴候が陽性といえる．
b．前腕回内，肘屈曲の抵抗運動時に前腕近位部の疼痛の増強を認める場合は，二頭筋線維性腱膜部の正中神経圧迫の徴候が陽性といえる．
c．中指浅指屈筋の抵抗屈曲運動時に前腕近位部の疼痛が再現される場合は，浅指屈筋腱弓部での正中神経圧迫の徴候が陽性といえる．

〔Spinner M（著），原 徹也（監訳）：手の末梢神経障害．南江堂，1981 より〕

表3 母指対立再建術の適応基準

	適応基準
福本	①高度母指対立障害が1年以上持続 ②短母指外転筋の徒手筋力検査（MMT）が3−以下もしくは針筋電図で強い脱神経所見を認める ③患者の希望
長尾	70歳以上で重度な母指球筋の萎縮が2年以上持続
信田	第2虫様筋の複合筋活動電位の遠位潜時が10 msec以上で母指対立運動の早期回復を望む場合
普天間	①70歳以上で母指球筋の筋力低下や萎縮を自覚してから2年以上経過し母指対立再建術を希望する場合 ②著明な母指球筋萎縮があり早期に母指対立機能の獲得を希望する場合

a. Camitz法　　　　b. Camitz変法

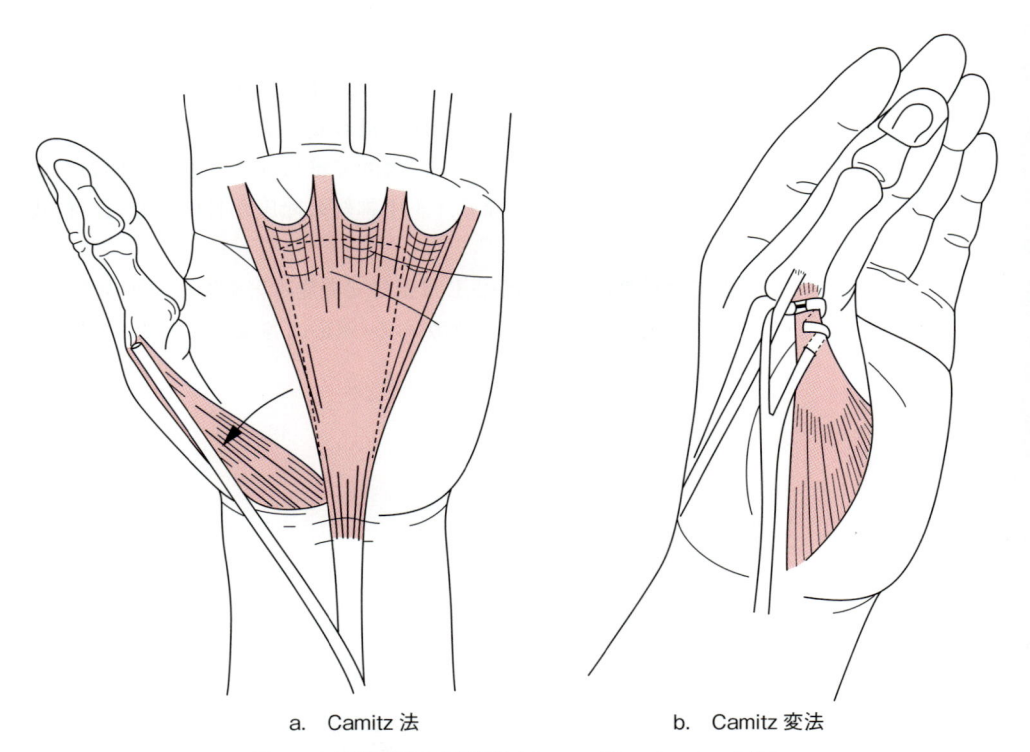

図30　母指対立再建術法（Camitz法，Camitz変法）
a．長掌筋腱を手掌腱膜と連続して挙上し，第1中手骨に沿って作成した皮下トンネルを通し短母指外転筋腱停止部に縫着する．
b．手掌腱膜を二分し，一方を短母指外転筋腱に編み込み縫合（interlacing suture）し，他方を短母指伸筋腱に回り込ませ，編み込み縫合した断端に縫合する．
〔普天間朝上，他：手根管症候群に対する母指対立再建術．MB Orthop 20(8)：57-63，2007より〕

術式は長掌筋腱を用いたCamitz法が有名であるが，対立時の回内不良や中手指節関節（M-P jt）の屈曲傾向が生じやすいという欠点もある．その欠点を克服するためにCamitz変法が開発され，良好な成績が得られている（図30）．

6 バネ指[4,7)]

a 定義，発症年齢

屈筋腱と腱鞘の相対的サイズの不均衡により，腱鞘下での滑走障害が生じた場合をいう。中年女性に多く，母指，中指，環指に発症率が高い。

b 臨床症状

弾発現象を訴えれば診断は容易である。しかし，初期症状は指運動時痛・指節間関節（I-P jt）周辺疼痛を訴える場合が多い。A1 滑車（pulley）（図 31）の圧痛所見，I-P jt，遠位指節間（DIP）関節の自動伸展運動時の A1 pulley でのクリック音（図 32）を触知することが診断に必要である。

c 治療方針

まずは安静やステロイドの腱鞘内注射を行い，経過をみる。ADL 障害や職業に支障をきたしていて，希望があれば外科的治療が行われる。外科的治療は，A1 pulley 切開術[12)]

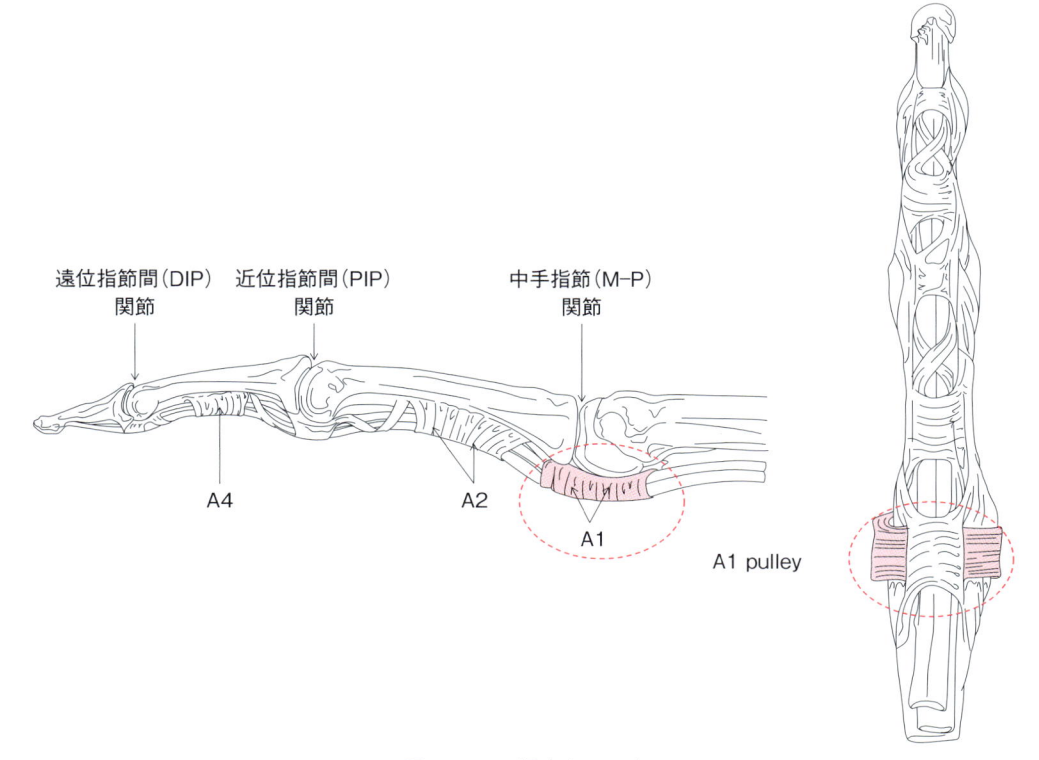

図 31　A1 滑車（pulley）

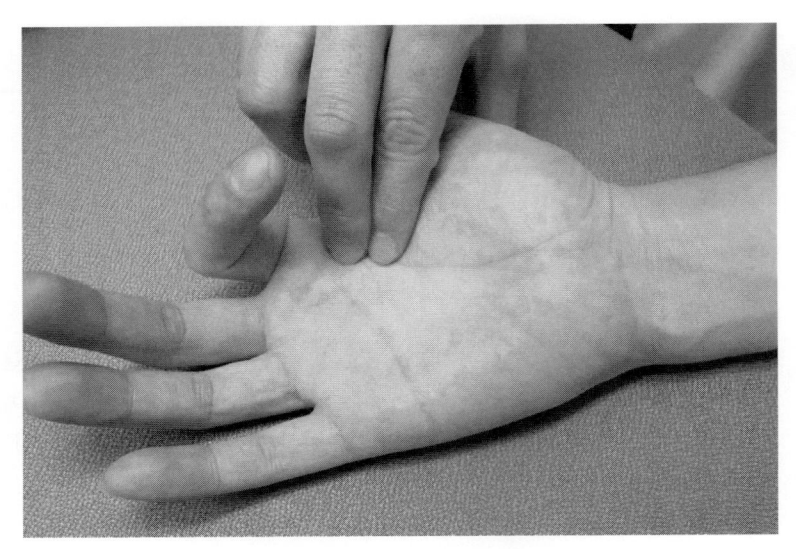

図 32 クリック音の触知
皮膚状よりクリック音を触知する。

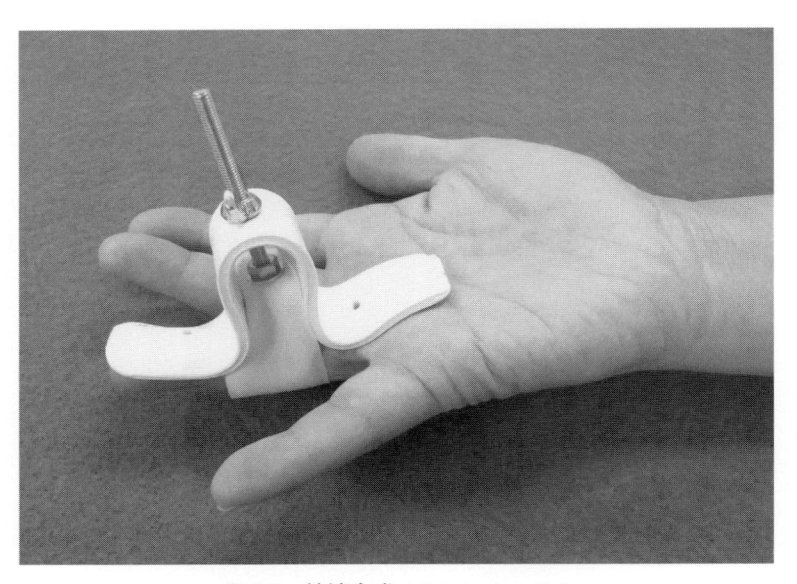

図 33 掖済会式 Joint Jack splint

が行われる。術後，指関節に拘縮（I-P jt 屈曲拘縮）などがみられた場合，リハビリテーションによる ROM 訓練やスプリント（特に伸展制限に対して行われる掖済会式 Joint Jack splint，図 33）[13,14] による ROM 訓練を行う．術後，自動屈曲可動域制限を認める症例も時折みるが，その場合は虫様筋に圧痛を認めることが多い．対応としては，虫様筋へのリラクゼーションを行うことによって症状はほぼ消失する．

7 母指 CM 関節症

a 定義，発生機転，年齢

母指手根中手関節(C-M jt)周囲靱帯の退行変性・損傷により，関節軟骨の erosion（びらん・侵食），eburnation（仮骨性骨炎），chondromalacia（軟骨軟化症）などの変形性関節症を呈した状態をいう。

母指回旋運動時，母指中手骨と大菱形骨との接触面積が減少することによる荷重的負荷量の増大（「A-2. 指関節を連結する関節構造」図 3a 参照⇒ 221 頁）が関節症の発現に大きく関与していると考えられ，手指をよく使う中高年女性に好発する。靱帯の弛みなど軟部組織の不安定性（特に前斜手根中手靱帯）が存在し，その部位にストレスが加わり，炎症を惹起することが症状発現の要因である。

b 分類（表 4）[15]

進行度による分類は，Borton，Eaton，Cooney らによるものがある。なかでも Cooney 分類（表 4）は，臨床症状，X 線所見から重症度を 4 段階に分類し，治療法を選択する際に有用であることから日常診療において多く用いられている。

c 臨床所見とストレステスト

母指 C-M jt に限局した圧痛とピンチ動作時痛を多く認める。関節症が進行すると凸変形をきたし，母指列の変形を生じる。これら疼痛や変形が高度になるとピンチ力・握力低下，巧緻性低下をきたすこととなる。ストレステストには，①軸圧を加えながら母指を内転させる axial compression-adduction test，②軸圧を加えながら母指を回旋させる axial compression-rotation test があり，C-M jt に①軋音（動揺性や疼痛に伴う）が出現，②疼痛が出現した場合に陽性とする。いずれも，母指 CM 関節症の診断に重要な所見となる。

d 鑑別疾患

鑑別疾患にはド・ケルヴァン病（「B-3. ド・ケルヴァン病」の項参照⇒ 233 頁），舟状骨偽関節（「V. 手関節 B-4. 舟状骨骨折」の項参照⇒ 195 頁），関節リウマチなど，手関

表 4　Cooney による分類（臨床および X 線所見から 4 段階に分類）

Stage I	頻繁に手を使用すると疼痛が出現。ストレス試験で疼痛が誘発される。関節の亜脱臼はなく X 線所見は正常。
Stage II	普通に手を使用するだけで疼痛が出現。ストレス試験で疼痛が誘発され，ピンチ力の低下を認める。関節の亜脱臼はないが，X 線所見で関節裂隙の狭小化をみる。
Stage III	安静時痛があり，ストレス試験で高度な疼痛を生じる。関節の亜脱臼を認め，X 線所見で軟骨の消失，骨棘形成をみる。
Stage IV	安静時痛があり，関節の亜脱臼，明らかな骨棘を認める。X 線所見で大菱形骨周辺に関節症性変化をみる。

(Cooney WP: Trapezeiometacarpal arthritis Biomechanical and clinical considerations on arthroplastic reconstruction. J Jpn Soc Surg Hand 9: 823-830, 1993 より)

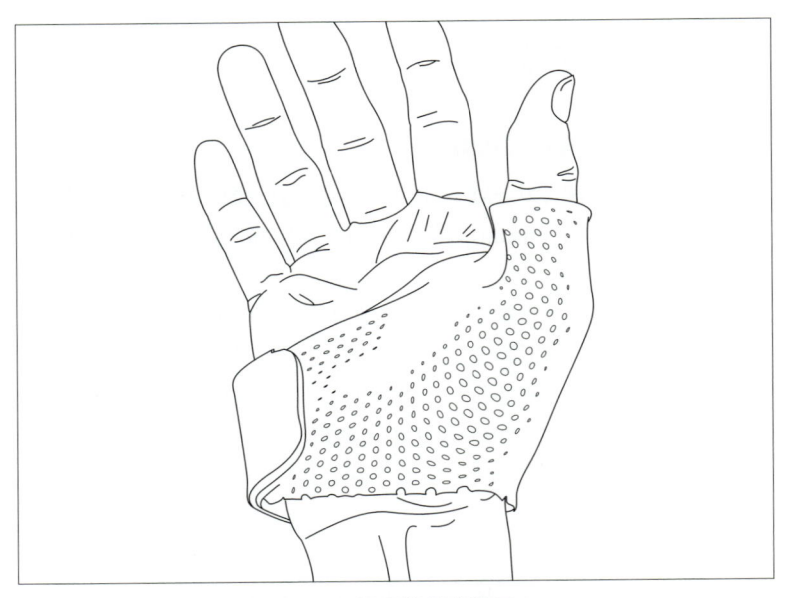

図 34　短母指対立装具

節橈側部痛を生じる疾患があげられる。

e 治療方針

　基本的には疼痛を軽減し，ADL動作の改善が目的となる。症状が重度であっても，装具療法〔母指 C-M jt・中手指節関節(M-P jt)掌側外転固定肢位〕(図34)により症状改善が得られることもあるので，保存療法も有効な手段である。保存療法で症状が改善されない場合は，靱帯形成術，骨切り術，関節固定術，大菱形骨の部分あるいは全摘出術が選択される。

C 臨床症状の診かた・考えかた

1 浮腫の解釈

　他関節同様，手指障害後に生じる浮腫のコントロールは，①創部への伸張ストレスを回避すること，②損傷部の安静保持と，良肢位の確保による循環不良防止が重要となる。
　筆者の施設では生じた浮腫に対し，紐巻き法(図35)や背側テーピング法(「Ⅴ．手関節 C-1．浮腫の解釈」図33参照⇒199頁)を施行している。また，手内筋のリラクゼーションや収縮運動を行い，できるだけ早期にアーチ構造を獲得できるように努めることが，早期の浮腫改善につながると考える。浮腫の発生機序は「Ⅲ．肘関節 C-1．肘関節浮腫の解釈」の項(⇒114頁)を参照してほしい。

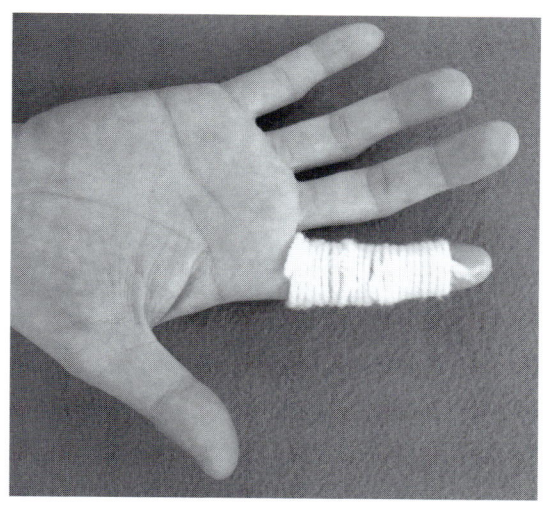

図35 紐巻き法
指骨部の浮腫に対し紐を巻きつけ，外部より圧迫を加えている。指に沿わせる程度の力で十分であり，過度な締めつけに留意する（本図はアクリル毛糸使用）。

2 手のアーチ構造に関与する組織の解釈

　指が繊細な動きを持ち，細かなパフォーマンスを達成することは周知のとおりである。その機能を果たすため，手のアーチ構造[2]は非常に重要な意味を持つ。アーチ（図36）は縦と横からなり，第1・第4・第5手根中手関節（C-M jt）が可動性を持つことにより成り立っている。

　アーチ構造を評価する場合，ただC-M jtの可動性をみるだけでは不十分である。その理由としてパフォーマンスに合わせた必要なアーチ構造が必要だからである。つまり，アーチは動作によって変化する必要があり，そのアーチの変化に対応する組織の評価を進めなければ，結局，実用性の乏しい指になってしまう。

　機能的なアーチ構造は，中手指節関節（M-P jt）にて形成されるいわゆる力核が重要な要素を担っていると考えられる。

　力核の形成には，伸展機構・深横中手靱帯・掌側板・側副靱帯の協調した作用による機能がかかわっている。

　以下に指の屈曲・伸展時に，アーチを保つための要因について記載する。

a 指屈曲時（図37a）

　屈筋〔浅指屈筋（FDS），深指屈筋（FDP）〕が収縮することにより運動が始まる。いわゆる屈筋腱の張力が屈筋腱鞘に伝わり，その張力が腱鞘を介して掌側板に伝わる。掌側板に張力が伝達されれば，深横中手靱帯が緊張し，隣接するM-P jtの位置関係を整えることにより中手骨頭横アーチが形成され屈曲が完成する。屈筋が作用している間，側方支持

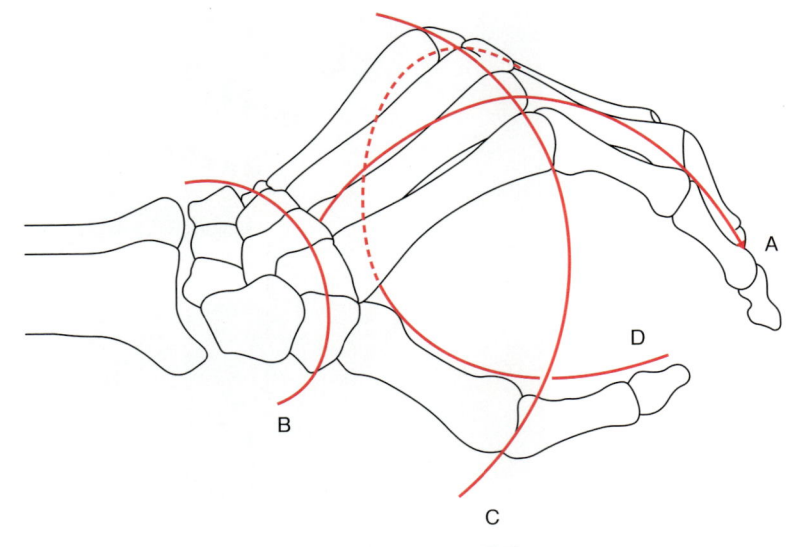

図36 手のアーチ構造
A. 縦方向のアーチ
B. 横方向のアーチ(手根骨アーチ)
C. 横方向のアーチ(中手骨アーチ)
D. 斜方向のアーチ

のため，側副靱帯は緊張し左右方向への制動効果をもたらしている．深屈曲可動域には虫様筋の収縮力が必要となる．

b 指伸展時(図37b)

総指伸筋(ED)が収縮することにより運動が始まる．いわゆる伸筋の張力が中央索に伝わることにより手内筋の活動が得られ，伸展運動が惹起される．

伸展運動時は，伸筋の張力が指背腱膜から側副靱帯を介して掌側板に伝わることにより深横中手靱帯の緊張を惹起し，隣接するM-P jtの位置関係を整えることにより中手骨頭横アーチが形成され，伸展運動が完成する．伸展運動時は，側副靱帯，背側関節包は緩んだ状態となるため，支持性としては期待できないが，虫様筋・骨間筋による動的支持作用により保護されている．

3 手指拘縮原因の分別方法

拘縮の治療を行ううえで関節可動域制限の原因を追究することは，治療法の選択や予後を予測するうえでも重要な要因となる．原因を追究するにあたり，まず可動域制限が関節要素なのか関節外要素なのか判断することから始める．関節要素とは，いわゆる関節を構成する軟部組織(靱帯，関節包)に短縮を認めた場合，術後，関節内の瘢痕形成などが原因で拘縮が発生している場合を指す．特徴は隣接関節を他動的に変化させても拘縮の程度に変化を認めないことである．

C. 臨床症状の診かた・考えかた

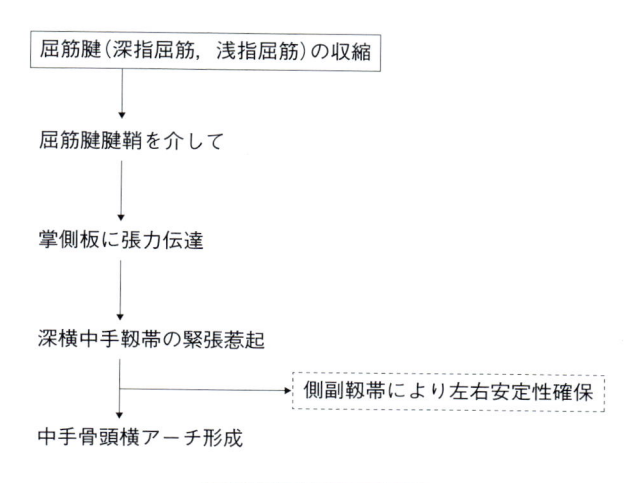

```
屈筋腱（深指屈筋，浅指屈筋）の収縮
        ↓
屈筋腱腱鞘を介して
        ↓
掌側板に張力伝達
        ↓
深横中手靱帯の緊張惹起 ─→ 側副靱帯により左右安定性確保
        ↓
中手骨頭横アーチ形成
```

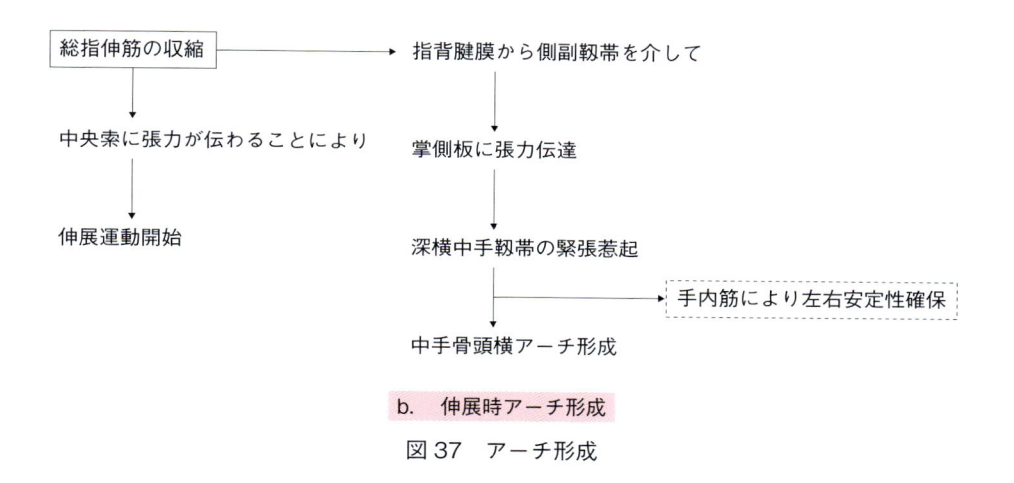

a. 屈曲時アーチ形成

```
総指伸筋の収縮 ─────→ 指背腱膜から側副靱帯を介して
        ↓                       ↓
中央索に張力が伝わることにより      掌側板に張力伝達
        ↓                       ↓
伸展運動開始                深横中手靱帯の緊張惹起 ─→ 手内筋により左右安定性確保
                                ↓
                        中手骨頭横アーチ形成
```

b. 伸展時アーチ形成

図37　アーチ形成

　治療はストレッチやスプリントによる持続伸張を加え，組織の伸張性を再獲得することで可動域拡大につなげる。

　関節外要素とは，間接的に関節の安定性に関与している組織が由来で拘縮を起こしている場合を指す。特徴は関節要素とは異なり，隣接関節の肢位を変化させることにより拘縮の程度に変化を認めることである。腱の癒着変性，筋短縮，皮膚の硬化，伸展機構を構成する補助組織の短縮がこれにあたる。

　以下に原因に応じた拘縮の見極めかたについて記載する。

a 腱の癒着変性

　癒着が生じている部分より遠位に張力の伝達が不可能となり，いわゆる active lag の出現と腱の緊張の変化により，他動可動域制限が生じる。癒着を起こした部分よりひとつ遠位の関節の肢位を変化させ，腱の緊張状態を変化させることにより可動域に変化が生じる。

いわゆる動的腱固定効果(dynamic tenodesis effect)として知られており，腱障害や骨折後の癒着変性が疑われる症例に有用な所見となる．中手骨骨折後，伸筋腱の癒着を中手骨レベルで認めた場合の所見を表5に示す．

b 斜支靱帯拘縮テスト(図38)

斜支靱帯(伸展機構の補助組織)が原因で，拘縮を起こしているかどうかをみるテストである．指節間関節(I-P jt)を変化させ，遠位指節間関節(distal interphalangeal joint : DIP)の他動屈曲角度に変化が現れるかをみる．I-P jtを屈曲させ斜支靱帯を緩めた状態では，DIPの屈曲角度が増大，I-P jtを伸展させ斜支靱帯を緊張させた状態ではDIPの屈曲角度が低下すれば陽性である．斜支靱帯の走行を利用したテストであり，伸展機構に異常を生じている症例に有効である．

c 手内筋短縮 intrinsic muscle tightness テスト

中手指節関節(M-P jt)の肢位を変化させ，I-P jtの他動屈曲角度に変化が現れるかをみるテストである．手内筋は最大伸張位では，M-P jt伸展，I-P jt・DIP屈曲位(intrinsic minus position)となる．M-P jtを屈曲位にすれば手内筋が緩みI-P jtの屈曲角度は拡大するのに対し，M-P jtを伸展位に保持すれば手内筋が緊張位となるため，I-P jtの屈曲は困難となる．

表5 動的腱固定効果(dynamic tenodesis effect)

例：中手骨骨折後，伸筋腱が癒着した場合
M-P jt屈曲位→指節間関節(I-P jt)自動伸展可動域増大 　　　　　　　　　　　　　他動屈曲可動域低下
M-P jt伸展位→I-P jt自動伸展可動域低下 　　　　　　　　他動屈曲可動域増大

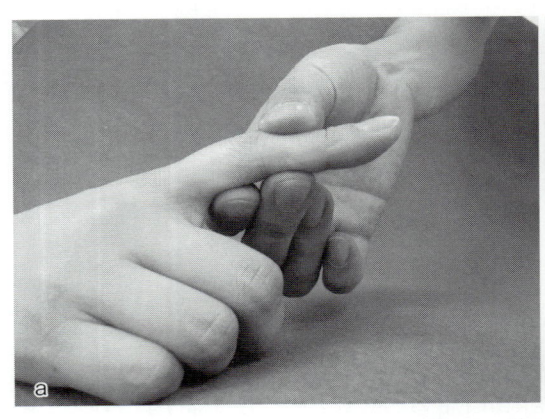

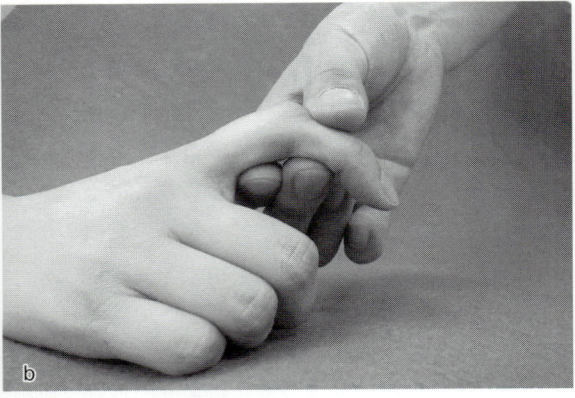

図38　斜支靱帯拘縮テスト
a．I-P jt伸展位では斜支靱帯が緊張しているため，DIP屈曲が不可能となる．
b．I-P jt屈曲位では斜支靱帯が緩むため，DIP屈曲が可能となる．

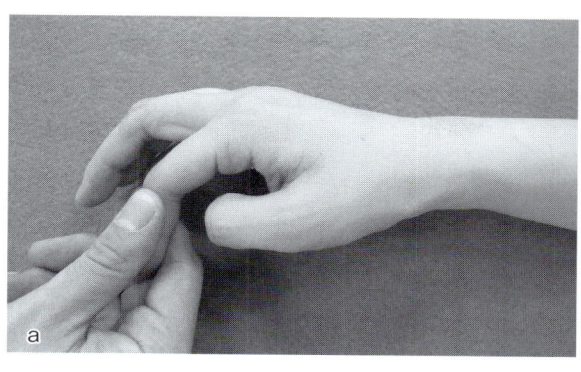

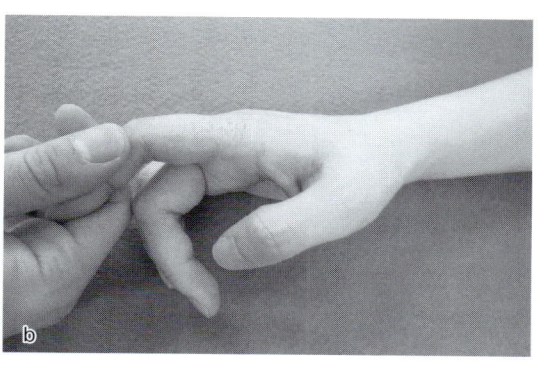

図 39　側副靱帯拘縮テスト
a．M-P jt 屈曲位では側副靱帯が緊張しているため，手指側方への可動性が減少する。
b．M-P jt 伸展位では側副靱帯は緩んでいるため，手指側方への可動性が拡大する。

d 皮膚性拘縮

手術や受傷による損傷後，瘢痕・ケロイドが形成され，皮膚の弾性が低下した場合に起こる。これが原因で拘縮を起こしている場合，関節周辺部は循環障害を起こし，皮膚は蒼白状態となる。

e 側副靱帯拘縮テスト（図 39）

術後，M-P jt 伸展位での固定（いわゆる機能的肢位から逸脱した状態）は，側副靱帯の拘縮を生じる可能性がある。側副靱帯拘縮テストは，M-P jt の肢位を変化させ，M-P jt の内・外転角度に変化が現れるかをみるテストである。M-P jt 屈曲位で側方（内外転）への可動域が減少し，M-P jt 伸展位では側方への可動域が増大した場合を陽性とする。

D　治療方法とそのポイント

1　指関節可動域制限へのアプローチ方法

各関節〔中手指節関節（M-P jt）〜遠位指節間関節（DIP）〕の協調された動きにより，手指の繊細な動き（ピンチ，対立動作）が可能となる。その動きを遂行するには，手外筋〔深指屈筋（FDP），浅指屈筋（FDS），指伸筋（ED）〕，アーチ構造，伸展機構（手内筋含む）の存在が重要といえる。骨折や浮腫（「C-1．浮腫の解釈」の項参照⇒ 244 頁）によるアーチ構造の乱れ・伸展機構と手外筋の協調不良は，手指機能の低下とともに拘縮を招く原因となる。手指骨折後のリハビリテーション治療の流れを図 40 に示すとともに，中手・基節骨骨折後，手指に及ぼす影響について以下に記載する。

a 中手骨骨折後に生じる影響（図41）

受傷により骨間筋，総指伸筋（主要組織）の緊張亢進と手背の腫脹が生じる。その結果，矢状索の遠位移動距離が制限されることと中央索の緊張が亢進することにより，M-P jt伸展，指節間関節（I-P jt）伸展固定位となる。

ここまでは骨折の影響による関節機能障害であり，拘縮は発生していない。早期治療の

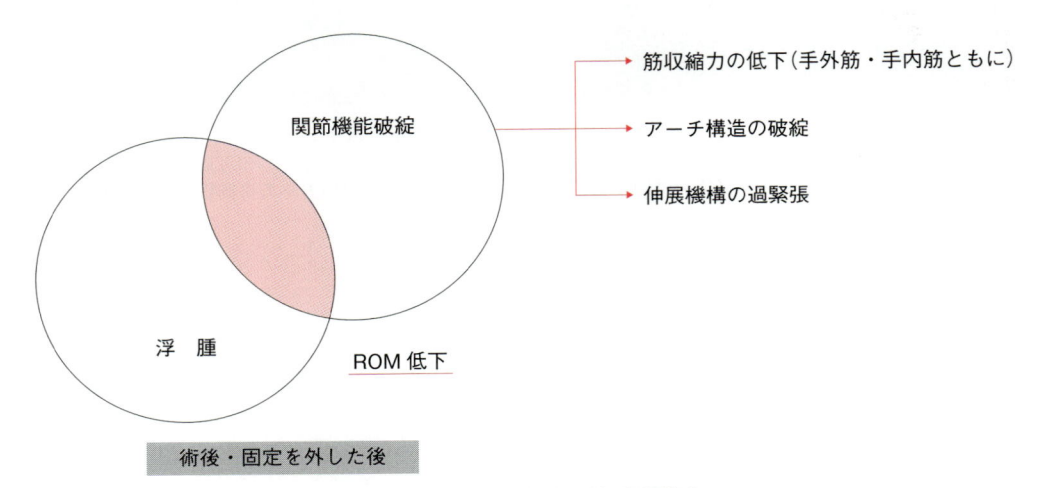

図40 指関節骨折後の治療の基本

術後，固定を外した後，浮腫と関節機能破綻により関節可動域（ROM）低下を起こしている。この状態では，まだ拘縮は発生しておらず，拘縮固定位を呈しているだけだが，長期化すれば拘縮に移行してしまう。

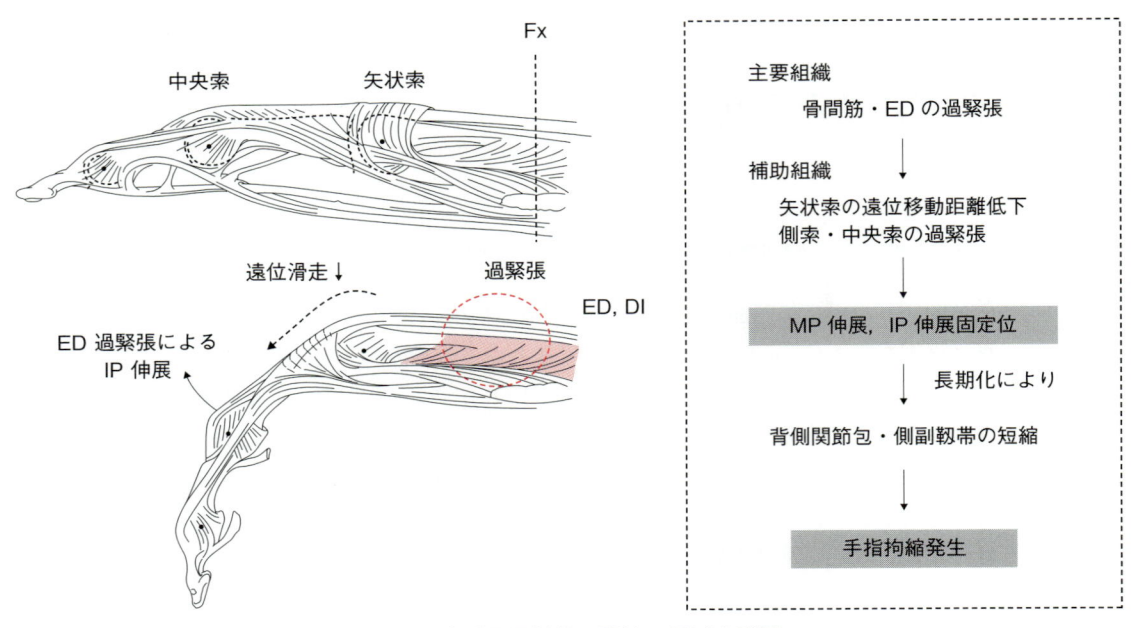

図41 中手骨骨折後，関節に及ぼす影響

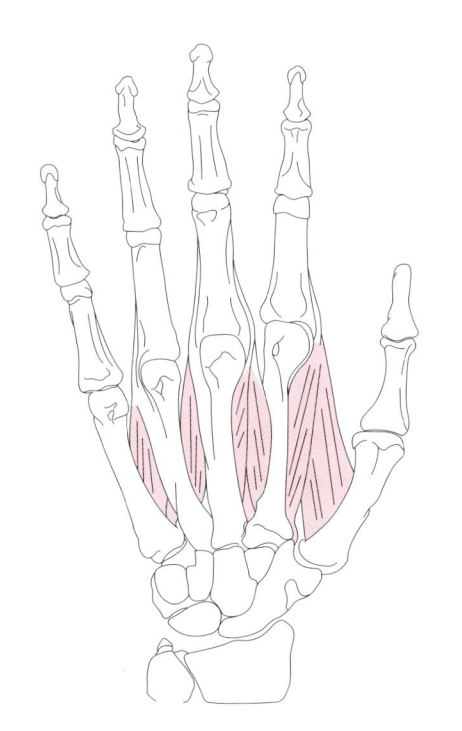

D. 治療方法とそのポイント　251

起始：第1～第5中手骨の向かい合う対向面から二頭をもつ

停止：・第2～第4指の指背腱膜，基節骨の底
　　　・第1背側骨間筋：第2基節骨の底の橈側
　　　・第2背側骨間筋：第3基節骨の底の橈側
　　　・第3背側骨間筋：第3基節骨の底の尺側
　　　・第4背側骨間筋：第4基節骨の底の尺側

神経：尺骨神経（C8，Th1）

作用：・第2～第5指の中手指節関節に対して屈曲
　　　・第2～第5指の近位・遠位指節間関節に対して
　　　　指の伸展と外転（示指と環指を中指から離す）

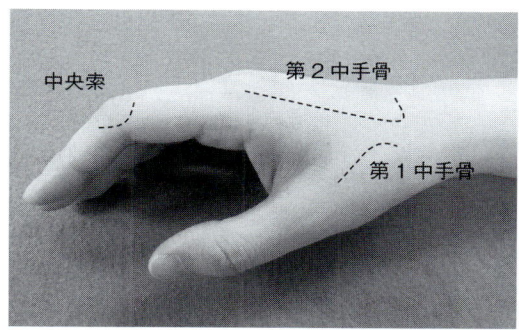

ランドマークは第1・第2中手骨といわゆる中央索とする。
中央索には総指伸筋，虫様筋が合流し，伸展機構を構成する。

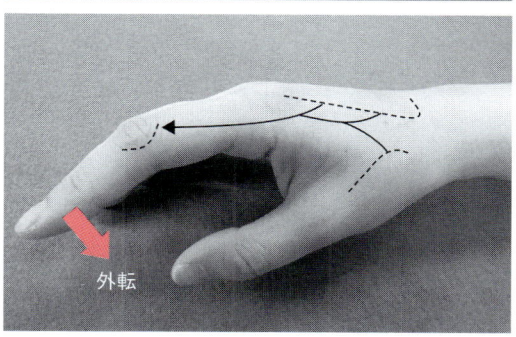

手指外転運動を行い，筋収縮を触知する。
筋線維を追っていき，中央索まで触診する。

図42　背側骨間筋（DI）の触診

目標は，以下のとおりである。
① **浮腫の消失**：intrinsic minus position（手内筋が機能していない状態。M-P jt 伸展，I-P jt，DIP は屈曲位を呈する）の改善につながり，M-P jt の伸展固定位が軽減する。
② **総指伸筋（ED），背側骨間筋（DI）の柔軟性獲得**：ED，DI の柔軟性が改善することにより補助組織（矢状索）の伸張性と中央索の緊張低下を獲得する。また，中手骨骨折後のプレート固定術は，骨間筋とプレート間の癒着が生じやすく，M-P jt の自動伸展可動域低下の原因となるので，留意が必要である。筆者は ED，DI のリラクゼーションを目的としたテーピングを用いている（図 42，43）。

浮腫・ED・DI の硬化が長期化すれば，背側関節包・側副靱帯の伸張性が低下し，手指伸展拘縮につながる。これらの要因が改善されたにもかかわらず，可動域制限が残存している場合は，拘縮指として原因を追究し治療していく必要がある。

拘縮の要因は，側副靱帯の短縮（「C-3. 手指拘縮原因の分別方法」図 39 参照⇒ 249 頁）や伸筋腱の癒着（「C-3. 手指拘縮原因の分別方法」表 5 参照⇒ 248 頁），関節内瘢痕形成が考えられる。

b 基節骨骨折後に生じる影響（図 44）

受傷後，腫脹により手指は intrinsic minus position に固定される。屈筋腱の緊張が増大し，虫様筋（lumbrical muscle）は腫脹による圧迫により機能不全を呈し，I-P jt は屈曲位に固定される〔M-P jt 伸展・自動屈曲可動域低下（flexion lag），I-P jt 屈曲固定位〕。

ここまでは骨折の影響による関節機能障害であり，拘縮は発生していない。

早期治療の目標は以下のとおりである。
① **浮腫の消失**：浮腫は虫様筋を圧迫し機能不全を生じさせるので，早期に浮腫を消失させることが重要である。
② **虫様筋，屈筋腱の柔軟性獲得**：虫様筋の機能が改善すれば補助組織である骨間筋腱膜・側索の滑走距離が改善され，関節柔軟性が獲得しやすい。屈筋腱が過緊張な状態では，屈曲張力が掌側板に伝わらず M-P jt の自動屈曲可動域低下の原因となる。筆者は虫様筋，屈筋腱のリラクゼーションを目的としたテーピングを用いている（図 45，46）。

これらの要因が改善されたにもかかわらず，可動域制限が残存している場合は，中手骨骨折同様，拘縮指として原因を追究し治療していく必要がある。

拘縮の要因は，屈筋腱の癒着，手内筋の短縮（特に虫様筋），関節内瘢痕形成が考えられる。特に多いのが屈筋腱の癒着といえる。受傷後，屈筋腱が基節骨で骨の直上を走行しているからである。なるべく，早期に屈筋の筋収縮力（amplitude）を獲得することが重要だが，癒着が完成してしまった場合は剥離術の適応となる。また，掌側凸変形が 20° 以上存在する場合は，M-P jt 自動伸展可動域制限を発生するおそれがあるため，X 線写真の確認は必要である。

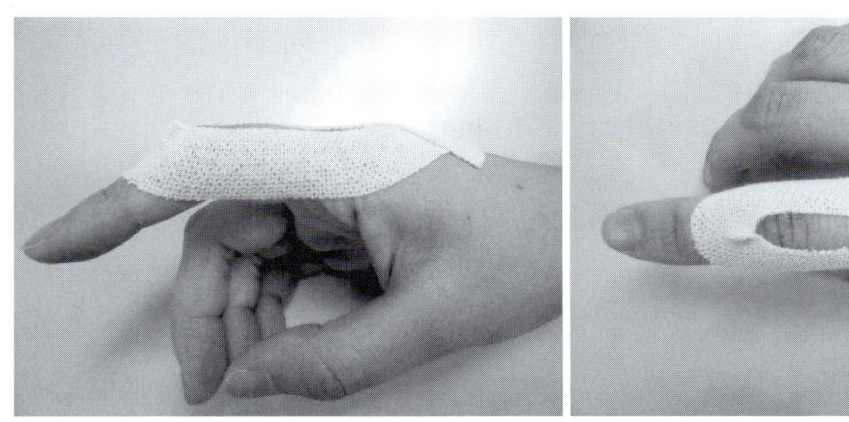

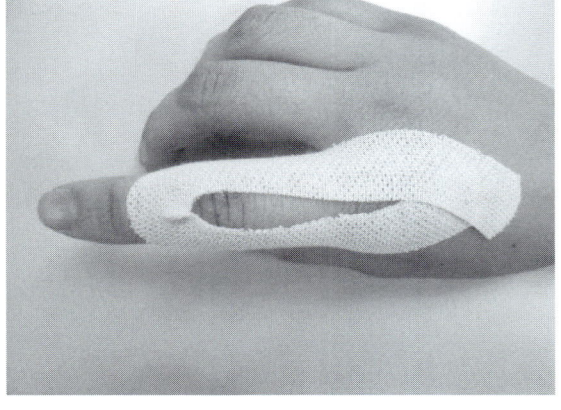

D. 治療方法とそのポイント 253

図43 総指伸筋(ED),背側骨間筋(DI)へのテーピング治療
中手骨頭から中央索に向けてテーピングを走行させ,中央索を被う形でテープを中手骨頭に戻す。

骨間筋腱膜
の側方移動低下

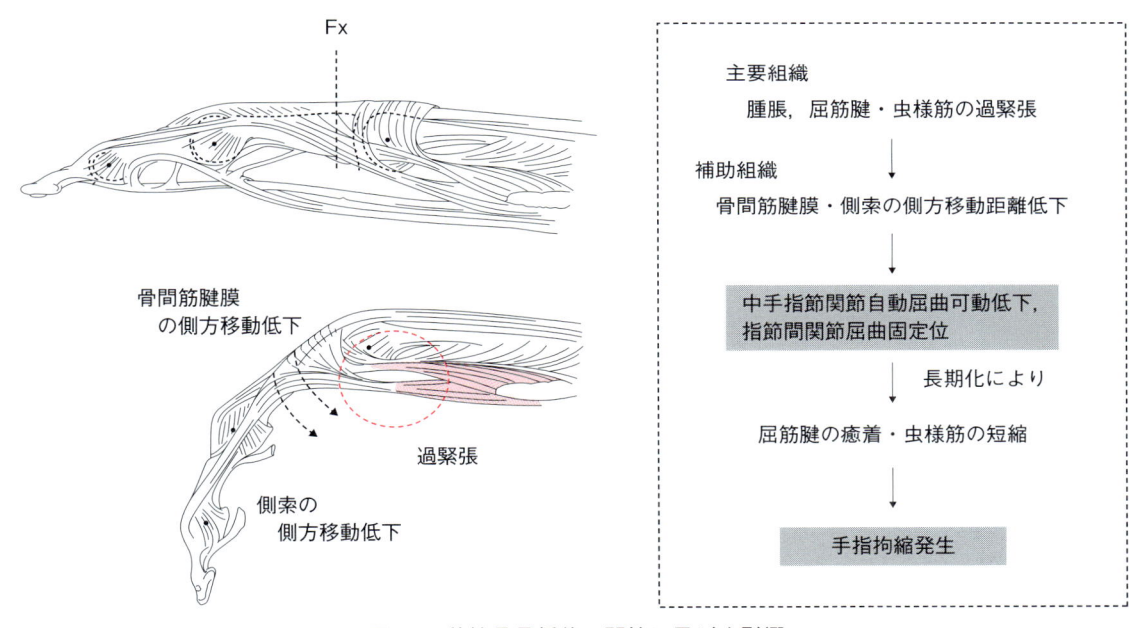

過緊張

側索の
側方移動低下

主要組織
　　腫脹,屈筋腱・虫様筋の過緊張
　　　↓
補助組織
　　骨間筋腱膜・側索の側方移動距離低下
　　　↓
中手指節関節自動屈曲可動低下,
指節間関節屈曲固定位
　　　↓ 長期化により
屈筋腱の癒着・虫様筋の短縮
　　　↓
手指拘縮発生

図44 基節骨骨折後,関節に及ぼす影響

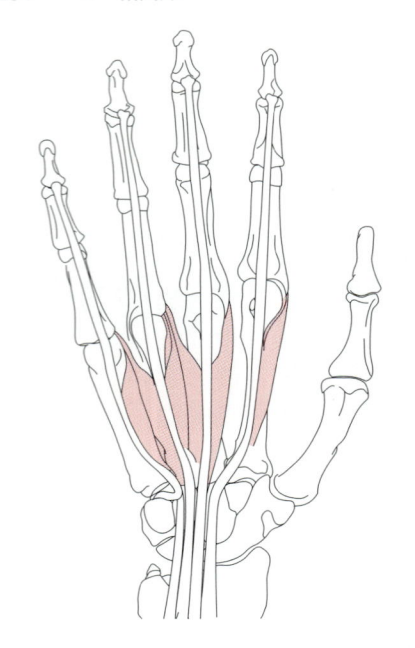

VI 指関節

起始：深指屈筋の腱，橈側（変異あり，不定）
停止：・第1虫様筋：第2指（示指）の指背腱膜
　　　・第2虫様筋：第3指（中指）の指背腱膜
　　　・第3虫様筋：第3指（環指）の指背腱膜
　　　・第4虫様筋：第4指（小指）の指背腱膜
神経：正中神経（C8，Th1）
　　　尺骨神経（C8，Th1）
作用：・第2〜第5指の中手指節関節に対して屈曲
　　　・第2〜第5指の近位・遠位指節間関節に対して伸展

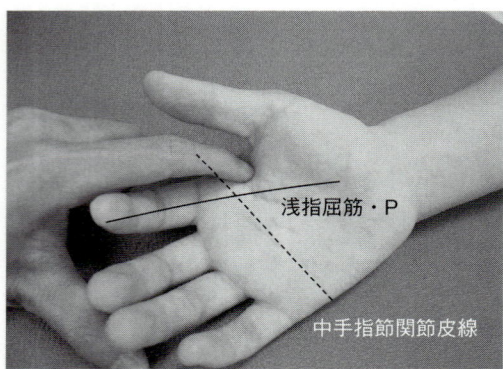

ランドマークは，中手指節関節皮線・屈筋腱とする。屈筋腱が確認できればそこから半横指橈側に指を移動させる。

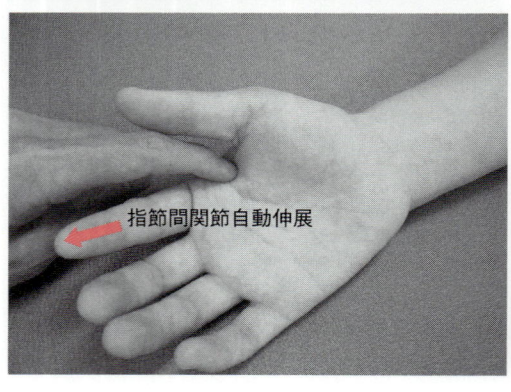

浅指屈筋・P

中手指節関節皮線

指節間関節自動伸展

基節骨底
背側骨間筋
虫様筋

正面 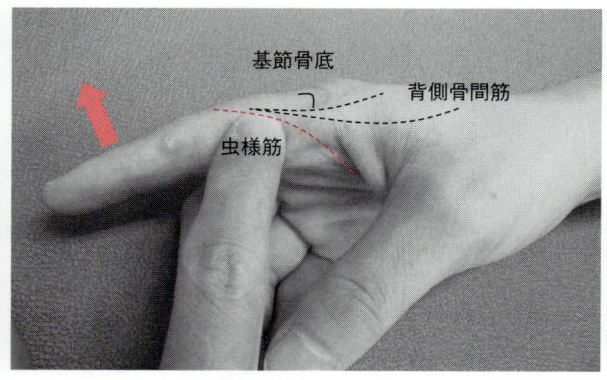　　　　　　　　　　側面

虫様筋の筋腹を確認できれば，中手指節関節（M-P jt）の肢位軽度伸展位に固定させ，指節間関節（I-P jt）自動伸展を行う。収縮を感じとることができれば，そのまま遠位方向へと指を移動させ，虫様筋の走行を確認する。

図45　虫様筋の触診

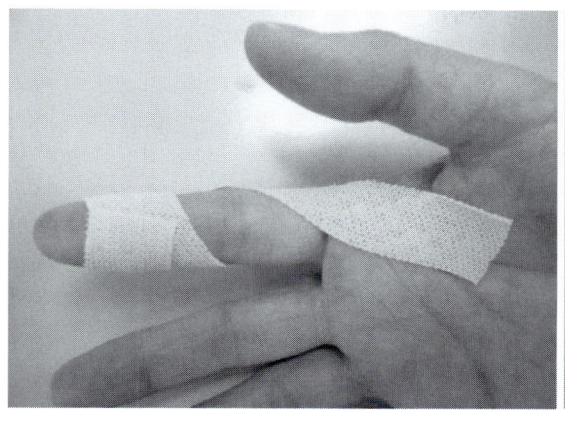

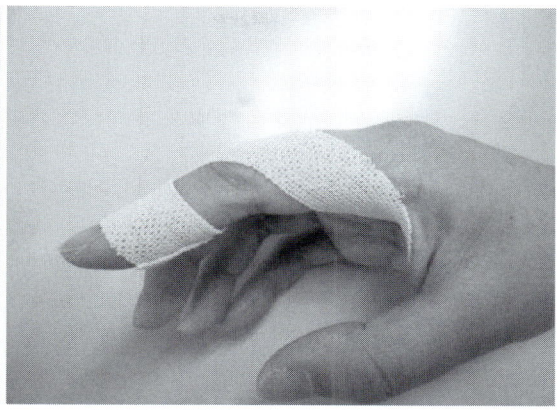

図 46　虫様筋へのテーピング治療
虫様筋の走行に沿ってテーピングする。

E ケーススタディ

1 中手骨骨折後，伸筋腱癒着を呈した症例

症例：30歳代，男性，美術関係の仕事
診断名：右第3・第4中手骨骨折
現病歴：電気ノコギリに巻き込まれ受傷。
　　　　第3中手骨に対してプレート固定術，第4中手骨に対してスクリュー固定術が行われた（図47）。術後10日間シーネ固定が行われ，シーネ固定を外した後，リハビリテーション（以下リハ）開始となった。
リハ依頼内容：可動域拡大，筋力増強。禁忌事項なし。
OT初期評価：
・主訴：手指運動困難
・視診：著明な腫れなし。アーチ形成不良。
・関節可動域（ROM）：中指中手指節関節（M-P jt）；屈曲30°，伸展−30°，指節間関節（I-P jt）；屈曲80°，伸展−40°，環指 M-P jt；屈曲28°，伸展−10°，I-P jt；屈曲86°，伸展−50°。対立環指まで可能。小指との対立不可。
・握力，ピンチ力：握力健側比14％，ピンチ力（側副つまみ）健側比55％。

―― **Thinking Point !!** ――
1) 中手骨骨折後，留意すべき要因
2) 伸展機構から捉える可動域制限因子
3) 早期機能改善のためのアプローチ順序

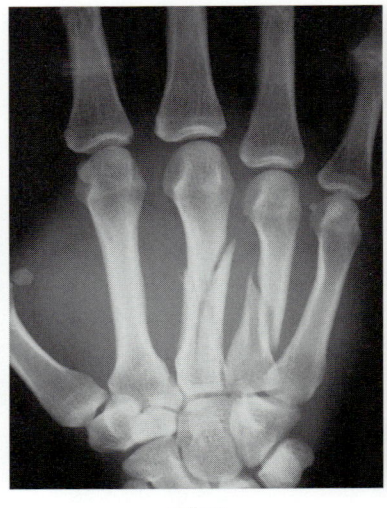

256　Ⅵ　指関節

　　　　受傷時 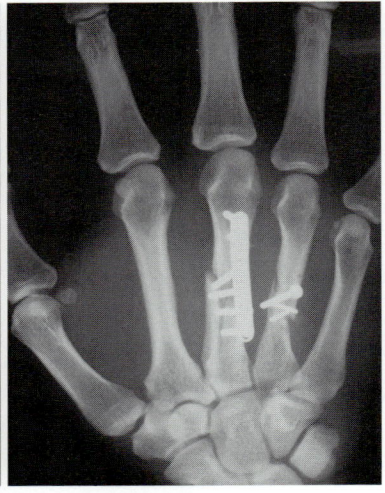　　　　　　　　　　　　術後
図47　中手骨骨折のX線像

a Thinking Point の解釈

1）中手骨骨折後，留意すべき要因
　骨折自体はプレート，スクリューにより固定され不安定性を呈しておらず問題にはならない。
　術後の問題は，①背側アプローチとなるため，伸筋腱の癒着による自動伸展可動域低下（extension lag）の発生，②骨間筋，総指伸筋の過緊張による中手指節関節（M-P jt）伸展拘縮の発生，③固定による中環指手根中手関節（C-M jt）の硬化に伴う対立機能障害の発生が考えられる。これらの問題をいかに回避，改善させるかがリハの技術力といえる。

2）伸展機構から捉える可動域制限因子
　骨折により総指伸筋，骨間筋は過緊張を呈しやすく，M-P jt は伸展位に固定される。
　結果，矢状索の遠位移動が縮小することと M-P jt 側副靱帯の伸張性が失われ，長期化により M-P jt 関節伸展拘縮が発生する。

3）早期機能改善のアプローチ順序
　まずは総指伸筋，骨間筋の緊張を緩和するための M-P jt 屈曲可動域の改善，固定による C-M jt の柔軟性アップによる対立機能獲得から始める。上記要因が改善されれば M-P jt の屈曲可動域は問題なくなり，総指伸筋の遠位方向への滑走性は獲得できる。動的腱固定効果（dynamic tenodesis effect）を用いて癒着の程度を評価し，もし癒着が発生していれば総指伸筋の筋収縮力増大（ampulitude up）を目的とした治療を行うべきである。

b Thinking Point を考慮してアプローチした結果
　主訴はほぼなくなり，ROM は中指 M-P jt；屈曲 80°，伸展 −20°，I-P jt；屈曲 110°，伸展 0°，環指 M-P jt；屈曲 70°，伸展 −10°，I-P jt；屈曲 100°，伸展 0°。対立機能問題な

し．握力は健側比82％，ピンチ力（側副つまみ）健側比97％となり，職業に支障がなくなったため，リハ終了となった．

❷ 手根管症候群により母指対立再建術が行われた症例

症例：60歳代，女性，主婦
診断名：右手根管症候群
現病歴：3〜4年前より右手にしびれあり．
　　　　しびれ残存し，手指巧緻性に障害が生じ始めたため来院．手根管症候群の診断を受け，手根管開放術と母指対立再建術が行われた．
手術内容：Camitz変法施行（「B-5．手根管症候群」図30b参照⇒240頁）．
OT初期評価（術後3週）：
・主訴：しびれ残存．家事動作困難．
・視診：手関節以遠に浮腫あり．浮腫により手アーチ構造の乱れあり．
・ROM：手関節；背屈35°，掌屈35°．示指から小指に伸展拘縮あり〔指腹-手掌間距離（PPD）3cm〕．母指と示指の対立は可能だが，その他，中・環・小指との対立不可．
・知覚（sensory）：Semmes-Weinstein monofilament testにて正中神経領域に低下あり（purple〜red level）．

― **Thinking Point !!** ―
1) リハにおいてまず行うべき事柄
2) Switchingの方法
3) 経過観察に必要な評価項目

a Thinking Point の解釈

1) リハにおいてまず行うべき事柄
　まず手指（示指〜小指）の伸展拘縮を改善させることが重要であるが，浮腫の存在は大きな弊害となりうる．手のアーチ構造は，浮腫の消失により正常化しやすく，手指運動が比較的容易に可能となるので，まず浮腫コントロールが重要といえる．

2) Switching（力源変換）の方法
　Camitz変法（腱移行術）が行われているので，機能再建のために移行された腱（PL）が短母指伸筋（EPB）の機能を補う必要がある．
　訓練開始時，移行腱であるPLはEPBとは異なる走行を持ち力源も違ってくるので，思うように機能させることは難しい．まずは，両手を同時に動かす練習や筋電系バイオフィードバックを用いた訓練から始めるとよい．

3) 経過観察に必要な評価項目
　しびれに関してはVisual Analog Scale（VAS），知覚（sensory）はSemmes-Weinstein monofilament test（SWT）による評価が行われる．基本的に手根管開放術が行われている

ので，経過観察により症状の増減を追っていくしかない．手指対立機能はKapandji分類，握力はJamar 5 positionを用い，運動麻痺の影響による各ポジションでの握力低下・ピンチ力は側副，指腹つまみ形態での経過を追っている．

b Thinking Pointを考慮しアプローチした結果

しびれは開始時に比べVASは4/10，SWTは指関節部に鈍麻（purple level）が残存したが，手掌部は正常レベル（blue level）まで改善を認めた．

対立機能はKapandji Ⅷ，握力はJamar 5 positionにてポジション1～3は健側比62～70％，ポジション4・5は85～87％であり，正中神経支配筋の軽度弱化を認めた．ピンチ力は側副つまみ健側比86％，指腹つまみ健側比70％まで改善を認めた．主婦業に支障を認めなくなったため，術後5カ月にリハ終了となった．

文献

1) 上羽康夫：手その機能と解剖．改訂4版，金芳堂，2006
2) Neumann DA（著），嶋田智明，平田総一朗（監訳）：筋骨格系のキネシオロジー．pp 211-257，医歯薬出版，2007
3) Kapandji IA（著），荻島秀男（監訳）：カパンディ関節の生理学．Ⅰ．上肢，pp 166-283，医歯薬出版，1986
4) 荻野利彦：手関節および手指．国分正一，鳥巣岳彦（監修）：標準整形外科学，第10版，pp 419-421，医学書院，2008
5) 中島英親：手の骨折に対する保存療法のコツ．MB Orthop 19(1)：53-62，2006
6) 糸満盛憲：骨折・脱臼（各論）．国分正一，鳥巣岳彦（監修）：標準整形外科学．第10版，p 678，医学書院，2008
7) 津山直一（監）：整形外科クルグス．改訂第4版，pp 406-412，533-562，南江堂，2005
8) 津下健哉：Ulnar tunnel syndromeの3例．中部整災誌 10：203-206，1967
9) 奥津一郎：USE systemを用いた手根管症候群の鏡視下手術．整・災外 45：1093-1101，2002
10) 普天間朝上・他：手根管症候群に対する母指対立再建術．MB Orthop 20(8)：57-63，2007
11) Spinner M（著），原　徹也（監訳）：手の末梢神経障害．南江堂，1981
12) 高橋正憲：皮下けん鞘切開によるばね指の治療．J MIOS 34：11-17，2005
13) 大山峰生・他：外傷手に対するスプリント療法とバイオメカニクス．日本義肢装具学会誌 15(2)：125-132，1999
14) 木野義武：手指脱臼骨折後の屈曲拘縮に対するエキサイカイ式ジョイントジャック．清水克時（編）：装具療法—モデル適応のすべて，新OS NOW 17，pp 44-48，メジカルビュー社，2003
15) Cooney WP：Trapezeiometacarpal arthritis biomechanical and clinical considerations on arthroplastic reconstruction. J Jpn Soc Surg Hand 9：823-830，1993

参考文献

森　於菟・他：総説・骨学・靱帯学・筋学．解剖学 第1巻，金原出版，1982
坂井建雄，松村讓兒（監訳）：プロメテウス解剖学アトラス　解剖学総論/運動器系．医学書院，2007
相磯貞和：ネッター解剖学図譜．第2版，丸善，2001
Burton RI：Basal joint arthrosis of the thumb. Orthop Clin North Am 4：331-347，1973
中図　健：デグロービング損傷に対する運動療法．整形外科リハビリテーション学会（編）：関節機能解剖学に基づく整形外科運動療法リハビリテーションナビゲーション　上肢，pp 242-245，メジカルビュー社，2008

索 引

和 文

● あ

アーチ　245
アドソンテスト　19
亜脱臼　58,60
麻生テスト　233
圧　7
圧迫テスト　17

● い

インピンジメント　49
インピンジメント症候群　54
インピンジメントテスト　55
異所性骨化　116

● う

烏口肩峰アーチ　42,48
烏口肩峰靱帯　42
烏口肩峰靱帯切除術　56
烏口鎖骨靱帯　43
烏口上腕靱帯　48,71
烏口突起　42

● え

エデンテスト　22
掖済会式 Joint Jack splint　242
腋窩陥凹　46
円回内筋　140
　── の触診　161
円回内筋症候群の誘発テスト　239
円錐靱帯　44
遠位指節間関節　224
遠位手根骨　173,220
遠位橈尺関節　138,140
　── の支持機構　204

● お

黄色靱帯　6
横支靱帯　226
横走線維　97,120

横突起　2
大阪医科大学式動的回内・回外副子　163
奥津テスト　239

● か

カックアップスプリント　200
カフ型スプリント　193
下関節上腕靱帯　47
可動域制限, 肩関節の　67
可動域制限因子, 肘関節横断面からみた　122
仮骨性骨炎　243
過外転症候群　37
嗅ぎタバコ入れ　197
回外筋　140,152
　── の触診　160
回旋運動　141
回旋筋腱板　49
回旋軸　154
回旋時痛, 尺側型由来の　206
回旋障害　150
　── へのアプローチ方法　156
　── へのアプローチ方法, 橈骨遠位端骨折後の　207
回旋モーメント　205
回転軸の変形　116
灰白質　11
解剖頚　43
外傷性反復性肩関節脱臼　62
外側塊　3
外側尺骨側副靱帯　99
外側上顆　93
外側上顆炎　111
外側側副靱帯　98,121,155,157
外側頭　119
外反肘　93
外方路　74
肩関節
　── の骨格　41
　── の疼痛　67
　── のバイオメカニズム　51
肩関節拘縮　60
肩関節障害へのアプローチ方法　82

肩関節脱臼　60,86
肩関節痛　57,58
　──, 橈側型由来の　205
滑液鞘　224
滑液包面断裂　55
滑動機構　77
　── の再獲得　83
滑膜ひだ　7,101
関節運動パフォーマンス　51
関節円板　44
関節上腕靱帯　47
関節唇　43,46
関節内圧　71
関節ひだ　101
関節複合体　51
関節包　46
関節包靱帯　46
関節面断裂　55
関節リウマチ　243
環椎　3

● き

キーンベック病　193
キルシュナー鋼線　104
ギプス包帯固定法　65
基節骨　219
基節骨(頚部)骨折　231
基節骨骨折後に生じる影響　252
基節骨底　222
機能的尺側側副靱帯　189
機能的脊柱単位　4,7
狭窄性腱鞘炎　233
胸郭出口症候群　20,39,76
　── の診断基準　20
胸鎖関節　42,44,51
胸鎖靱帯　44
棘下窩　42
棘間靱帯　6
棘鎖角　43
棘上窩　42
棘上靱帯　6
近位手根骨　173
近位橈尺関節　98,137,138
筋性疼痛　207

筋膜補填法 56

● く

クランダル分類 14
クリック音，A1 pulley での 241
屈曲可動域拡大，肘関節の 123
屈筋 224
屈筋腱との癒着，基節骨骨折 231

● け

外科頚 43
経皮的鋼線固定術 231
頚椎
　―― の生体力学的側面 9
　―― のバイオメカニズム 7
頚椎症 9
頚椎症性神経根症 17,36
　―― の高位診断基準 18
頚椎症性脊髄症 13,235
　―― の高位診断基準 14
頚椎椎間板ヘルニア 36
頚椎椎弓形成術 27
頚部伸展筋群 29
頚膨大 11
頚肋症候群 39
結節間溝 43
結滞動作 44
結髪動作 44
月状骨 175
月状骨制動効果 202
月状-三角骨靱帯（月状三角骨間靱
　帯） 176,200
肩甲下窩 42
肩甲下筋 49
肩甲胸郭関節 32,42,45,51,76,87
肩甲胸郭関節筋群 45,49,76
肩甲棘 42
肩甲骨 41
　―― の運動学 51
肩甲骨面 74
肩甲上腕関節 42,45,51,87
肩甲上腕リズム 43,51
肩鎖関節 42,43,51
肩鎖・胸鎖関節の運動学 51
肩峰 42
肩峰下インピンジメント 59,205
肩峰下滑液包 48
肩峰骨頭間距離 59
肩峰形成術 56
肩峰-上腕骨頭間距離 74
腱鞘切開 233
腱内断裂 55
腱の癒着変性 247
腱板5層構造 49
腱板疎部 71

腱板損傷 79
腱板断裂 54
腱板のリラクゼーション 83
腱様部 139

● こ

コーレス骨折 183
固有背筋 29
五十肩 20
拘縮 70
　――，肘関節の 116
拘縮手へのアプローチ 207
後外側回旋不安定症 99
後弓 3
後根 12
後枝 12
後斜走線維 95,120
後縦靱帯 5
後捻角 43
項頚部痛 18
絞扼性神経障害 22
鉤状突起 2
鉤状突起骨折 106,133
鉤椎関節 2
鉤突窩 93
膠質浸透圧 114
鋼線締結法 103
骨棘の過剰形成 10
骨間筋腱膜 226
骨間膜 139
骨間裂孔 140
骨幹部 139
骨幹部斜・らせん骨折 229
骨棘形成 67
根症状 19

● さ

鎖骨 41
鎖骨外側端 42
鎖骨間靱帯 44
鎖骨骨折 87
三角骨 175
三角靱帯 176,189,216,226
三角線維軟骨 189

● し

ジャクソンテスト 16
矢状索 225
支靱帯 226
四辺形間隙症候群 67
指骨 219
指節間関節 220,224
指尖つまみ 226
指腹つまみ 226

脂肪変性 29
歯突起 3
示指伸筋 152
持続伸張，弾性包帯を用いた 128
軸索断裂 67
軸症状 19
軸性疼痛 27
軸椎 3
斜角筋症候群 39
斜角筋の走行 21
斜索 140
斜支靱帯 226
斜支靱帯拘縮テスト 248
尺側手根屈筋 179
　―― の触診 210
尺側手根伸筋 174
尺側部痛，TFCC損傷に伴う 203
尺屈運動 179
尺骨 137
　―― の背側亜脱臼 216
尺骨茎状突起骨折 189
尺骨月状骨間靱帯 189
尺骨三角骨間靱帯 189
尺骨-手根骨間関節 174
尺骨神経管症候群の分類 236
尺骨切痕 140
尺骨突き上げ症候群 185,189
尺骨頭 138,140
手根間関節 207
手根管症候群 237,257
手根骨靱帯 176,200
手根中央関節 174,200
手根中手関節 220
手根不安定症 185
手指拘縮 246
手内筋短縮テスト 248
手背の3層構造 198
舟状骨 175
舟状骨偽関節 233,243
舟状骨骨折 195
習慣性肩関節脱臼 62
小結節 43
小指外転筋協調メカニズム 179
小菱形骨 175
掌屈運動 179
掌側靱帯 223
掌側橈骨尺骨靱帯 140
掌側バートン骨折 183
掌側プレート固定術 186
上関節上腕靱帯 47
上肢帯アライメント 43
上腕回旋動脈 43
上腕筋 118,125
上腕骨 43
上腕骨外側上顆炎（テニス肘） 107
上腕骨顆上骨折 111,132
上腕骨滑車 93

索引

上腕骨顆部　93
上腕骨頚部骨折　60
上腕骨骨幹部骨折　65
上腕骨小頭　93
上腕骨小頭骨折　148
上腕骨頭　43
上腕三頭筋　119
上腕二頭筋　118, 125
上腕二頭筋腱　43
上腕二頭筋長頭腱　46, 76
伸筋　224
伸筋腱癒着　255
伸展可動域拡大, 肘関節の　125
伸展機構, 指の　224
神経牽引症状　121
神経根　29
神経根症　3
神経剥離術　67
侵食　243
深横中手靱帯　223
深指屈筋　152
　—— の触診　158
深指伸筋　224

す

ストレステスト　16
ストレッチ　108
スパーリングテスト (椎間孔圧迫テスト)　16
スプリント療法　124, 128, 157, 163
スミス骨折　183
髄核　4
髄内釘固定術　60

せ

脊髄症状　29
脊髄神経　2, 10
脊髄神経節　12
脊髄髄節高位　13
脊柱　1
　—— の骨格　1
脊椎高位　13
浅指屈筋　224
　—— の触診　159
線維輪　4
前弓　3
前肩峰形成術　56
前根　12
前枝　12
前斜角筋症候群　21
前斜手根中手靱帯　222
前斜走線維　95, 120
前縦靱帯　5
前方脱臼骨折　102
前腕回転軸テスト　111

前腕骨骨折の分類　143
前腕ダイナミック回旋装具　163
前腕の骨格　137

そ

創外固定　214
総指伸筋　224
　—— の滑走　197
側副靱帯　223
側副靱帯拘縮テスト　249
側腹つまみ　228

た

タウメル装具　129
体液の移動, 毛細血管内での　114
大結節　43
大菱形骨　175, 220
第1伸筋区画 (コンパートメント)　233
第1中手骨　219
第2肩関節　42, 48, 51
第2中手骨　220
第3中手骨　220
第4中手骨　220
第5中手骨　220
脱臼　60
短橈側手根伸筋　107, 179, 200, 220
短母指伸筋　152
短母指伸筋腱　233
短母指対立装具　244

ち

治療軸　154
中関節上腕靱帯　47
中指伸展テスト　107
中手骨　219, 220
中手骨頚部骨折 (ボクサー骨折)　229
中手骨骨折　229, 255
中手骨骨折後に生じる影響　250
中手骨頭　222
中手指節関節　220, 222
中心管　11
虫様筋　252
　—— の触診　254
　—— へのテーピング治療　255
肘筋　120
　—— の作用　109
肘頭窩　93
肘頭骨折　102
肘部管症候群　235
長管骨　137
長頭　119
長橈側手根伸筋　179, 200, 220

長母指外転筋　152
長母指屈筋　152
　—— の触診　211
長母指屈筋腱の走行　188
長母指伸筋　152

つ

つまみ動作　226
椎間関節　2, 32
　—— の構造　6
　—— のメカニズム　24
椎間関節圧亢進　30
椎間関節包炎　25
椎間結合　4
椎間孔　2
椎間孔圧迫テスト (スパーリングテスト)　16
椎間板　3, 4
椎間板性疼痛　9, 30
椎弓　2
椎弓靱帯の構造　6
椎孔　2
椎骨　2
椎骨動脈　3
椎体　2
通過障害　74

て

テーピング　148
テーピング治療　128
　——, 手背への　197
　——, 総指伸筋への　253
　——, 虫様筋への　255
　——, 背側骨間筋への　253
テーピング療法, ド・ケルヴァン病に対する　236
テニス肘 (上腕骨外側上顆炎)　107
手関節
　—— の骨格　173
　—— の障害型　203
　—— のバイオメカニズム　179
　—— の浮腫　197
手関節可動域制限　200
手関節拘縮　215
手関節自動背屈可動域低下, 背側型由来の　206
手関節尺側部痛　188
手関節障害へのアプローチ方法　207
手関節伸筋群へのリラクゼーション　208
手関節捻挫　215
手のアーチ構造　245

● と

ド・ケルヴァン病　233, 243
　── に対するテーピング療法
　　　　　　　　　　　　　236
豆状骨　175, 210
凍結肩　58
疼痛, 肩関節の　67
疼痛誘発テスト　238
橈屈運動　179
橈骨　137
橈骨遠位端骨折　182, 214
　── の古典的分類　183
橈骨遠位端骨折後の治療　207
橈骨窩　93
橈骨頚　137
橈骨茎状突起骨折　233
橈骨尺骨靱帯　140
橈骨尺骨切痕　189
橈骨-舟状-月状骨靱帯　176
橈骨-舟状-有頭骨靱帯　176
橈骨手根関節　173, 202, 207
橈骨神経管症候群　108
橈骨神経浅枝麻痺　215
橈骨神経麻痺　67, 168
橈骨端尺側傾斜　174
橈骨端掌傾斜　174
橈骨頭　137
橈骨頭骨折　106, 111, 147, 157, 169
橈骨輪状靱帯　138
橈尺靱帯　189
橈尺骨骨幹部(開放)骨折
　　　　　　　144, 156, 168
橈側手根屈筋　179
橈側側副靱帯　98, 121, 161
動的回内・回外副子, 大阪医科大学
　　式　163
動的腱固定効果　188, 248

● な

内側上顆　93
内側側副靱帯　93, 120
内側頭　119
内反肘　93
内方路　74
軟骨軟化症　243

● に・の

ニューラプラキシー　67

脳血管障害　57

● は

バイオメカニズム, 頚椎の　7
バネ指　241
背屈運動　179
背側亜脱臼, 尺骨の　216
背側回旋転位　231
背側骨間筋の触診　251
背側手根間靱帯　179
背側テーピング法　244
背側橈骨尺骨靱帯　140
背側バートン骨折　183
白質　11
針穴断裂　55
反復性肩関節脱臼　62, 63

● ひ

びらん　243
引き寄せ締結法　103
皮膚性拘縮　249
肘外反角　93
肘関節
　── の屈曲可動域拡大　123
　── の拘縮　116
　── の骨格　93
　── の伸展可動域拡大　125
　── の脱臼　105, 148
　── のバイオメカニズム　101
　── の浮腫　114
肘関節横断面　122
肘関節後外側部痛　108
肘関節症　102
肘関節包　99
肘内側側副靱帯損傷　147
肘内反動揺　98
肘不安定症　106
紐巻き法　244

● ふ

フォルクマン拘縮　114, 145, 169
プレート固定術　60
プロカインテスト　55
不良肢位　76
負荷　7
浮腫
　──, 手関節の　197
　──, 肘関節の　114
　──, 指関節の　244

● へ

ヘルニア　5
ベネット脱臼骨折　230
変位　7

変形性関節症　222
変形性手関節症　185, 193
変形性肘関節症, 労働による　102

● ほ

ボクサー骨折(中手骨頚部骨折)
　　　　　　　　　　　229
ポワリエ腔　176
母指CM関節症　233, 243
母指球筋萎縮　237
母指手根中手関節　220
母指対立再建術　239, 257
方形回内筋　140, 156
　── の触診　211
　── の切離　186
方形靱帯　138

● ま

膜様部　139
末節骨　219

● も

モーメント　7
モーリーテスト　20
毛細血管　114

● や

夜間時痛　73
　──, 肩の　58

● ゆ

癒着剥離操作　157, 161
有鈎骨　176
有痛弧サイン　55
有頭骨　176, 179
　── の触診　202
誘発テスト　233
　──, 円回内筋症候群の　239
指関節
　── の骨格　219
　── の浮腫　244
指関節運動　226
指関節可動域制限へのアプローチ
　　　　　　　　　　　249
指交差性変形　230
指の伸展機構　224

● よ

腰膨大　11
抑制肢位　23

● ら

ライトテスト　21
らせん骨折　65

● り

リスター結節　174
リラクゼーション，手関節伸筋群への　208
力核　223, 245
力源変換　257
菱形靱帯　44
輪状靱帯　121, 155, 157
　── のストレッチ　164

● る・ろ

ルシュカ関節　2
肋鎖圧迫症候群　22
肋鎖症候群　39
肋鎖靱帯　44

● わ

腕尺関節　93
　── のバイオメカニズム　101
腕尺関節亜脱臼　99
腕神経叢圧迫型　20
腕神経叢牽引型　20
腕橈関節　93, 97, 137
　── の拘縮　171
　── のバイオメカニズム　101
腕橈骨筋の筋走行　205

欧文

A

A1 pulley 切開術　241
abductor pollicis longus：APL　152
acromio-clavicular joint：A-C jt
　　　　42, 43, 51
acromiohumeral interval：AHI
　　　　59, 74
Adson test　20
annular ligament：AL
　　　　121, 138, 157
──のストレッチ　164
anterior longitudinal ligament　5
anterior oblique ligament：AOL
　　　　95, 120, 222
AO 分類　112, 185
apprehension test　63
axial compression-adduction test
　　　　243
axial compression-rotation test
　　　　243
axial symptom　19, 27

B

ball-roll　53
Bankart lesion　63
Bennette lesion　67
biceps tendon effect test　60, 76
brachial plexus compression type
　　　　20
brachial plexus stretching type　20
Bristow 法　63
bursa-SSP mechanism　69

C

Camitz 法　240
capsular detachment type　63
carpal instability　176
carpal tunnel syndrome：CTS　237
carpometacarpal joint：C-M jt
　　　　175, 220
carry angle　93
center of motion instantaneous axial rotation　8
central band：CB　139
central canal　11
cerebrovascular accident：CVA
　　　　57
cervical enlargement　11
cervical nerve　2
cervical osteochondrosis　9
cervical spondylotic myelopathy：CSM　13, 235
cervical spondylotic radiculopathy：CSR　17
chair test　108
chauffeur 骨折　183
chondromalacia　243
circular cylinder cast　148
clavicle　41
Colello-Abraham　163
Colton 分類　103
column theory　181
conoid ligament　44
Cooney 分類　243
coraco-acromial ligament：C-A lig
　　　　42
coraco-clavicular ligament：C-C lig
　　　　43
coraco-humeral ligament：CHL
　　　　48, 71
costoclavicular compression syndrome　22
coupling motion　8
cuff 型スプリント　191

D

de Quervain 病　233, 243
deltoid ligament：DL　176
discogenic pain　9
DISI（dorsal intercalary segment instability）変形　176
dislocation　60
displacement　7
distal interphalangeal（joint）：DIP
　　　　224
distal radioulnar joint：DRUJ
　　　　138, 140
──の支持機構　204
dorsal intercarpal（ligament）：DIC
　　　　179
dorsal interosseus：DI の触診　251
dorsal ramus　12
dorsal root　12
drop arm test　55
DRUJ ballottement test　191
DRUJ compression test　191
dynamic tenodesis effect　188, 248

E

eburnation　243
Eden test　22
Eichhoff テスト　233
entrapment neuropathy　22
erosion　243
extension lag　206
extensor carpi radialis brevis（muscle）：ECRB
　　　　107, 179, 200, 202, 220
extensor carpi radialis longus（muscle）：ECRL　200, 202, 220
extensor carpi ulnaris：ECU　174
extensor digitorum：ED　224
──の滑走　197
extensor indicis pollicis：EIP　152
extensor pollicis brevis：EPB
　　　　152, 233
extensor pollicis longus：EPL　152

F

facet joint　2
fascia patch 法　56
FCU-ADM 協調メカニズム　179
Finkelstein テスト　233
flexor carpi ulnaris（muscle）：FCU
　　　　179
flexor digitorum profundus：FDP
　　　　152, 224
flexor digitorum superficialis（muscle）：FDS　224
flexor pollicis longus：FPL
　　　　152, 211
floating phenomenon　53
force nucleus　223
fovea sign　191
freezing phase　73, 82
Froment sign　226
frozen phase　73, 82
frozen shoulder　58
Frykman 分類　183
functional brace　65
functional spinal unit：FSU　4, 7

G

general joint laxity　62
glenohumeral joint：G-H jt
　　　　42, 45, 51, 87
glenohumeral ligament：GHL　47
glenohumeral rhythm　53
gliding　53
gliding mechanism　74
gray matter　11
Gustilo 分類　144
Guyon 管症候群　234

H

Hawkins 検査　55
Herbert screw　195
Herbert 分類　195
heterotopic bone formation　116
Hill-Sachs lesion　63
Hilton の法則　67
humeroradial joint：H-R jt
　　　　　　　　93,97,101,137
humeroulnar joint：H-U jt　93,101
humerus　43
Hüter 三角　93

I

IGHL　47
inner muscle　49
instantantaneous axial rotation：
　IAR　8
inter-scapulathoracic muscle：
　ISTM　45,49,76
intercarpal joint：C-C jt　200,207
interclavicular ligament　44
interosseous membrane：IOM　139
interphalangeal joint：I-P jt
　　　　　　　　　　　220,224
intersection syndrome　233
interspinous ligament　6
intervertebral disk　3
intrafocal pinning：IFP　186
intrinsic minus position　197,252
intrinsic muscle tightness テスト
　　　　　　　　　　　　248

J

Jahss 法　231

K

Kapandji 法　186

L

labrum　43
lag　56
laminoplasty　27
lateral collateral ligament：LCL
　　　　　　　98,121,155,157
lateral head　119
lateral path　74
load　7
locking compression plate：LCP
　　　　　　　　　　　　146
long head　119

long head biceps：LHB　46,76
lumbar enlargement　11
lumbrical muscle　252
luno triquetral (ligament)：LT
　　　　　　　　　　176,200

M

Mayo 分類　103
McLaughlin 法　55
medial collateral ligament：MCL
　　　　　　　　　　93,120
medial head　119
medial path　74
Melone 分類　183
membranous band：MB　139
meniscus homologue　189
metacarpophalangeal joint：M-P jt
　　　　　　　　　　220,222
MGHL　47
mid-carpal instability　176
mid-carpal joint　174
middle finger extension test　107
Morley test　20
MP 関節伸展拘縮位　197
myelopathy　29
myelopathy hand　15
myelopathy radiculopathy　32

N

Neer 検査　55
Neer の病期分類　54
Neer 分類, 上腕骨頚部骨折　61
no man's land　224

O

outer muscle　49
oval ring theory　181

P

painful sign　55
Palmar の分類　190
Perfect O sign　226
Phalen test　238
piano key test　191
pincer effect　6
pinning　231
pivot shift test　99
posterior longitudinal ligament　5
posterior oblique ligament：POL
　　　　　　　　　　　95,120
postero-lateral rotatory instability：
　PLRI　99
processus styloid　174

pronator quadratus：PQ　211
──の切離　186
proximal radioulnar joint：PRUJ
　　　　　　　　　98,137,138
pulley　241
Putti-Platt 法　63

Q

quadrate ligament　138
quadrilateral space：QLS 症候群
　　　　　　　　　　　　67

R

radial collateral ligament：RCL
　　　　　　　　98,121,161
radial inclination　174
radial shortening　185
radicular symptom　19
radiculopathy　29
radio-scapho-capitate (ligament)：
　RSC　176,200
radio-scapho-lunate (ligament)：
　RSL　176,200
radiocarpal joint：R-C jt
　　　　　　　　173,202,207
radius head　137
radius inclination　185
Regan の分類　106
Reverse Phalen test　239
Riseborough and Radin 分類　112
Roos テスト　22
rotation　53
rotational glide　74
rotational supracondylar fracture
　　　　　　　　　　　　231
rotator cuff　49
rotator interval：RI　71
rotator interval complex：RIC　71
Russe 法　196

S

scalenus anticus syndrome　21
scaphoid shift test　197
scapula　41
scapula plane　74
scapula-thoracic joint：S-T jt
　　　　　　　42,45,51,76,87
scapulohumeral rhythm　43,51
Seddon 分類　66
self limited disease　58
SGHL　47
ship-roll　53
shoulder complex　51
sigmoid notch　189

SLAC(scapholunate advanced collapse)wrist 195
── の stage 分類 195
SNAC(scaphoid nonunion advanced collapse)wrist 195
Snuff box 197
spinal ganglion 12
sterno-clavicular joint：S-C jt 42,44,51
stooping excercise 60,82
subcutaneous space 197
sublabral recess 46
subluxation 60
subtendinous space 197
sulcus sign 63
supinator 152
supraspinous ligament 6
Switching 257

● T

tension band wiring(Zuggurtung 法) 103

TFCC (triangular fibro cartilage complex)ストレステスト 191
TFCC 損傷 188
── に伴う尺側部痛 203
thawing phase 74,83
Thomsen test 107
thoracic outlet syndrome：TOS 20,76
Tinel's 徴候 89
transverse ligament：TL 97,120
trapezoid ligament 44
tripod system 3

● U

ulna head 138
ulnar gutter スプリント 193
ulnocarpal abutment syndrome 185

● V

V 字型靱帯群 176

ventral ramus 12
ventral root 12
vertebral column 1
VISI(volar intercalary segment instability)変形 179
volar tilt 174,185

● W

white matter 11
Wright test 21

● Y

yellow ligament 6

● Z

Zuggurtrung 法(tension band wiring) 103